Visual Textbook of
Autopsy Pathology

病理解剖
ビジュアルテキスト

編著 清水道生

金芳堂

執筆者一覧

編集

清水 道生　博慈会記念総合病院 病理診断センター

執筆（五十音順）

新井 栄一　埼玉医科大学総合医療センター 病理部

石澤 圭介　東京都立神経病院 検査科

伊勢 昂生　北海道大学大学院医学研究院 病理学講座 腫瘍病理学教室

伊藤 智雄　神戸大学医学部附属病院 病理診断科

茅野 秀一　埼玉医科大学 保健医療学部

桑原 傑　北海道大学大学院医学研究院 病理学講座 腫瘍病理学教室

坂谷 貴司　東京慈恵会医科大学 病理学講座・附属病院 病院病理部

桜井 孝規　大阪赤十字病院 病理診断科

佐々木 惇　埼玉医科大学医学部 病理学

清水 道生　博慈会記念総合病院 病理診断センター

清水 禎彦　埼玉県立循環器・呼吸器病センター 病理診断科

白井 裕介　北海道大学大学院医学研究院 病理学講座 腫瘍病理学教室

田中 祐吉　神奈川県立こども医療センター 病理診断科

種井 善一　北海道大学病院 病理診断科

栃木 直文　東邦大学医療センター大森病院 病理診断科

永田 耕治　日本医科大学多摩永山病院 病理診断科

伴 慎一　獨協医科大学埼玉医療センター 病理診断科

廣瀬 隆則　はりま姫路総合医療センター 病理診断科

福永 龍繁　科学警察研究所特別顧問 兼 東京都監察医務院顧問

湊 宏　石川県立中央病院 病理診断科

村田 晋一　和歌山県立医科大学 人体病理学教室／病理診断科

山口 浩　埼玉医科大学医学部 病理学

横尾 英明　群馬大学大学院医学系研究科 病態病理学分野

序文

　医学の発展とともに，病理解剖はその礎を築いてきました．人間の身体が病に侵され，生命を終えるプロセスを解明するための探求は，現代医学を支える根幹となっています．しかし近年，病理解剖の実施数が減少しており，病理専門医試験に必要な剖検症例数も年々少なくなっています．この現実に私たちは真摯に向き合わなければなりません．特に，中堅病理医でさえ剖検の機会が制限されている現状は，きわめて深刻です．病理解剖は今，大きな岐路に立たされています．

　病理解剖の意義は，診断確定や死因究明だけではありません．剖検によって培われる「見る力」と「病態を読み解く力」は，日々の診断業務において病理医の指針となり得る重要なスキルです．これらのスキルは，単なる知識ではなく，実際に目で見て，手を動かし，体得することで初めて習得できます．その経験は，病変の本質に迫り，未来の診療に大いに役立つことでしょう．

　さらに，病理解剖から得られる知見は，時代を超えて価値を持ち続けます．医学が進歩し，常識が覆ることがあっても，過去の症例の記録は未来の診断や治療を導く道標となります．この蓄積された経験と知見こそが，病理解剖が持つ意義を後世に伝える重要な役割を果たすといえるでしょう．

　本書は，2015 年発刊の『徹底攻略！病理解剖カラー図解』を基盤とし，新たな視点と豊富なビジュアルを加えた，実践に役立つ一冊に仕上がっています．剖検手技を視覚的に学べるよう写真やイラストを多用し，多くの症例の肉眼所見と組織所見を収載して，病理解剖を学ぶ人にとって活用しやすい内容となっています．ぜひ本書を手元に置き，何度も読み返して，病理診断業務に活かしていただければと思います．

　最後に，本書の出版にあたり，ご協力いただいた多くの方々に心より深く感謝申し上げます．特に，著者を病理の道に導き，数々のご指南を賜った真鍋俊明先生には深謝いたします．また，最終稿の完成に至るまで多大なご尽力をいただいた金芳堂の黒澤健様にも，深い感謝の意を表します．本書が未来の病理医たちの手に届き，病理解剖の重要性を次世代へと引き継ぐ一助となることを心から願っております．

　2025 年 4 月

清水道生

病理解剖業務の流れと本書の項目の対応

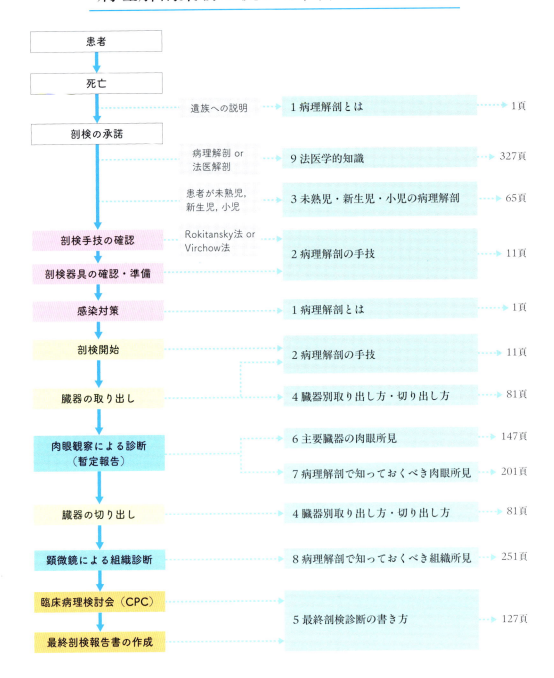

目次

1 病理解剖とは [栃木 直文] 1

1 病理解剖の定義	2
2 病理解剖の目的・種類	2
3 病理解剖の歴史	3
4 病理解剖に関する法規	4
4.1 死体解剖保存法	4

5 病理解剖における感染症対策 5
6 剖検率の低下とその原因 7
7 病理解剖の現状 7
8 病理解剖における問題点と今後の展望 9

2 病理解剖の手技 11

1 主要剖検器具 [清水 道生] 12
  1.1 剖検器具の種類 12
  1.2 解剖刀（メス）の正しい持ち方 14
  1.3 鋏（ハサミ）の正しい持ち方 14
2 剖検術式 [清水 道生] 15
3 剖検時の一般的注意事項 [清水 道生] 16
  3.1 剖検医として 16
  3.2 準備事項など 16
  3.3 剖検時の心構えなど 16
4 外表所見 [清水 道生] 19
  4.1 確認事項 19
  4.2 注意事項 20
5 Rokitansky 法 [清水 道生] 20
  5.1 胸腔内および腹腔内操作 21
    ❶ 皮膚切開 21
    ❷ 腹腔切開 21
    ❸ 胸腔切開 23
    ❹ 胸腺の取り出し 25
    ❺ 心嚢切開 26
    ❻ 骨盤臓器の取り出し 27
    ❼ 頸部臓器の取り出し 28
    ❽ 横隔膜のはずし方および後腹膜臓器の取り出し 31
    ❾ 精巣の取り出し 32
    ❿ 外陰の取り出し 32
    ⓫ 皮膚，筋肉の取り出し 33
    ⓬ 肋骨の取り出し 33
    ⓭ 大腿骨の取り出し 33
    ⓮ 脊椎骨の取り出し 34
  5.2 各臓器の摘出および取り出し 35
    ❶ 大動脈，腎動脈の切開 35
    ❷ 副腎の摘出 36
    ❸ 腎臓の摘出 36
    ❹ 大動脈の遊離 37
    ❺ 下大静脈の切開 37
    ❻ 腎・尿管・膀胱・生殖器および直腸の摘出 38
    ❼ 食道の遊離 38
    ❽ 胸部・腹部臓器の切り離し 39
    ❾ 脾臓の摘出 39

    ❿ 横隔膜の摘出 39
    ⓫ 小腸・大腸の摘出 40
    ⓬ 食道・胃の摘出，胆道開通試験 41
    ⓭ 肝臓・胆嚢および膵・十二指腸の摘出 42
    ⓮ 心臓の摘出 42
    ⓯ 大動脈の摘出 44
    ⓰ 舌・顎下腺・喉頭・気管・副甲状腺・甲状腺の摘出 44
    ⓱ 気管・肺の摘出 45
  5.3 皮膚の縫合・遺体の後処置 46
  5.4 剖検所見の記載および肉眼剖検診断書 46
6 Virchow 法 [清水 禎彦] 47
  6.1 皮膚切開，腹腔切開，胸腔切開，骨の取り出し 47
  6.2 臓器の取り出し 47
    ❶ 胸腺の取り出し 48
    ❷ 心嚢の切開 48
    ❸ 心臓の取り出し 49
    ❹ 肺の取り出し 50
    ❺ 腸管の取り出し 51
    ❻ 十二指腸の観察と胆道開通試験 52
    ❼ 肝臓の取り出し 52
    ❽ 脾臓の取り出し 53
    ❾ 十二指腸・膵臓の取り出し 53
    ❿ 胃の取り出し 54
    ⓫ 腎，副腎の取り出し 55
    ⓬ 骨盤臓器の取り出し 56
    ⓭ 頸部・縦隔・後腹膜の取り出し 56
    ⓮ 大血管の開き方 59
    ⓯ 甲状腺・副甲状腺の採取 60
    ⓰ 舌・顎下腺の観察 60
    ⓱ 食道の切開 60
    ⓲ 喉頭・気管の切開 60
    ⓳ 骨盤臓器の検索 61
    ⓴ 精巣の取り出し 61
    ㉑ 陰茎の取り出し 61
    ㉒ 外陰の取り出し 62
    ㉓ 皮膚，筋肉の採取 62
    ㉔ 骨の取り出し 62
    ㉕ 脳・脊髄の取り出し 62
  6.3 皮膚の縫合・遺体の後処置 63
  6.4 剖検所見の記載および肉眼剖検診断書 63

3 未熟児・新生児・小児の病理解剖 [田中 祐吉] 65

1 はじめに 66
2 総論 66
  2.1 対象疾患 66
  2.2 基本事項 67
  2.3 計測・秤量 68
  2.4 用具 69
  2.5 皮膚切開 69
  2.6 体表所見 70
  2.7 Virchow 法か Rokitansky 法かの選択 70
  2.8 内臓奇形 71
  2.9 画像検査 71
3 各論 72
  3.1 中枢神経系 72
  3.2 心臓・大血管 73
  3.3 呼吸器系 75
  3.4 消化管 76
  3.5 胸腺 76
  3.6 肝臓 76
  3.7 脾臓 76
  3.8 膵臓 77
  3.9 腎臓 77
  3.10 副腎 78
  3.11 筋肉 78
  3.12 骨格系 78
  3.13 胎盤と臍帯 78
  3.14 腫瘍性疾患 79
  3.15 感染性疾患 79
4 ご家族への配慮について 80

4 臓器別取り出し方・切り出し方 81

1 総論：内部臓器の固定・切り出し [茅野 秀一] 82
  1.1 固定 82
  ❶ 固定の目的 82
  ❷ 固定による変形をできる限り防ぐ工夫が重要 82
  ❸ 中性緩衝ホルマリンについて 82
  ❹ 固定前の注意点 83
  1.2 切り出し 83
  ❶ 肉眼観察のための一般的な割の入れ方 83
  ❷ 組織標本のための一般的な切り出し方法 85
  ❸ 各臓器系別の固定・切り出しの注意点 86
2 各論：心臓の刺激伝導系 [白井 裕介・種井 善一] 94
  2.1 基礎知識 94
  2.2 洞房結節 94
  2.3 房室結節とヒス束 96
3 各論：肺・胸膜 [清水 禎彦] 99
  3.1 はじめに 99
  3.2 胸腔の観察 99
  3.3 固定 101
  3.4 肺の外表観察 102
  3.5 割の入れ方 105
  3.6 喉頭・気管の観察 108
4 各論：脳 [種井 善一] 109
  4.1 はじめに 109
  4.2 脳の取り出し 109
  4.3 頭部の閉創 111
  4.4 凍結組織の採取 111
  ❶ 全脳固定の場合 111
  ❷ 半脳固定，半脳凍結の場合 111
  ❸ 凍結 113
  4.5 脳の固定 114
  4.6 脳の切り出し 114
5 各論：脊髄 [伊藤 智雄] 122
  5.1 椎体の採取方法 122
  ❶ 椎体の切除（ストライカー法） 122
  ❷ 椎体の切除（ノミを用いる方法） 124
  ❸ 脊髄の観察 124
  5.2 脊髄を採取する方法 124
  5.3 神経根を採取する方法 125
  5.4 神経根の固定・切り出し方法 125
  5.5 脊髄割面の観察 125
6 各論：眼球 [伊藤 智雄] 126
  6.1 開頭せず，前面から採取する場合 126
  6.2 開頭後，頭蓋内からアプローチする方法 126

5　最終剖検診断の書き方　　　　　　　　　　　　　　　　　　　　　［横尾 英明］127

1 剖検診断書作成までの流れ　128
2 病理解剖の習得までの道のり　128
　2.1　基本的事項　128
　2.2　実践的な留意点　130
3 剖検症例のまとめ方　130
　3.1　臨床的事項　130
　3.2　剖検時の作業　131
　3.3　死因の特定　131
　3.4　固定後の作業　131
　3.5　組織学的検索　133
　3.6　剖検診断書にまとめる　133
4 剖検診断書の作成　134
　4.1　剖検診断書の基本構成　134
　4.2　主病変の考え方　134

　4.3　副病変の考え方　135
　4.4　総括のまとめ方　135
5 CPC　135
6 具体的な例から学ぶ　136
　6.1　症例提示　136
　6.2　臨床経過のまとめ　138
　6.3　剖検目的，臨床上の問題点　138
　6.4　肉眼的所見　138
　6.5　肉眼的所見のまとめ　140
　6.6　主な組織学的所見　140
　6.7　論点整理　142
　6.8　病理解剖診断書の例　143
　6.9　フローチャート　144
7 まとめ　145

6　主要臓器の肉眼所見　　　　　　　　　　　　　　　　　　　　　　　　　　　147

1 観察のアプローチ　　　　　　　　　　　　［村田 晋一］148
　1.1　肉眼的観察の概要　148
　1.2　肉眼的観察の手順　148
　❶ 臓器の観察　148
　❷ 病変の観察の基本　148
　❸ 病変の存在部位　149
　❹ 病変の広がり　149
　❺ 病変の性状　150
　1.3　肉眼的推定診断　151
　1.4　肉眼所見や肉眼的推定診断の記載方法　152
2 臓器別各論　154
　2.1　外表および骨格　　　　　　　　［村田 晋一］154
　❶ 観察の要点　154
　❷ 代表的および偶発的病変　154
　2.2　中枢神経　　　　　　　　　　　［村田 晋一］158
　❶ 観察の要点　158
　❷ 代表的および偶発的病変　159
　2.3　呼吸器　　　　　　　　　　　　［村田 晋一］161
　❶ 観察の要点　161
　❷ 代表的および偶発的病変　162

　2.4　泌尿器　　　　　　　　　　　　［村田 晋一］165
　❶ 観察の要点　165
　❷ 代表的および偶発的病変　166
　2.5　内分泌臓器　　　　　　　　　　［村田 晋一］169
　❶ 観察の要点　169
　❷ 代表的および偶発的病変　169
　2.6　循環器　　　　　　　　　　　　［清水 道生］170
　❶ 観察の要点　170
　❷ 代表的および偶発的病変　176
　2.7　消化管　　　　　　　　　　　　［清水 道生］180
　❶ 観察の要点　180
　❷ 代表的および偶発的病変　183
　2.8　肝胆膵および脾臓　　　　　　　［清水 道生］189
　❶ 観察の要点　189
　❷ 代表的および偶発的病変　192
　2.9　生殖器　　　　　　　　　　　　［清水 道生］196
　❶ 観察の要点　196
　❷ 代表的疾患　197
　2.10　その他　　　　　　　　　　　　［清水 道生］199
　❶ 観察の要点　199

7　病理解剖で知っておくべき肉眼所見　　　　　　　　　　　　　　　　　　201

1　循環器▶心臓　Nonbacterial thrombotic endocarditis（NBTE）　非細菌性血栓性心内膜炎　　　　　［新井 栄一］202
2　循環器▶心臓　Hairy heart　絨毛心　　　　　　　　　　　　　　　　　　　　　　　　　　　　　　［新井 栄一］203
3　循環器▶心臓　Acute and old myocardial infarction　急性および陳旧性心筋梗塞　　　　　　　　　　［湊 宏］204
4　循環器▶心臓　Pulmonary heart disease/cor pulmonale　肺性心　　　　　　　　　　　　　　　　　［坂谷 貴司］205
5　循環器▶心臓　Tuberculous pericarditis　結核性心膜炎　　　　　　　　　　　　　　　　　　　　　　［伴 慎一］206
6　循環器▶心臓　Cardiac amyloidosis　心アミロイドーシス　　　　　　　　　　　　　　　　　　　　　［永田 耕治］207

7	循環器▸心臓	Primary cardiac lymphoma 心臓原発悪性リンパ腫	[坂谷 貴司] 208
8	呼吸器▸肺	Lobar pneumonia 大葉性肺炎	[湊 宏] 209
9	呼吸器▸肺	Diffuse alveolar damage (DAD) / Acute respiratory distress syndrome (ARDS) びまん性肺胞傷害／急性呼吸窮迫症候群	[湊 宏] 210
10	呼吸器▸肺	Usual interstitial pneumonia (UIP) 特発性間質性肺炎	[桜井 孝規] 211
11	呼吸器▸肺	Tracheal bronchus 気管気管支	[栃木 直文] 212
12	呼吸器▸肺	Pulmonary infarction 肺梗塞	[桜井 孝規] 213
13	呼吸器▸肺	Chronic thromboembolic pulmonary hypertension (CTEPH) 慢性血栓塞栓性肺高血圧症	[桑原 傑・種井 善一] 214
14	呼吸器▸肺	Pulmonary tuberculosis 肺結核症	[栃木 直文] 215
15	呼吸器▸肺	Pulmonary aspergillosis 肺アスペルギルス症	[清水 道生] 216
16	呼吸器▸肺	Chronic expanding hematoma 慢性拡張性血腫	[新井 栄一] 217
17	呼吸器▸肺	Lymphangitis carcinomatosa 癌性リンパ管症	[清水 道生] 218
18	呼吸器▸胸膜・縦隔	Malignant mesothelioma 悪性中皮腫	[栃木 直文] 219
19	消化器▸胃・十二指腸	Dieulafoy lesion/disease デュラフォワ病変／病	[永田 耕治] 220
20	消化器▸小腸・大腸・虫垂・直腸	Pneumatosis cystoides intestinali 腸管嚢胞様気腫症	[伴 慎一] 221
21	消化器▸小腸・大腸・虫垂・直腸	Lymphonodular hyperplasia リンパ結節過形成	[永田 耕治] 222
22	消化器▸小腸・大腸・虫垂・直腸	Pseudomembranous enterocolitis 偽膜性腸炎	[永田 耕治] 223
23	消化器▸肝臓・膵臓	Oriental groove 東洋溝	[清水 道生] 224
24	消化器▸肝臓・膵臓	Alcohol-related cirrhosis アルコール性肝硬変	[永田 耕治] 225
25	消化器▸肝臓・膵臓	Fibrolamellar carcinoma フィブロラメラ肝細胞癌	[永田 耕治] 226
26	消化器▸肝臓・膵臓	Serous cystadenoma NOS 漿液性嚢胞腺腫	[永田 耕治] 227
27	造血器▸血液・骨髄	Carcinomatosis of the bone marrow 骨髄癌腫症	[伊勢 昂生・種井 善一] 228
28	造血器▸リンパ節・脾臓	Tuberculous lymphadenitis 結核性リンパ節炎	[永田 耕治] 229
29	造血器▸リンパ節・脾臓	Sclerosing angiomatoid nodular transformation (SANT)	[永田 耕治] 230
30	内分泌▸甲状腺・副甲状腺	Undifferentiated carcinoma of the thyroid 甲状腺未分化癌	[桜井 孝規] 231
31	内分泌▸副腎・傍神経節	Adrenal hemorrhage 副腎出血	[清水 道生] 232
32	内分泌▸副腎・傍神経節	Myelolipoma 骨髄脂肪腫	[桜井 孝規] 233
33	泌尿器・男性生殖器▸腎臓	Hydronephrosis 水腎症	[栃木 直文] 234
34	泌尿器・男性生殖器▸腎臓	Diabetic nephropathy 糖尿病性腎症	[桜井 孝規] 235
35	泌尿器・男性生殖器▸腎臓	Renal amyloidosis 腎アミロイドーシス	[桜井 孝規] 236
36	泌尿器・男性生殖器▸腎臓	Renomedullary interstitial cell tumor 腎髄質間質細胞腫瘍	[清水 道生] 237
37	女性生殖器▸卵管・卵巣・胎盤	Struma ovarii, benign 良性卵巣甲状腺腫	[永田 耕治] 238
38	女性生殖器▸卵管・卵巣・胎盤	Pyosalpingitis 化膿性卵管炎	[永田 耕治] 239
39	腹膜	Encapsulating peritoneal sclerosis 被嚢性腹膜硬化症	[新井 栄一] 240
40	中枢神経	Superficial siderosis of the central nervous system 脳表ヘモジデリン沈着症	[伴 慎一] 241
41	中枢神経	Cyst of septum pellucidum 透明中隔嚢胞 (第五脳室)	[栃木 直文] 242
42	中枢神経	Cortical laminar necrosis 皮質層状壊死	[新井 栄一] 243
43	中枢神経	Cerebral hypoxia 低酸素脳症	[桜井 孝規] 244
44	中枢神経	Brain stem stroke/infarction 脳幹梗塞	[坂谷 貴司] 245
45	中枢神経	Parkinson's disease パーキンソン病	[新井 栄一] 246
46	中枢神経	Metastatic carcinoma 癌の脳転移	[桜井 孝規] 247
47	中枢神経	Spina bifida 二分脊椎	[永田 耕治] 248
48	中枢神経	Spinal metastasis 癌の脊椎転移	[桜井 孝規] 249
49	皮膚	Burn 熱傷	[坂谷 貴司] 250

8　病理解剖で知っておくべき組織所見　　　251

1	循環器▸心臓	Acute myocardial infarction 急性心筋梗塞	[石澤 圭介] 252
2	循環器▸心臓	Giant cell myocarditis 巨細胞性心筋炎	[伴 慎一] 253
3	循環器▸心臓	Mitral annular calcification 僧帽弁輪石灰化	[石澤 圭介] 254
4	循環器▸心臓	Serous atrophy 漿液性萎縮	[山口 浩] 255
5	循環器▸血管	Aortic dissection 大動脈解離	[清水 道生] 256
6	循環器▸血管	Giant cell arteritis 巨細胞性動脈炎	[湊 宏] 257
7	循環器▸血管	Polyarteritis nodosa 結節性多発動脈炎	[湊 宏] 258

8	呼吸器▶肺	Bronchopneumonia　気管支肺炎	［佐々木 惇］259
9	呼吸器▶肺	Diffuse alveolar damage（DAD）　びまん性肺胞傷害	［山口 浩］260
10	呼吸器▶肺	Interstitial pneumonia associated with dermatomyositis　皮膚筋炎に伴った間質性肺炎	［清水 道生］261
11	呼吸器▶肺	Pneumoconiosis　塵肺症	［石澤 圭介］262
12	呼吸器▶肺	Silicotic nodule　珪肺結節	［山口 浩］263
13	呼吸器▶肺	Pulmonary ossification　肺骨化症	［山口 浩］264
14	呼吸器▶肺	Extralobular bronchopulmonary sequestration　葉外肺分画症	［佐々木 惇］265
15	呼吸器▶肺	Pulmonary fat embolism　肺脂肪塞栓	［伊勢 昂生・種井 善一］266
16	呼吸器▶肺	Bone marrow embolism　骨髄塞栓	［廣瀬 隆則］267
17	呼吸器▶肺	Miliary tuberculosis　粟粒結核	［石澤 圭介］268
18	呼吸器▶肺	Pneumocystis pneumonia　ニューモシスチス肺炎	［山口 浩］269
19	呼吸器▶肺	Mucormycosis　ムコール症	［山口 浩］270
20	呼吸器▶肺	Pulmonary tumor thrombotic microangiopathy（PTTM）　肺腫瘍血栓性微小血管症	［伴 慎一］271
21	呼吸器▶肺｜泌尿器・男性生殖器▶腎臓	Granulomatosis with polyangitis　多発血管炎性肉芽腫症	［山口 浩］272
22	呼吸器▶肺	Minute pulmonary meningothelial-like nodule　微小肺髄膜細胞様結節	［廣瀬 隆則］273
23	呼吸器▶肺	Tumorlet　チューモレット	［廣瀬 隆則］274
24	呼吸器▶肺	Kaposi sarcoma　カポジ肉腫	［清水 道生］275
25	消化器▶食道	Oncocytic metaplasia　オンコサイト（膨大細胞性）化生	［清水 道生］276
26	消化器▶食道	Pancreatic acinar metaplasia　膵腺房化生	［清水 道生］277
27	消化器▶食道｜小腸・大腸・虫垂・直腸	Systemic sclerosis　全身性強皮症	［清水 道生］278
28	消化器▶小腸・大腸・虫垂・直腸｜胃・十二指腸	Hemochromatosis　ヘモクロマトーシス	［清水 道生］279
29	消化器▶小腸・大腸・虫垂・直腸	Lymphangioma　リンパ管腫	［清水 道生］280
30	消化器▶小腸・大腸・虫垂・直腸	Appendiceal neuroma　虫垂神経腫	［清水 道生］281
31	消化器▶小腸・大腸・虫垂・直腸｜泌尿器・男性生殖器▶膀胱	Radiation colitis　放射線性腸炎	［清水 道生］282
32	消化器▶肝臓・膵臓	Veno-occlusive disease/Sinusoidal obstruction syndrome（VOD/SOS）　肝中心静脈閉塞症 / 類洞閉塞症候群	［伊勢 昂生・種井 善一］283
33	消化器▶肝臓・膵臓	Mallory body　マロリー小体	［廣瀬 隆則］284
34	消化器▶肝臓・膵臓	Fatty liver　脂肪肝（＝Steatotic liver disease 脂肪性肝疾患）	［清水 道生］285
35	消化器▶肝臓・膵臓	Herpesvirus infection　ヘルペスウイルス感染症	［山口 浩］286
36	消化器▶肝臓・膵臓	Hemangioma of the liver　肝血管腫	［坂谷 貴司］287
37	消化器▶肝臓・膵臓	von Meyenburg complex　フォン・マイエンバーグ複合体	［廣瀬 隆則］288
38	消化器▶肝臓・膵臓	Acute myeloid leukemia, hepatic involvement　急性骨髄性白血病，肝浸潤	［清水 道生］289
39	消化器▶肝臓・膵臓	Chronic pancreatitis　慢性膵炎	［廣瀬 隆則］290
40	消化器▶肝臓・膵臓	Hemosiderosis　ヘモジデローシス	［清水 道生］291
41	造血器▶血液・骨髄	Hemophagocytic syndrome（HPS）　血球貪食症候群	［伴 慎一］292
42	造血器▶血液・骨髄	Extramedullary hematopoiesis　髄外造血	［清水 道生］293
43	造血器▶リンパ節・脾臓	Gamna-Gandy nodule　ガムナ・ガンディ結節	［清水 道生］294
44	造血器▶リンパ節・脾臓	Intravascular large B-cell lymphoma　血管内大細胞型 B 細胞リンパ腫	［清水 道生］295
45	内分泌▶甲状腺・副甲状腺	Solid cell nest　充実性細胞巣	［廣瀬 隆則］296
46	内分泌▶副腎・傍神経節	Spironolactone body　スピロノラクトン体	［清水 道生］297
47	内分泌▶副腎・傍神経節	Cytomegalovirus infection　サイトメガロウイルス感染症	［佐々木 惇］298
48	内分泌▶副腎・傍神経節｜消化器▶肝臓・膵臓	Amyloidosis　アミロイドーシス	［清水 道生］299
49	内分泌▶副腎・傍神経節	Paraganglion　傍神経節	［山口 浩］300
50	内分泌▶下垂体	Crooke hyaline change　クルック硝子変性	［廣瀬 隆則］301
51	内分泌▶下垂体	Minute nodules of granular cells　顆粒細胞の微小結節	［佐々木 惇］302
52	泌尿器・男性生殖器▶腎臓	Diabetic nephropathy　糖尿病性腎症	［佐々木 惇］303
53	泌尿器・男性生殖器▶腎臓	Thrombotic thrombocytopenic purpura（TTP）　血栓性血小板減少性紫斑病	［石澤 圭介］304
54	泌尿器・男性生殖器▶腎臓	Cholesterol embolism　コレステロール塞栓症	［廣瀬 隆則］305
55	泌尿器・男性生殖器▶腎臓｜消化器▶肝臓・膵臓｜造血器▶リンパ節・脾臓	ショックでみられる主要臓器の病理像　①腎臓：Acute tubular necrosis 急性尿細管壊死　②肝臓：Centrilobular necrosis 小葉中心性壊死　③脾臓：Acute splenitis 急性脾炎　④膵臓：Acinar dilatation 腺房拡張	［石澤 圭介］306
56	泌尿器・男性生殖器▶腎臓	Polycystic kidney　多発性嚢胞腎	［石澤 圭介］308
57	泌尿器・男性生殖器▶腎臓	Papillary adenoma　乳頭腺腫	［廣瀬 隆則］309
58	泌尿器・男性生殖器▶腎臓	Myeloma kidney　骨髄腫腎	［清水 道生］310
59	泌尿器・男性生殖器▶前立腺・精嚢	Latent carcinoma of the prostate　前立腺ラテント癌	［清水 道生］311
60	泌尿器・男性生殖器▶前立腺・精嚢	Monstrous cells in seminal vesicle　精嚢のモンスター細胞	［廣瀬 隆則］312

61	泌尿器・男性生殖器▸前立腺・精囊　Localized amyloidosis of the seminal vesicle		

61　泌尿器・男性生殖器▸前立腺・精囊　Localized amyloidosis of the seminal vesicle
　　　　　　精囊の限局性アミロイドーシス ………………………………………… ［廣瀬 隆則］313

62　女性生殖器▸卵管・卵巣・胎盤　Measles virus infection　麻疹ウイルス感染症 …………… ［清水 道生］314

63　女性生殖器▸卵管・卵巣・胎盤　Parvovirus B19 infection　パルボウイルス B19 感染症 …… ［清水 道生］315

64　中枢神経　Pseudocalcium deposition　偽石灰沈着 ………………………………………… ［佐々木 惇］316

65　中枢神経　Autolysis of granular layer of cerebellar cortex　小脳皮質顆粒層の自己融解 … ［石澤 圭介］317

66　中枢神経　Suppurative meningitis　化膿性髄膜炎 ………………………………………… ［石澤 圭介］318

67　中枢神経　Cryptococcus meningoencephalitis　クリプトコッカス髄膜脳炎 ……………… ［佐々木 惇］319

68　中枢神経　Toxoplasmic encephalitis　トキソプラズマ脳炎 ……………………………… ［佐々木 惇］320

69　中枢神経　HIV encephalopathy　HIV 脳症 ………………………………………………… ［佐々木 惇］321

70　中枢神経　Gerstmann-Sträussler-Scheinker syndrome（GSS）
　　　　　　ゲルストマン・シュトロイスラー・シャインカー症候群 ………………………… ［石澤 圭介］322

71　中枢神経　Amyotrophic lateral sclerosis（ALS）　筋萎縮性側索硬化症 ………………… ［佐々木 惇］323

72　皮膚・骨軟部組織▸骨・関節・軟部組織　Brown fat　褐色脂肪 …………………………… ［清水 道生］324

73　皮膚・骨軟部組織▸骨・関節・軟部組織　泌尿器▸腎臓　Rhabdomyolysis　横紋筋融解症 … ［桑原 傑・種井 善一］325

9　法医学的知識
［福永 龍繁］327

1　法医解剖とは ……………………… 328
　1.1　法医解剖の種類 ………………… 328
　1.2　異状死の定義 …………………… 328
　　❶ 医師法第 21 条：異状死の届出義務 … 328
　　❷ 日本法医学会「異状死ガイドライン」… 328
　　❸ 異状死の届出の判断基準（東京都監察医院）… 329
　　❹ 外国の例 ……………………………… 330
　1.3　異状死の取り扱い ……………… 330
　1.4　犯罪に関する異状の届出 ……… 331

2　病理解剖か，法医解剖か？ ……… 331
　2.1　病理解剖と法医解剖の違い …… 331
　2.2　解剖から死因確定まで ………… 331
　　❶ 病理組織学的検査 ………………… 332

　　❷ 微生物学的検査 …………………… 332
　　❸ 生化学的検査 ……………………… 332
　　❹ 薬毒物検査 ………………………… 332
　2.3　精度の高い解剖の必要性
　　　　　─乳幼児の突然死を例として … 333
　　❶ 乳幼児の突然死の死因究明 ……… 333
　　❷「乳児突然死症候群」とは ……… 333
　　❸ 胸腺の所見 ………………………… 334

3　死因究明制度の全国展開 ………… 335
　3.1　日本の死因究明制度の問題点 … 335
　3.2　犯罪死の見逃し ………………… 335
　3.3　中央省庁等における検討 ……… 335
　3.4　今後の展望 ……………………… 336

日本語索引 …………………………………………………………………………………………… 337
外国語索引 …………………………………………………………………………………………… 346

Column
［清水 道生］

1　病理解剖の最盛期を振り返って …………………………………………………………… 10

2　Rokitansky 法 vs. Virchow 法 …………………………………………………………… 64

3　病理解剖セミナー …………………………………………………………………………… 93

4　日本の三大死因の変遷 ……………………………………………………………………… 146

5　Autopsy imaging（死亡時画像診断，Ai）の先がけ …………………………………… 254

6　著明な癒着が予想される症例の皮膚切開 ………………………………………………… 262

7　病理解剖の死？ ……………………………………………………………………………… 265

8　印象に残っている病理解剖症例 …………………………………………………………… 268

9　解剖体慰霊祭 ………………………………………………………………………………… 276

10　CPC について ……………………………………………………………………………… 307

11　急性末期膵炎（acute terminal pancreatitis）………………………………………… 319

12　剖検雑感 …………………………………………………………………………………… 326

病理解剖とは　1

病理解剖の手技　2

未熟児・新生児・小児の病理解剖　3

臓器別取り出し方・切り出し方　4

最終剖検診断の書き方　5

主要臓器の肉眼所見　6

病理解剖で知っておくべき肉眼所見　7

病理解剖で知っておくべき組織所見　8

法医学的知識　9

1 病理解剖の定義

- 病理解剖とは，病院内で病気のため不幸にして死亡した患者の遺体を，遺族の承諾を得て解剖し，その臓器・組織を観察し，詳細に医学的検討を行うことで，病理医によって行われる．要約すれば，病死者の解剖であり，"剖検"と略されることもある．
- 英語では autopsy といい，ギリシア語の autopsia が語源とされ，auto（自分で）と opsis（見ること，観察）からなり，「自分の目で見ること」を意味する．同義語である necropsy もギリシア語の nekros（死体）と opsis（見ること，観察）が結合し，「死体を見ること」から"検死"あるいは"剖検"と訳されている．しかし，現在では死後におこなわれる"生検"というようなニュアンスで用いられることが多く，同義語として needle biopsy という用語が使用されることもある．
- わが国では，厚生労働省が認定する死体解剖資格を有する病理医により行われている．

> **Memo** 　**死体解剖の種類**
> 死体解剖には以下の 3 つがある．
> 1) 系統解剖：人体の構造を究明するために医学教育（解剖学）において行われる．
> 2) 法医解剖：犯罪捜査などのために行われる"司法解剖"と，主に死因の判明しない犯罪性のない異状死体に対して行われる"行政解剖"がある．
> 3) 病理解剖：病死者を遺族の承諾のもとに病理医が行う解剖をいう．

2 病理解剖の目的・種類

- 剖検の目的は多岐にわたる．
  - ▸ 生前についていた臨床診断の妥当性・正確性の判定
  - ▸ 生前行われた治療の効果判定
  - ▸ 臨床所見に対応した病理組織学的変化はどのようなものであったのか
  - ▸ 死因の解明（死因の解釈に不明な点はなかったのか）
  - ▸ 遺族に対する情報提供：感染症や遺伝子性疾患の存在
  - ▸ 医療訴訟に対しての事実に基づいた証拠を得る
  - ▸ 医学生や初期研修医に対する医学教育
  - ▸ 臨床あるいは基礎研究の促進への寄与
  - ▸ 臓器の供給源：腎，皮膚，角膜など
- 剖検の今日的な意義としては，以下が挙げられる．
  - ▸ 医療施設における医療の質向上への寄与
  - ▸ 医学部卒前教育への利用
  - ▸ 初期研修医教育への利用
  - ▸ 病理部門内における内部精度管理：生検，手術材料の診断の妥当性評価

3 病理解剖の歴史

- 病理解剖の起源は不明であるが，病理解剖の記録としては，イタリアでペストが流行していた1286年に，クレモナ出身の医師が病因究明のために胸部の部分解剖を行い，心臓を調べたものが最初であるとされている．

- 病理解剖を疾患の原因究明の手段と初めて位置づけたのは，フィレンツェのアントニオ・ベネヴィエニとされる．死後に出版された「病気の隠された不思議な原因について」（1507）は臨床所見と解剖（ただし，当時はすべて局所解剖であり，"切開"しての検索であり，後述のモルガーニのように"解剖"をしたのではなかった）の結果とを関連づけようとする最初の試みであった．このことから，彼は「病理解剖学の祖」として記憶されている．

- また，パドヴァ大学の解剖学の教授であったジョヴァンニ・バティスタ・モルガーニは多数の死体解剖を行い，その経験をもとに「疾病の座と原因について」（1761）を出版した．この本には約700例の剖検記録が含まれ，病歴とその剖検所見が詳細に書かれており，病理解剖で認められた病変を臓器単位で記載する方法を提唱した．

- その後，病理解剖はフランスや英国など欧州に徐々に広まっていき，18世紀に入りロンドンにガイ病院が設立されると，病理解剖が盛んに行われるようになった．当時，ガイ病院では年間約250例の病理解剖が行われていたという記述がある．ちなみに悪性リンパ腫の記載者として知られるトーマス・ホジキン（1798-1866）は，ガイ病院の医学博物館の初代の専任館長であり，英国で最初の病院病理医とされている．

- そして現在行われているような病理解剖が始まったのは18世紀中頃で，19世紀に入り，オーストリアのウィーン総合病院の病理医長であった**カール・フォン・ロキタンスキー**（1804-1878）と，ドイツのベルリン大学の病理学教授であった**ルドルフ・ルートヴィヒ・カール・ウィルヒョウ**（1821-1902）によって系統的な病理解剖が確立された．現在，病理解剖手技として主に使用されている Rokitansky 法（頸部臓器を含め，体腔内の臓器を一塊として取り出し観察する方法で，原法では頭蓋腔，脊髄，胸腔，頸部，腹部の順に解剖する）と Virchow 法（一つ一つの臓器を別々に取り出し観察する方法）は，この偉大な二人によって考案されたものである．

- ロキタンスキーは生涯を通じて3万体以上の剖検を行い，さまざまな病気を病型として解剖学的基盤のもとに整理することに努めた．また，ウィルヒョウは個別臓器の系統的な検索を重視し，見落としのない病理解剖の確立に貢献した．
    - ▸ 剖検手法の確立とともに，ミクロトームやパラフィン包埋といった標本作製法や，標本観察に必要な顕微鏡の性能も向上した．
    - ▸ その後，ホルムアルデヒド水溶液（ホルマリン）が組織切片の固定液として用いられるようになり，ヘマトキシリン・エオシン染色が開発され，20世紀の初めには病理解剖の基本的技術が確立した．

- 20世紀初頭の米国の医学水準は低く，病理解剖は稀にしか行われなかった．

- 1910年に，医学教育と医療の改善を目的とした「フレクスナー報告」が発表され，病理学と剖検の重要性が認識されるようになった（Am J Pathol 73:514-544, 1973）．これは剖検を通して臨床診断の誤りが多数認められたことによる．

- 1930年以降，北米における剖検率はしだいに増加し，医療水準も急速に向上した．

- 1950年には米国の剖検率は約50%となったが，1950年代の後半から徐々に低下し，その後全世界的に剖検率の減少がみられ，今日に至るまで回復していない．

- わが国では 1958 年に剖検率が 45.1% となったが，1977 年以降低下傾向を示すようになり，現在では剖検数，剖検率とも先進国の中で最低水準まで低下している．
- 一方，わが国の剖検において特徴的な事柄として，日本病理学会が発行している日本病理剖検輯報が挙げられる．登録施設により行われた全剖検例が収載されており，世界的にも類のない貴重な資料である．剖検輯報を用いた解析研究が行われている．

4 病理解剖に関する法規

- 病理解剖に関する法規のうち，その根幹をなすものに「**死体解剖保存法**」がある．
- 死体解剖保存法とは，病理解剖，法医解剖，さらに医学教育・研究に必要な解剖および保存の方法を定め，死体の尊厳を守ることを目的として定められた法規である．
- この法規は，死体の取り扱いに関する倫理的ガイドラインを提供し，適正な解剖の実施を確保するための基盤を形成している．
- 以下にその抜粋と要点を記す．

4.1 死体解剖保存法

第二条 死体の解剖をしようとする者は，あらかじめ，解剖をしようとする地の保健所長の許可を得なければならない．

- この許可が不要であるのは，下記のとおりである．
  - 厚生労働大臣が適当と認定した者が解剖する場合：死体解剖資格を有する者，ということである．病理専門医試験の受験資格でもある．
  - 医科大学の解剖学，病理学または法医学の教授または准教授が解剖する場合．
  - 監察医の検案を経た後に解剖する場合：狭義の行政解剖（八条解剖）にあたる．
  - 刑事訴訟法，食品衛生法，検疫法の規定により解剖する場合：司法解剖や広義の行政解剖が該当する．

第七条 死体の解剖をしようとする者は，その遺族の承諾を受けなければならない．

- 遺族の承諾を必要としないのは，下記のとおりである．
  - 死亡確認後 30 日を経過しても，なおその死体について引取者がない場合：現実的な適応は皆無と考えられる．
  - 二人以上の医師（うち一人は歯科医師であってもよい）が診療中であった患者が死亡し，主治医であった二人以上の医師が解剖の必要性を認め，かつその遺族の所在が不明か，遺族が遠隔地に居住し，遺族の諾否の判断が待てない場合：これも条件が多すぎて現実的ではない．
  - 監察医や刑事訴訟法による解剖．
  - 食品衛生法や検疫法の規定に該当する解剖．

> ### 第九条　解剖の場所

- 死体の解剖は，特に設けた解剖室においてしなければならない：日本病理学会の登録施設の要件である．
- ただし，特別の事情がある場合において解剖しようとする地の保健所長の許可を受けた場合や刑事訴訟法の規定により解剖する場合はこの限りではない．

> ### 第十一条　犯罪に関係する異状の届出

- 死体を解剖した者は，その死体について犯罪と関係のある異状があると認めたときは，24時間以内に，解剖をした地の警察署長に届け出なければならない．

> ### 第十七～十九条　標本としての保存

- 医学の教育または研究のため特に必要があるときは，解剖をした後その死体の一部を標本として保存することができる．
- ただし，その遺族から引き渡しの要求があったときは，この限りでない．
- 死体の全部または一部を保存しようとする者は，遺族の承諾を得，かつ，保存しようとする地の都道府県知事の許可を受けなければならない．
- 遺族の所在が不明のときは，前項の承諾を得る必要はない．

> ### 第二十条　死体の取り扱いにおける注意

- 死体の解剖を行い，またはその全部もしくは一部を保存する者は，死体の取り扱いにあたり，特に礼意を失わないように注意しなければならない．

5 病理解剖における感染症対策

- 剖検に限らず，感染症症例に相対する医療従事者として，病原体を拡散させない，自分が患者にならない，ことに留意することが重要である．
  - 担当医からの病歴聴取の際に，感染症の有無および疑わしい感染症を想起する．
  - メスや針に対する注意を怠らない：臓器の下に刃物があり，受傷した経験がある．
  - 手指に傷がある者は，剖検業務に関与させない．
  - 血液，体液，臓器切開などによる飛沫やエアロゾルの発生を防ぐ．
  - 手袋は二重とし，防水エプロン，マスク，帽子（いずれもディスポ製品），ゴム長靴を着用する．
  - 解剖作業は可能な限り解剖台で行い，体液や洗浄水を飛散させない．

- ▷ 肺は感染症の宝庫である．写真撮影，重量計測ののちに，気管支からホルマリンを注入する．
- ▷ 剖検終了後の器具類は，**次亜塩素酸ナトリウム**で消毒する．
- ▷ 使用した針や替え刃メスは，あらかじめ準備した廃棄容器に捨てる．
- ▷ 剖検終了時には，シャワーを浴びる．なお浴槽につかるのは汚染を広げる原因となりうる．
- ▷ 何らかの事故が起こってしまったら，直ちに責任者に報告する．そのことが自分自身や組織を守ることに繋がる．

● 剖検室の設備についても，定期的な点検が必要である．
- ▷ すべての排気を，剖検台から吸引・廃棄する．
- ▷ 解剖器具の消毒や床台の清拭用に，次亜塩素酸ナトリウムを用意する．
- ▷ 剖検室内ではゴム手袋を着用し，素手では触らないようにする．
- ▷ 剖検室の前室を整備し，下足の使い分けを行う．

● メスや針など鋭利な器具による事故防止対策として以下のようなものがある．
- ▷ メスによる組織の切開や切離は最小限に留める．
- ▷ 視野が確保できない状況では，メスやハサミなど鋭利な器具を使用しない．
- ▷ 一人がメスやハサミを使用している際には，もう一人が同時に同部位の作業を行わない．
- ▷ 前もって必要な器具を準備しておき，剖検中に替刃などの作業をしない．
- ▷ 鋭利な器具を使用する場合，使用後は所定の場所に置く習慣をつける．
- ▷ 鋭利な器具を所定位置に戻す際には，周囲に一声かけて情報共有を行う．
- ▷ 使い捨ての鋭利な器具は，穿通しない容器に廃棄する．
- ▷ 針刺し事故は，剖検の最終段階である皮膚の縫合時に多い．持針器の使用を検討されたい．

● 結核症
- ▷ 病理関係者の感染率は一般人の数倍といわれている．
- ▷ あらかじめ活動性結核症とわかっている場合には，病変の切開やスライス作製は最小限にする．
- ▷ 摘出肺は切開せず，気管ないしは気管支からホルマリンを注入し固定した後に割を入れる．

● プリオン病
- ▷ ヒトのプリオン病は約 1 〜 2 人／ 100 万人・年の発症率で，
  - (1) 特発性［孤発性 Creutzfeldt-Jakob 病（Creutzfeldt-Jakob disease, CJD）］（原因不明）
  - (2) 遺伝性［遺伝性 CJD，Gerstmann-Sträussler Scheinker 病（GSS），致死性家族性不眠症（fatal familial insomnia, FFI）］（PrP 遺伝子変異による）
  - (3) 獲得性［医原性 CJD（硬膜移植後 CJD（dura mater graft-associated CJD, dCJD）など），変異型 CJD（variant CJD, vCJD）ほか］（プリオンへの曝露による）

  に分類される．
- ▷ 乾式で行い，血液や体液は紙やスポンジに吸着させ焼却廃棄する．
- ▷ プリオン病感染予防ガイドライン（2020）によれば，プリオン病患者の頭部を中心とする病理解剖は，「プリオン病の剖検マニュアル（第2版)」を遵守することで，特別な施設でも可能であると記載されているが，施設によっては受け入れを停止しているのが現状である．
- ▷ 可能な限り少人数（できれば3名）で行う．2名で剖検を行い，1名は記録や汚染部位のチェックを行う．
- ▷ メスなどの用具はディスポ製品を使用し，使い捨てフェイス・シールドまたはゴーグルを着用する．
- ▷ 外科用ゴム手袋を二重に装着し，さらに布手袋を装着し，使い捨ての頭から被る保護服を着用する．

- ▸ 剖検終了後には，焼却可能なものはすべて焼却する．
- ▸ 摘出臓器はホルマリン固定後も感染性があり，蟻酸処理により初めて感染性は無視しうるまで低下する．
- ▸ 病理標本作製に関しては，代表的部位を 5 mm 程度の厚さに切り出し，90% の蟻酸で 1 時間処理することで感染性は認められなくなる．
- COVID-19（新型コロナウイルス）
  - ▸ 肺摘出・気管支切断時に最も感染リスクが高まるといわれている．
  - ▸ 標準感染予防策に追加して，接触・飛沫予防策とエアロゾルによる感染への対策を講じることが推奨されている．
  - ▸ すなわち，通常の病理解剖に使用する PPE（personal protective equipment，個人防護具：ガウン，防水エプロン，手袋，アームカバー，キャップ，長靴など）の着用に加えて，飛沫対策として目の防護具の着用（アイシールド，ゴーグル，フェイスガード）とエアロゾルによる感染の予防として N95 マスク（もしくは同等品）の着用が望ましいとされている．

6　剖検率の低下とその原因

- 剖検率（autopsy rate）は，院内剖検数の入院患者死亡数に対する百分率（%）である．
- 厚生労働省における臨床研修指定病院の認定基準や，日本内科学会における教育施設認定基準の目安とされている．しかしながら，当初に比べてその基準はかなり低下しているのが現状といえる．
- 剖検率の低下の原因はいくつか考えられ，
  - ▸ 画像診断技術の格段なる進歩により，診断確定という需要が減少している
  - ▸ 病理部門人員の慢性的不足
  - ▸ 病理解剖に必要な費用は原則として病院の負担となる
  - ▸ 医師・患者関係や医療を取り巻く社会情勢の著しい変化

などが挙げられる．

7　病理解剖の現状

- 近年，医学は飛躍的に進歩し，種々の疾患に対して新しい診断法や治療法が続々と開発されている．画像診断の解像度も大きく向上し，5mm 程度の小病変が同定可能となったことで，病理解剖により初めて診断が可能となるような小病変は著減した．
- しかし，画像診断の精度や，治療法の効果判定などを検証するためには，病理組織学的な裏付けが必須である．すなわち，依然として病理解剖を行う必然性がある．
- 医学的な検証のみならず，疾患や死因の正確な動向や統計が判明することで，医学の進歩や公衆衛生の向上に大きく寄与する．
- わが国における病理解剖の数は 1980 年代をピークに減少の一途をたどっている．日本病理剖検輯報に登録されている症例数は 2020 年には 10000 例を割り込み，さらに漸減している（図 1.1）．

1 病理解剖とは

図1.1 日本における病理解剖数の推移（日本病理剖検輯報1974年〜2022年）

日本病理学会ホームページ（https://www.pathology.or.jp/kankoubutu/autopsy-index.html）より作成

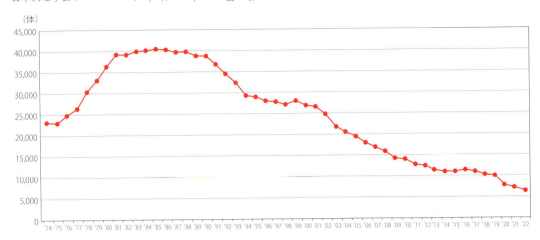

- 病理解剖数の減少に伴い，病理専門医研修認定施設の要件を満たすことが困難となっている医療施設が存在する．また，病理専門医試験における受験資格における経験すべき病理解剖数は，病理専門医試験が開始された頃には70例であった．
- その後50例，40例，30例となり，昨今では20例＋臨床病理検討会（CPC）症例4例の24例となっている．
- 厚生労働省に死体解剖資格を申請する際には2年間以上で20例の経験が必要であるが，これらの症例に加えて数例のみで本当に病理解剖を適切に行うことができる病理専門医が育成できるのか，という不安がある．また開頭を行う病理解剖症例は激減しており，このことを考慮して病理専門医試験では必ず開頭が行われた病理解剖症例を出題するという暗黙の決まりが存在する．
- 病理専門医試験において必要な病理解剖症例の経験をすることに4年以上要する施設が増加している．日本病理学会では「ハンガリー病理解剖トレーニングコース」を設立し，このコースに参加することで必要症例数に充当できる．2024年からこのコースが再開された．
- 病理解剖数の減少は我が国のみならず全世界に共通する事象である．米国ボストンにあるマサチューセッツ総合病院のCPCのCase RecordsがThe New England Journal of Medicineに毎週掲載されており，わが国でも多くの読者が存在する．しかしながら，病理解剖に至った症例を扱う頻度が激減しており，おそらく病理解剖症例の減少によるものと推察される．
- 本来CPCとは，病理解剖によって最終診断がなされた症例を対象として，担当医と病理診断医とが集まり，診断や治療について討論が行われることを指す．しかし，最近ではCPCの検討症例は必ずしも病理解剖症例に限定しない傾向にある．
- 北米のみならず欧州でも病理解剖数は減少傾向にあり，全世界的に病理解剖数の減少が起こっているのは厳然たる事実である．

8 病理解剖における問題点と今後の展望

- 1970 年代までは病理解剖が病理医の主な診断業務であったが，その後，電子顕微鏡の利用や分子標的治療薬，さらには悪性腫瘍の個別化医療の普及により，病理診断医の業務量は急増した．一方で，病理解剖数が減少し，剖検業務と生検業務の比率が逆転しているのが現状である．また，画像診断の進歩に伴い剖検率は大きく低下したものの，依然として剖検の意義や重要性は変わることがないといえる．

- 外科材料の診断業務と剖検業務の両立は難しい課題でもある．施設によって運用は様々で，一部では他施設の剖検も請け負いつつ 24 時間体制で対応している．一方，自施設限定で休日には受付を行わない場合もある．このような差異は，法令の運用が都道府県ごとに異なることと同様に当然といえる．すべてを働き方改革に当てはめることには違和感を覚える部分もあるが，「できないことはできない」という姿勢で共倒れを避ける視点も重要と思われる．

- 病理解剖の際には，依頼医の立ち会いを求める施設がほとんどであるが，依頼医が予定手術や外勤で対応できない場合には代理医師が立ち会うこともある．そのような状況で，想定外の所見が出た場合に何も分からず責任がとれないという事態は避けなければならない．

- 霊安室での遺体の取り違え防止のためにもいくつか考慮することがある．入院患者の腕には情報が記載された標識が付されるが，この標識は病理解剖が行われる前まで外さない運用，さらに依頼医の立ち会いのもとで本人確認を行ってから標識を取り外すことも必須事項といえる．

- 病理解剖を実施した場合，初期研修医の教育の一環として CPC を開催するべきであるが，未実施の症例も存在している．また，剖検報告書の作成に過度の時間を要している点も課題として指摘されている．初期研修医にとって病理解剖に立ち会うことは「百聞は一見に如かず」の貴重な学びとなることを考えるとこれらの点も改善が望まれる．

- 2018 年に，日本病理学会と日本内科学会による病理解剖の許諾・剖検の合同アンケートの結果が報告され，「質の高い剖検と診断・治療の検証体制の構築」が提案された．これは専門領域を越えて医師全員が共有すべき重要な課題である．今後は，病理解剖の「量」ではなく，「質」を重視し，報告書作成期間の短縮など具体的な改善を進める必要がある．

- さらにこの 20 年で目覚ましい発展を遂げた IT 技術が我々の生活を大きく変えたように，近い将来，人工知能（AI）が病理解剖に革命をもたらす可能性が期待される．AI が加わることで，より迅速かつ正確な診断が実現するかもしれない．

参考文献

1) 真鍋俊明（編）：病理解剖研修セミナー（ハンドアウト）．川崎医科大学病理学教室主催，pp.1-23，1995
2) 清水道生（編）：第 8 回彩の国さいたま病理診断セミナー（ハンドアウト）．埼玉医大国際医療センター病理診断科主催，pp.1-7，2009
3) 堤寛：病理解剖とは．徹底攻略！病理解剖カラー図解．金芳堂，pp.1-17，2015
4) 清水道生：病理解剖の現状．検査と技術 47: 577-579，2019
5) 難波紘二：病理解剖の現状と意義．病理と臨床（臨時増刊号　病理解剖マニュアル）．文光堂，pp.2-6，1998

Column	1	病理解剖の最盛期を振り返って

剖検輯報に基づく病理解剖の数は，1985年をピークに下降の一途をたどっている．しかしながら，1990年前半頃までは主要な大学病院や大病院では少なくとも年間200～300例以上の病理解剖が行われていたと記憶している．したがって，毎週月曜日にはその前の週までに行われた剖検例の肉眼所見を，教授を含めた上の先生とともに見直すgross review（肉眼所見検討会）が行われ，ここで各臓器の肉眼所見の取り方を学んだものである．また，当時は日曜日の当番で剖検を終えて帰宅していると再度ポケットベルが鳴って，もう一例剖検を行うために病院に引き返すことも幾度か経験した（当時は剖検が24時間体制の病院が多かった）．きわめつけは，1日に3件剖検があたったときで，どの症例がどの患者で，どの病名であったかの記憶が錯綜し，それを整理するのにかなりの時間を要したのを覚えている．その時以来，剖検終了直後に暫定報告書を作成するという習慣が身についたように思われる（☞46頁，Memo）．当時の病理専門医の受験資格の剖検数は70例以上であったので，現在の受験資格数（令和5年度は24例）で本当に病理専門医の育成ができているのか若干心配である．今後，外科手術トレーニング用の血管・臓器モデルのようなものとして，剖検トレーニング用モデルが開発されることを期待したい．

病理解剖とは　1

病理解剖の手技　2

未熟児・新生児・小児の病理解剖　3

臓器別取り出し方・切り出し方　4

最終剖検診断の書き方　5

主要臓器の肉眼所見　6

病理解剖で知っておくべき肉眼所見　7

病理解剖で知っておくべき組織所見　8

法医学的知識　9

1 主要剖検器具

1.1 剖検器具の種類（図 2.1）

- 解剖刀（メス，①）：皮膚切開，臓器摘出などに使用
- 脳刀（臓器刀，②）：肺，肝，脳などに割を入れる時などに使用
- 腸管鋏（③）：腸管や心臓を開く時などに使用
- 鋏（ハサミ，剪刀，④⑤），肋骨鋏（⑥）
- ノミ（⑦）（図 2.48 ☞ 34 頁参照）
- T 字ノミ（⑧）
- 骨膜剥離子
- 槌（⑨）：木槌と金槌がある
- ピンセット〔無鉤（⑩），有鉤（⑪）〕：有鉤ピンセットは腎臓の被膜剥離，心嚢切開時などに使用（図 2.53 ☞ 36 頁参照）
- ゾンデ（消息子，⑫）：尿管，胆管，血管などを探る時に使用（図 2.51 ☞ 35 頁参照）
- 腸鉗子（⑬）：腸の切断時などに使用
- 鉗子（⑭～⑯）：組織の把持・牽引や肋骨切除時などに使用

> **Memo**
>
> ペアン鉗子，コッヘル鉗子はいずれも手術や外科処置で用いる止血鉗子の一種で，通常，先端に鉤のあるものをコッヘル鉗子，鉤のないものをペアン鉗子と呼称している．

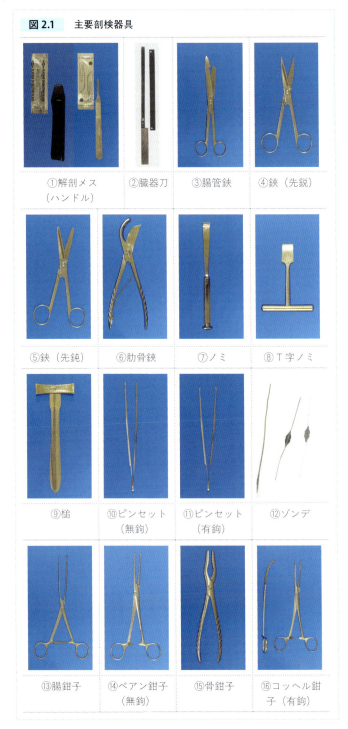

図 2.1 主要剖検器具

①解剖メス（ハンドル）　②臓器刀　③腸管鋏　④鋏（先鋭）
⑤鋏（先鈍）　⑥肋骨鋏　⑦ノミ　⑧T 字ノミ
⑨槌　⑩ピンセット（無鉤）　⑪ピンセット（有鉤）　⑫ゾンデ
⑬腸鉗子　⑭ペアン鉗子（無鉤）　⑮骨鉗子　⑯コッヘル鉗子（有鉤）

- 鋸（のこぎり）
- 電気鋸（ギプスカッター，ストライカー社製回転式円刃ノコギリ，⑰，図 2.49 ☞ 34 頁参照）．なお，電気鋸使用時に発生する骨粉を吸引し，フィルタで処理する感染症対応の「集塵装置」（⑱）を使用している施設もある．
- 金属物差し（⑲）

- 秤（はかり）（⑳）
- 計量カップ，液量計（㉑）：胆汁用，胸・腹水用
- 吸引器（胸・腹水用，図 2.12 ☞ 21 頁参照）

- 柄杓（ひしゃく），杓子（しゃくし）（㉒）
- 臓器入れバット（㉓，図 2.43 ☞ 32 頁，図 2.50 ☞ 35 頁参照）
- 持針器（㉔）
- 縫合針，縫合糸（㉕）
- スポンジ
- ガーゼ
- 注射器（図 2.23 ☞ 26 頁参照）
- 櫛（くし）
- 枕（㉖）
- ポリバケツ（臓器保存用，㉗）
- 解剖用衣類：予防衣，帽子，マスク，前垂れ，アームカバー，ゴム手袋，木綿手袋，靴下，ゴム長靴（㉘）
- 剖検台，所見台，写真撮影台および装置

図 2.1 主要剖検器具（つづき）

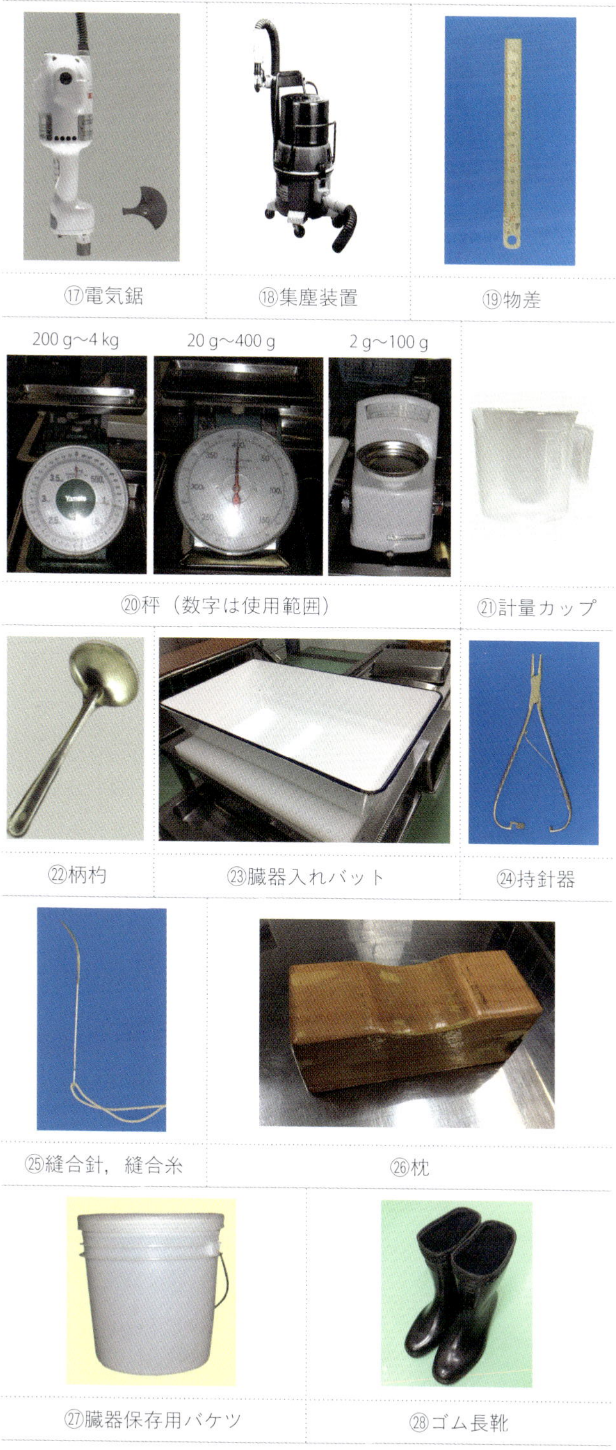

⑰電気鋸　⑱集塵装置　⑲物差

200 g〜4 kg　　20 g〜400 g　　2 g〜100 g

⑳秤（数字は使用範囲）　㉑計量カップ

㉒柄杓　㉓臓器入れバット　㉔持針器

㉕縫合針，縫合糸　㉖枕

㉗臓器保存用バケツ　㉘ゴム長靴

1.2 解剖刀（メス）の正しい持ち方

- 以下の2つの持ち方（①，②）を適宜使い分ける（図2.2）．
  ①肩から指までをひとつにして腕を動かす方法で，皮膚切開などに用いる．
  ②手首を軸にして側方ないし前後方向の動きが容易に行える．

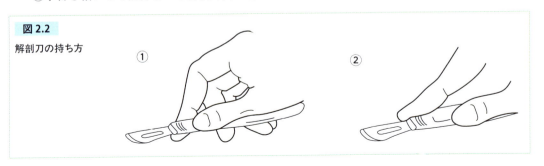

図2.2 解剖刀の持ち方

1.3 鋏（ハサミ）の正しい持ち方

- 一方の孔に親指（第1指），他方の孔に薬指（第4指）を入れ，中指（第3指）は薬指の上方に置き，人差し指（第2指）を剪刀の先の方向に置く（図2.3）．

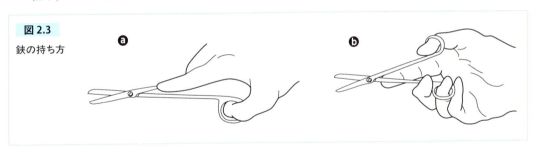

図2.3 鋏の持ち方

> Memo　多くの病理医が正しい持ち方をしていないのが現状である．

2 剖検術式

- 剖検の術式には，大きく分けると以下の 2 つの術式がある．
  - ▶ Rokitansky 法：頸部臓器を含め，体腔内の臓器を一塊として取り出し観察する方法．
  - ▶ Virchow 法：1 つ 1 つの臓器を別々に取り出し観察する方法．
- 米国や英国などでは Rokitansky 法が主流であるが，日本はドイツ医学の流れに沿った歴史があり，Virchow 法を行う施設が多い．
- いずれの方法にも長所と短所がある（表 2.1）．

表 2.1 Rokitansky 法と Virchow 法の長所・短所

	Rokitansky 法	Virchow 法
長所	①臓器の相互関係，病変の位置・広がり，さらに血管病変の検索に適している． ②臓器の取り出しにかかる時間が短いので，速やかに遺体を遺族に返却できる． ③乳幼児では奇形などの検索が容易である． ④癒着などで，腹腔内が一塊となり，剥離困難な症例に適している．	①剖検室の汚染が最小限ですむ． ② *in situ* での正確な臓器の状態を観察することができる． ③臓器の分離を比較的容易に行うことができる．
短所	①摘出した臓器全体が非常に重く，時に各臓器の分離に手間取る．	①臓器間の連続性を保ったまま検索できない． ②遺体の返却までに時間がかかる．

- 法医解剖では *in situ* の臓器の状態が重要であることから Virchow 法が行われる．

Memo

日本では上記のように一塊摘出（en masse）法を Rokitansky 法，個別臓器摘出法を Virchow 法と呼んできたが，欧米の教科書（Autopsy Pathology, A manual and atlas, Churchill Livingstone, 2004）によると，Rokitansky 法は Letulle 法に対して名称を誤用してきたものであると記載されている．すなわち，一塊として臓器を摘出する方法は Letulle 法を指すことになる．しかしながら，本書ではこれまで通り，Rokitansky 法と Virchow 法を使用する．

3 剖検時の一般的注意事項

3.1 剖検医として

- 剖検医（以下，執刀者）は必要事項を記載した剖検依頼書（図 2.5 ☞17 頁）を受取り，剖検の**許可範囲**（皮切の範囲，脳解剖の有無など），**臨床上の問題点**などを主治医から聞き，解剖承諾書（図 2.6 ☞18 頁）を確認したうえで剖検を始める．
- 法医学的な問題点がある場合は法医解剖になることがあるので，警察の指示をあおぐ．
- **感染症の有無**（結核，肝炎，梅毒，AIDS など）を剖検開始前に必ず確認し，それに対する消毒などの準備をしておく．
- 患者の職業も確認しておく．

3.2 準備事項など

- 凍結保存などの新鮮材料，電顕材料，スタンプ標本，細菌培養，組織培養，採血などの必要性があるかを考慮する．
- 剖検の肉眼所見は主として臨床医に記録してもらう．
- 医療関係者以外は剖検には立ち合わせないようにする．

3.3 剖検時の心構えなど

- 剖検は執刀者と剖検助手（以下，介助者）の 2 名で行い，執刀者は原則として遺体の右側に立つ（図 2.4）．
- 常に症例の呈示を考慮に入れ，剖検時に写真撮影を行う．必要に応じて，固定後にも写真撮影を行う．
- 剖検診断の 80% 以上は肉眼診断といっても過言ではないので，日頃から肉眼所見の取り方に習熟しておく．
- 病変の診断がはっきりしない時には必ず写真撮影を行い，後で組織標本を作製して検討する．

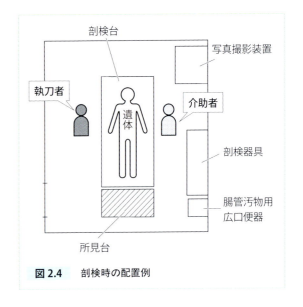

図 2.4　剖検時の配置例

3 剖検時の一般的注意事項 17

病理解剖依頼書	剖検番号

患者 ID

姓　名　　　　　　　　　　　　　　　　性別

生年月日　　　　年　　　月　　　日

最終入院年月日　　　年　　　月　　　日　　　　（経過　　　　ヶ月）

死亡年月日　　　　年　　　月　　　日　　□午前□午後　　時　　　分

　　　　　　　　　　　　　　　　　（死亡時年齢　　　歳）

　　　　　　　　□新生児□未熟児□早産児□死産児□在胎　　週　体重　　　g

診療科.施設　　　　　　　　　　　　連絡先（内線）

臨床診断

主治医　　　　　　　　　　　　　剖検立会医

職業　　　　　　　　　　（□元□現在）

住所

解剖範囲　□胸腹部　　□胸腹部＋脳　　□脳のみ　　□局所（　　　　　　）

感染症の有無　□HB　□HC　□TB　□W氏　□HIV　　その他（　　　　　　）

臨床経過

目的

治療情報

図 2.5　病理解剖依頼書の例

（ご遺族者用）

病理解剖に関する遺族の承諾書

1. ふりがな

　　故 人 氏 名　：＿＿＿＿＿＿＿＿＿＿＿様

　　患 者 ID　　：＿＿＿＿＿＿＿＿＿＿＿

　　年齢及び性別　：＿＿＿＿歳　　性別＿＿＿＿＿

　　住　　　　所　：＿＿＿＿＿＿＿＿＿＿＿＿＿＿

2. 死亡年月日　　：＿＿＿＿＿年＿＿＿月＿＿＿日＿＿＿時＿＿＿分

3. 死亡の場所　　：＿＿＿＿＿＿＿＿＿＿＿＿＿＿＿＿＿＿

　　　　　　　病院長　殿

　病理解剖は死体解剖保存法に基づいて、亡くなられた方の死因を確認し、病気の成り立ちを解明するために行います。このため、病理解剖では主要臓器から上記の目的に必要な肉眼標本と顕微鏡検査標本を作製して診断します。

　説明を受け、承諾された項目にレ点をつけてください。

□　肉眼標本は一定期間保存され、礼意を失することなく茶毘に付されます。

　　顕微鏡標本やパラフィン・ブロック（ロウにつめられた標本）は半永久的に保存されます。

□　病理解剖診断の結果は匿名化に留意して、日本病理剖検輯報に登録されます。

□　保存された標本を医学教育や学術研究に使用させていただくことがあります。

　　学会や紙上発表の際には匿名化して、個人情報は公開されません。

　　また、医学研究に用いる際には必要に応じて、別途倫理委員会の審査を受けます。

□　承諾される解剖範囲について、それぞれに〇印をつけてください。

　　　　全身解剖　（　□ 開胸　・　□ 開腹　・□ 開頭　）

　　　　　　または

　　　　局所解剖　（承諾される範囲：＿＿＿＿＿＿＿＿＿＿＿＿）

　上記の説明を受け、故人のご遺体が病理解剖されることを承諾しました。

　　　署　名　日：平成　　　年　　　月　　　日

　　　氏　　　　名：＿＿＿＿＿＿＿＿＿＿＿＿＿＿＿印（※注）

　　　死亡者との続柄：＿＿＿＿＿＿＿＿＿＿＿

　　　住　　　　所：＿＿＿＿＿＿＿＿＿＿＿＿＿＿＿＿＿

　　　電　　　　話：＿＿＿＿＿＿＿＿＿＿＿＿＿＿＿＿＿

　説明者（署名）

　　　所　　属：＿＿＿＿＿＿＿＿＿　担当医氏名：＿＿＿＿＿＿＿＿＿印

※注　自筆署名の場合は捺印不要です。

図2.6　承諾書の例

4 外表所見

- 執刀者が行う外表所見は，臨床医が診察時に行う身体所見に相当する．

4.1 確認事項

- 身長（cm），体重（kg），体格，栄養状態，**死後硬直**（顎，頸，手首，肘，膝など）（図 2.7）
- 皮膚（黄疸，貧血，浮腫，乾燥，出血斑，皮疹，手術創，外傷など）
- 頭頸部（毛髪，結膜，角膜，瞳孔，鼻，耳，口，舌など，乳幼児では泉門）
- 胸部（胸郭の形，乳房など）：女性では乳房の触診を必ず行う
- 腹部（膨隆，肝脾腫，腫瘤など）
- 四肢（爪，関節，左右差，静脈瘤など）
- 背部〔**死斑，仙骨部の褥瘡**（septic shock などでは重要な所見となることあり），など〕（図 2.8）
- 外陰部（男性型／女性型，尿・便失禁，痔核，ヘルニア，陰嚢水腫など）
- リンパ節（頸部，鎖骨上窩，腋窩，鼠径部など）

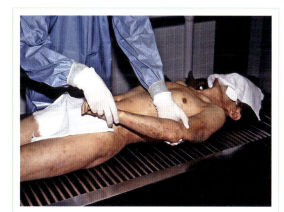

図 2.7 死後硬直の観察

肘関節の死後硬直を観察している．通常，死後硬直は顎関節より始まり，時間の経過とともに肩関節，肘関節，膝関節，手関節，足関節，手指関節，足趾関節などにもみられる．

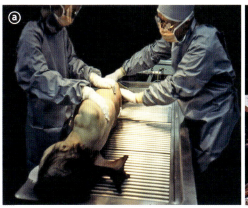 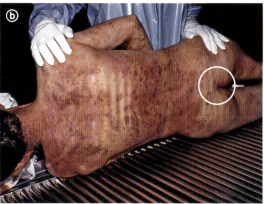

図 2.8 背部の死斑および褥瘡の観察

介助者(左側)は執刀者(右側)が腰背部を観察できるように遺体を手前に起こす(ⓐ)．死斑とは，皮膚を通して小血管内の赤血球が赤紫色にみえるもので，通常，仰臥位では腰背部に認められるが，この際，同時に仙骨部(〇の部分)の褥瘡の有無を確認する(ⓑ)．

Memo
死後硬直 (rigor mortis)
- 通常死の直前まで働いていた筋肉に強く，多くは死後2～3時間で顎関節より始まる．その後，順次足側に下降し，およそ6～8時間で全身に及ぶ．死後12時間以降は徐々に硬直は解けていき，死後3日程度で硬直は消失する．
- 下顎を動かして開口しなければ，顎関節に死後硬直があると判定する．
- 死後硬直のため口腔内の検索ができない時はその旨を記載する．

Memo
角膜の混濁および瞳孔散大
- 角膜の混濁は，死後約12時間でわずかに始まり，約24時間では瞳孔を何とか確認できるが，死後48時間では白濁して瞳孔を確認できなくなるほど混濁が強くなる．
- 瞳孔は死亡時に散大し，死後1～2時間で瞳孔径は5 mmくらいになる（瞳孔径の正常値：2.5～4 mm）．ただし，死後瞳孔は散大するとは限らない．

Memo
死斑 (livor mortis, postmortem lividity)
- 死斑は死後30分から2時間で出現する．
- 出血との相違点は，指で押してみて消える（指圧退色）のが死斑である．
- 死後8～18時間でピークとなるが，死後20時間以降では赤血球が溶血し，指圧によっても退色しなくなる．

4.2　注意事項

- 小児では頭囲，胸囲，腹囲を測定する．
- ドレーンなどが挿入されている時は抜かずにどこに入っているかを開胸ないし開腹後に確認する．
- 外表に認められた異常はいつ頃から起こっていたのかを主治医に聞いておく．
- 外表の観察が終了後，遺体に一礼（または合掌）してから初めて解剖刀を手にとり，皮膚切開を行う（剖検開始時刻を確認し記録する）（図2.9）．

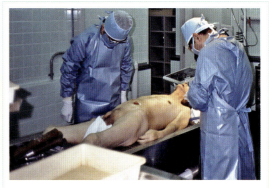

図2.9　遺体への一礼
外表の観察が終了後，遺体に一礼する．その後，皮膚切開を始める．同時に剖検開始時刻を確認し，記録する．

5　Rokitansky法

- 以下，いわゆるRokitansky法の手技について述べる．図2.10はRokitansky法における剖検手順を図式化したものである．

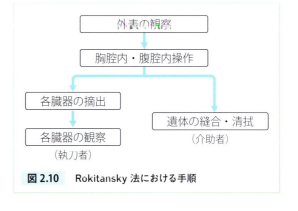

図2.10　Rokitansky法における手順

5.1 胸腔内および腹腔内操作

❶ 皮膚切開（以下，皮切）

- 男性では上腕骨頭部より剣状突起もしくは両乳房の中点を目安として Y 字型に皮切を加える（図 2.11 ⓐ）．
- 女性では乳房を傷つけぬよう乳房下縁を通る U 字型の皮切を加えることがある（図 2.11 ⓑ）．これ以外にも T 字型の皮切もある（図 2.11 ⓒ）．
- 臍部では左に避けて恥丘まで一気に深く切ることが望ましい．
- 症例によっては恥丘やや上部から左鼠径部を通り，左大腿，次いで膝蓋上部に至る切開を加えることもある．

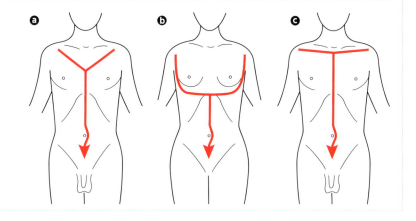

図 2.11　皮膚切開の方法
ⓐ Y 字型
ⓑ U 字型
ⓒ T 字型

- 腹膜を切開する前に臍部で**皮下脂肪の厚さ**を測定する．正確なデータはないが，若年者で平均 10〜15 mm，中年で平均 20〜25 mm が目安となる．
- 手術創がある場合はそれを避けてその横に皮切を加えるが，術後数日のような場合には手術創を切開創として利用する．
- 皮疹のある場合はその近傍を切開創とし，皮膚組織を切り出すとよい．

❷ 腹腔切開

- 最初に上腹部で腹膜に小切開孔を入れ，腹水の有無を確認後，切開を下腹部に進める．
- 多量の腹水があればこの時点である程度吸引する（図 2.12）．
- 血管が切断されると血液が混入することがあるので，腹腔内がみえた時点で，腹水の色調を確認しておく．
- 腹水の貯留があればその性状，色調，量を記載する．

 腹水
50 ml 以下の淡黄色透明な液は正常範囲内である．

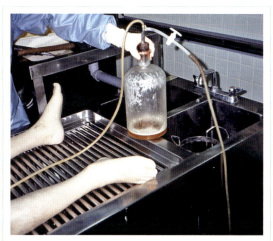

図 2.12　吸引器を用いた腹水の測定
大量の腹水が認められる場合には，腹膜の小切開孔から吸引器を用いて吸引する．ある程度吸引されて，腹水があふれ出ない状態になった後，腹膜切開創を広げて再度吸引する．

- ついで，大網の位置，鼓腸，腸管相互の癒着，腸間膜リンパ節の腫大，脂肪壊死，虫垂，肝下縁の位置（図 2.13），胃大弯の位置，漿膜面（平滑，混濁など），**横隔膜の高さ**（通常，左は第 5 肋骨，右は第 4 肋骨の高さである）（図 2.14），腹膜（出血斑，腹膜播種など）などを観察する．
- 虫垂が見つからなければ，虫垂切除の有無を主治医に確認し，不明な場合には右下腹部に手術創がないかを再度確認する．

Memo

大網
- 正常では胃大弯から下行して腹腔内臓器の大部分を前垂れ状に覆っているが，腹膜炎や上腹部の手術後には，腹膜と癒着して，上腹部に巻き上げられている．
- すなわち，大網は炎症のある方に移動するので，炎症巣の目安となる．

Memo

横隔膜の高さ
横隔膜の位置が低くなるのは，胸水の貯留，肺水腫，肺気腫，気管支肺炎など，胸腔内の内容（容積）が増加した場合にみられる．一方，横隔膜の位置が高くなるのは，腹水，鼓腸など腹腔内容（容積）が増加した場合や肺虚脱，無気肺などである．

- 穿孔部，出血源などは，必ず臓器摘出前に，その場で，すなわち in situ の状態で確認する．

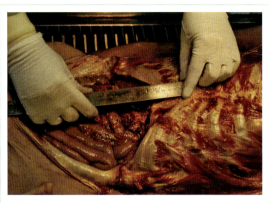

図 2.13 肝下縁および胃大弯の位置の観察

肝臓の下縁が，胸骨の剣状突起の下縁から何 cm かを計測する．また，右鎖骨中線上で何 cm かを計測する．肝腫大の有無がおおよそつかめる．ついで，胃大弯の位置を剣状突起下何 cm か計測する．

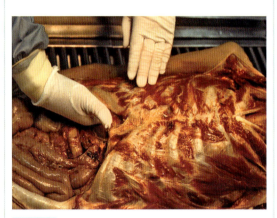

図 2.14 横隔膜の高さの観察

① 右側の横隔膜下に手を入れて，横隔膜の頂部が鎖骨中線上で第何肋骨あるいは第何肋間に相当するかを確認する．通常，右は第 4 肋骨の高さである．
② 左側の横隔膜下に手を入れ同様にして，左側の横隔膜の高さを確認する．通常，左は第 5 肋骨の高さである．なお，第 1 肋骨は鎖骨下に隠れており，胸郭最上部にみえるのは第 2 肋骨である．

❸ 胸腔切開

- 大胸筋，小胸筋を皮膚につけるようにして胸部から剥離し，肋骨を露出する．
- 乳腺に病変を認める場合は，その組織を採取する．
- ついで，肋軟骨付着部より外側2～3 cmの部位で肋間に縦（肋骨の走行に対して直角）にメスを入れる（図2.15）．この際，メスを深く入れすぎて，肺を損傷しないようにする．
- 血管が切断され血液が混入することがあるため，胸膜に切開を入れ，胸腔内がみえた時点で胸水の色調を確認しておく．
- 多量の胸水があればこの時点である程度吸引する．
- 骨折（肋骨，胸骨など）の有無を確認後，遺体の肩を動かして**胸鎖関節**の位置を確認し，肋骨剪刀およびメスで胸鎖関節を切断する（図2.16）．

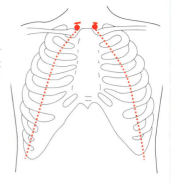

図 2.15　肋骨の切断部位

肋軟骨付着部より外側2～3 cmの部位で肋間に縦にメスを入れる．

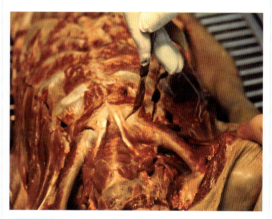

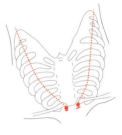

図 2.16　胸鎖関節の切断

肩を動かして胸鎖関節の位置を確認し，メスで胸鎖関節をある程度切離し，このあと肋骨剪刀を用いて切断する．この図では下側が頭側になっている．

> 🔍 **Memo**
>
> 気胸が疑われる場合は，剥離した胸部皮弁と胸郭の間に水を入れ，肋間より胸膜にメスを入れる．気胸であれば水の中に気泡が出てくる．この際，胸郭を少し圧迫するとよい（図2.17）．

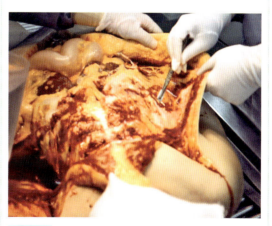

図 2.17　気胸の検索

胸部皮弁と胸郭の間に水をため，その水面下の肋間筋からメスまたは閉じた鉗子の先端を胸腔内に入れ，気泡の有無をみる．気胸があれば水中に気泡が生じる．この図では下側が頭側になっている．

- 肋骨剪刀で肋骨を切断し（図 2.18），前胸壁と横隔膜の付着部を切離し，前縦隔と胸骨の間をメスで剥離していく（図 2.19）．

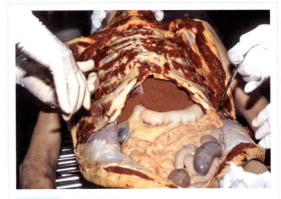

図 2.18 肋骨の切断

執刀者（図の左側）は肋骨剪刀で肋骨を切断している．一方，介助者（図の右側）は肋骨の切断部位にメスを入れている．

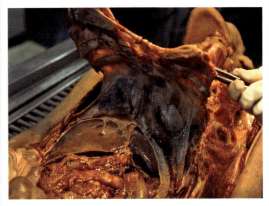

図 2.19 胸骨と前縦隔の剥離

胸骨を持ち上げるようにして，メスにて前縦隔から剥離していく．

- 前胸郭を取り外した段階（図 2.20）で，再び胸骨，肋骨の骨折の有無を確認する．その際，心臓マッサージによる胸骨圧迫の既往なども聞いておく．
- ついで，胸腺，縦隔の偏位，癒着，心嚢の拡大，心タンポナーデの有無などを観察する．
- 胸水があればその性状，色調，量を記載する．

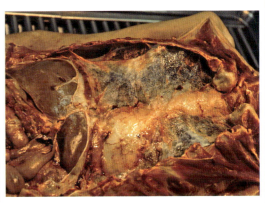

図 2.20 前胸郭を取り外した状態

❹ 胸腺の取り出し

- 胸腺は上前縦隔，すなわち，肋骨の真後ろで胸骨に接して認められ，その存在する位置の目安は，胸骨の上縁から心膜の前面上半分までである（図 2.21）．

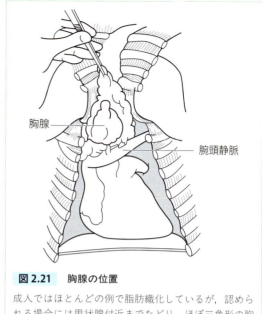

図 2.21 胸腺の位置
成人ではほとんどの例で脂肪織化しているが，認められる場合には甲状腺付近までたどり，ほぼ三角形の胸腺全体を取り出す．

- 胸腺は 2〜3 歳で最大重量となり，次第に脂肪組織に置換される．成人ではほとんどの例で脂肪織化しているが，同部の脂肪組織をピンセットでつまんでハサミもしくはメスで剥離し取り出し，標本を作製すると萎縮した胸腺組織の残存が確認できる．
- 癒着が強い場合は，肺を損傷せぬように壁側胸膜に割を入れ，胸膜と肋間筋の間に指を入れ胸膜をはがし，壁側胸膜を肺につけて取り出す．
- 癒着が用手剥離可能な場合は線維素性（fibrinous, early stage）胸膜炎，困難な場合は線維性（fibrous, late stage）胸膜炎あるいは腫瘍性のものを考える．

> **注意点　胸腔・腹腔切開での注意点**
> - 胸膜・腹膜の状態，*in situ* での位置は二度と確認できないので，必要と考えられる場合には必ず写真を撮る．
> - 胸水，腹水がある場合には必要に応じて細胞診標本を作製する．
> - 血性の胸水，腹水の場合には必要に応じてヘマトクリット（Ht）やヘモグロビン（Hb）を測定する．

⑤ 心囊切開

- すべての臓器を一塊として取り出す前に心囊切開する方法と、一塊として取り出した後で心囊を切開する方法がある。
- 心囊前面を有鉤ピンセットでつまみあげ、ハサミで上大静脈の方向に切開する。
- ついで、心尖に向って逆 Y 字型に切開する（図 2.22）。
- この後、心囊の内面（平滑、混濁、線維素性、線維性、癒着、肥厚など）、心囊液の量や性状を観察する（図 2.23）。

> **Memo**
>
> 30 ml 以下の漿液性の心囊液は正常範囲内である。

- 血液培養が必要な場合は、この時点で心尖部を裏返すように手前に持ち上げて、**下大静脈**にアルコールをかけ注射器（20 ml）で同部を穿刺する。そのまま針を替えず、嫌気性ボトル（10 ml）→好気性ボトル（10 ml）の順に注入し、培養液とよく混ぜる。通常、コンタミネーションの判定や感度を上げるために 2 セット採取が推奨されている。
- 心囊液が血性の場合には、出血部位を明確にする。
- 心腔内注射が心囊内血液貯留の原因と考えられる場合は、主治医にその位置を聞いて確認する。
- 心外膜をしごくと出血部が明らかになることが多い。
- **心タンポナーデ**〔心囊血腫（hemopericardium）〕（☞ 171 頁）になっている場合には *in situ* の状態で写真を撮っておく。
- この後の操作は、執刀者（もしくは介助者）が**骨盤臓器の取り出し**（❻を参照☞ 27 頁）を行っている間に、同時進行の形で、介助者（もしくは執刀者）が**頸部臓器の取り出し**（❼を参照☞ 28 頁）を行うと能率的で、時間が短縮できる（図 2.24）。

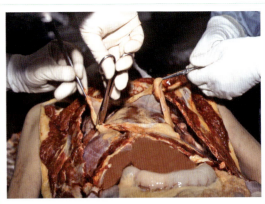

図 2.22 心囊切開
逆 Y 字型に心囊を切開し、その内面や心囊液の有無を観察する。

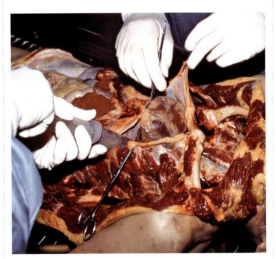

図 2.23 心囊液の計測
心囊液の貯留が認められた場合は注射器を用いて吸引し、その量を計測する。

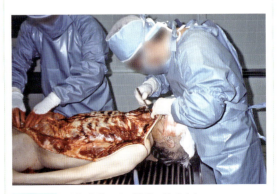

図 2.24 分担作業による臓器の取り出し
執刀者が骨盤臓器の取り出しを担当し、同時進行の形で介助者が頸部臓器の取り出しを行っている。これにより、剖検時間が大幅に短縮できる。

❻ 骨盤臓器の取り出し

- 骨盤壁に沿って手を入れ，膀胱を用手的に剥離する（図 2.25）．
- その後，男性では**前立腺**を指で確認し，その先端の尿道膜様部をメスで切断する（図 2.26, 2.27 ⓐ）．
- 女性では，まず卵巣・卵管を確認し，ついで子宮頸部を指で確認し，その先端の**腟上端部**をメスで切断する．
- この後，直腸を肛門の上部で切断し，仙骨から用手的に剥離する（図 2.27 ⓑ, 2.28）．

🔍 **Memo**

直腸を仙骨から用手的に剥離する際に，引っ張りすぎると肛門括約筋を傷つけ，肛門部の皮膚を切ってしまうので注意が必要である．

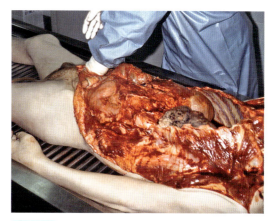

図 2.25 膀胱の用手的剥離

骨盤壁に沿って手を入れ，膀胱を用手的に剥離する．

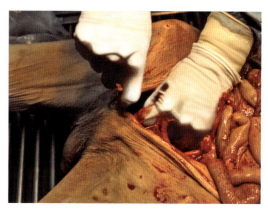

図 2.26 前立腺の切断

左手で前立腺を把持しつつ，その先端の尿道膜様部を右手で持ったメスで切断する．

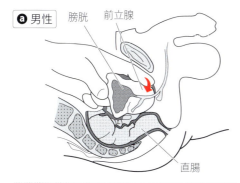

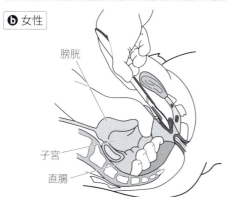

図 2.27 前立腺および直腸の切断

ⓐ 男性例では，指で前立腺を確認し，メスにてその先端で尿道膜様部を切断する．そして直腸を肛門の上部で切断する．
ⓑ 女性例では，子宮頸部を指で確認し，その先端の腟上端部をメスで切断する．さらに直腸を肛門の上部で切断する．

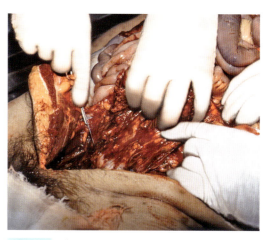

図 2.28 直腸の切断および剥離

直腸を肛門の上部でメスにて切断し，仙骨から用手的に剥離する．

- 両側の壁側腹膜に，横隔膜直下から恥骨部までメスで切開（深さは横筋筋膜レベルまで）を入れる（図 2.29）．
- 腹膜の層（有鉤ピンセットで腹膜のみをつかむとよい）から用手的に膀胱，直腸，生殖器を後腹膜組織から剥離していき，骨盤臓器を後腹膜より完全に剥離する．
- この際，男性では左右の精索を切断することになるが，後で精巣を取り出す目印となるように少し長めに残して切断するとよい．もしくは後述する❾精巣の取り出し（☞32頁）の目印になるように精索の切除断端にペアン鉗子をかけておいてもよい．
- 精索を切断せず，精巣も骨盤臓器につけて一塊として取り出してもよい．
- 内・外腸骨動静脈および腸腰筋（特に大腰筋）を切断すると，骨盤臓器は一塊として摘出できる．
- 腸骨動静脈の切断後に大腿を末梢側から中枢側にしごいて血液の流出を確認する（図 2.30）．
- 血液の流出がなければ血栓の可能性がある．

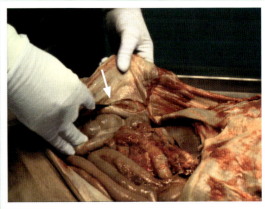

図 2.29　前壁側腹膜の切開

メスにて，横隔膜直下から恥骨部に至る切開（矢印）を壁側腹膜に入れる．

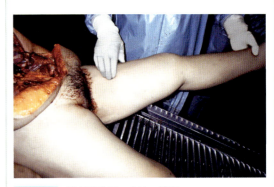

図 2.30　腸骨動静脈の血流の確認

腸骨動静脈の切断後に大腿を末梢側から中枢側にしごいて血液の流出を確認している．

❼ 頸部臓器の取り出し
- 枕を肩甲背部に移して前頸部を伸展させ，頸部の皮膚・軟部組織を顎下部まで剥離する（図 2.31）．

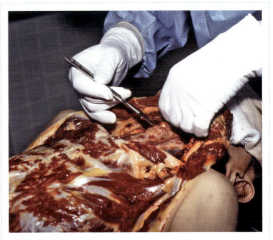

図 2.31　頸部臓器の取り出し

前頸部を伸展させ，顎下部まで皮膚・軟部組織の剥離を進める．

- さらに剥離を進め，**顎下腺**を露出する（図 2.32）．

> **Memo**
> - 皮切を上腕骨頭背部まで伸ばすと，前胸部皮弁がめくりやすくなる．
> - 皮膚剥離の際，前頸部の皮膚を傷つけないようにする．特に甲状軟骨部と下顎骨角の部で皮膚に穴をあけやすいので，注意しながら剥離を進める．

- 下顎骨裏面に沿ってメスを入れ，左右に切開を伸ばし，骨縁に沿う形で**舌骨上筋群**を切断する．これで口腔内に手が入るようになる．
- 舌を引き出し，開口可能な場合には口腔内を覗きながら，軟口蓋上縁に沿って弓状にメスを入れ，硬口蓋から切り離す（図 2.33）．
- 舌をさらに引き出すと，口蓋垂，咽頭，喉頭が脊椎骨前面から剥離される（図 2.34，2.35）．

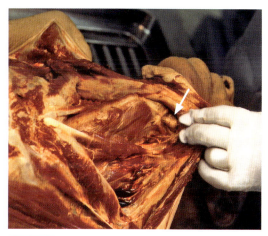

図 2.32 顎下腺の確認
剥離を進めていくと，顎下腺（矢印は左顎下腺）が露出してくる．

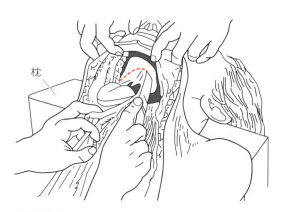

図 2.33 軟口蓋上縁での切離
舌を引き出し，軟口蓋上縁に沿って弓状にメスを入れる．

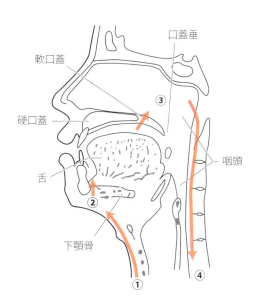

図 2.34 頸部臓器の取り出し
①（下顎骨下縁まで皮下を剥離）→②（顎舌骨筋の切断）→③（軟口蓋上縁を弓状に切離）→④（口蓋垂，咽頭，喉頭を脊椎骨前面から剥離）の順に切離・切断を進める．

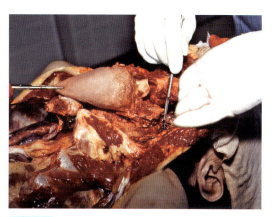

図 2.35 舌および咽頭・喉頭の剥離・切断
舌先端を鉗子で把持しつつ引き出しながら，口蓋垂，咽頭，喉頭を脊椎骨前面から剥離する．

- 左右の内頸・外頸動脈および静脈はできるだけ上部で切断する（図2.36）．その際，内頸動脈の内腔を確認し，血栓の有無を確認する．開頭を行った場合には**内頸動脈注入試験**を行う（図2.37）．
- 頸部臓器を引き出しながら，脊椎骨前面にメスを入れ，頸部臓器を剥離する（図2.38）．
- 鎖骨下面の組織（リンパ節転移などがあればそれも含めて）もメスにて一塊として摘出する（図2.39）．
- 気管を途中で切断し，それを牽引しながら頸部臓器の剥離を進める方法もある．

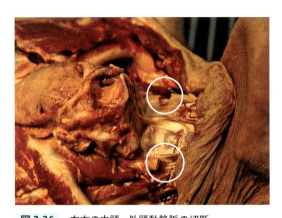

図2.36 左右の内頸・外頸動静脈の切断
左右の内頸・外頸動静脈（○印）を確認後，切断する．

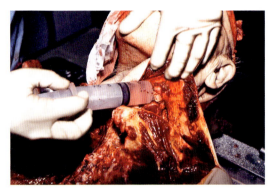

図2.37 内頸動脈注入試験
開頭を行った症例では，内頸動脈に注射器で水を注入し，頭蓋底に流出するかを確認する．

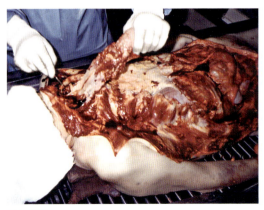

図2.38 脊椎骨前面からの剥離
左手で舌を把持しつつ頸部臓器を引き出しながら，脊椎骨前面にメスを入れ，頸部臓器を剥離する．

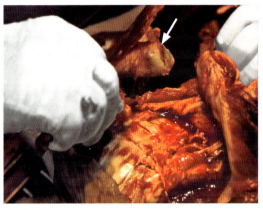

図2.39 鎖骨下面の剥離
メスにて鎖骨（矢印）下面の骨縁に沿う形で，周囲のリンパ節，脂肪織，筋肉，神経などを付けた状態で一塊にし，取り出す頸部臓器側に付着させるようにする．

❽ 横隔膜のはずし方および後腹膜臓器の取り出し

- 肺を片方ずつ持ち上げ，大動脈が脊椎骨に接している背側縁に沿ってメスを入れる（図 2.40）．
- 左右の横隔膜をメスで切離し（図 2.41），さらに下方（大腰筋上部の腰椎外側あたりまで）に剥離・切離を進め，❻骨盤臓器の取り出し（☞ 27 頁）の際に剥離した後腹膜の層に連続させる（図 2.42）．

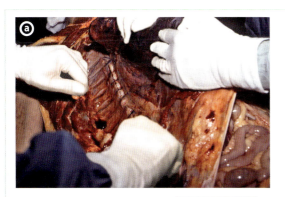

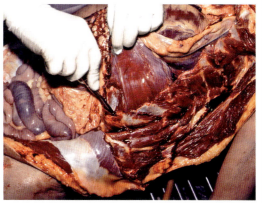

図 2.41　横隔膜のはずし方

横隔膜の左側縁をメスにて切離している．

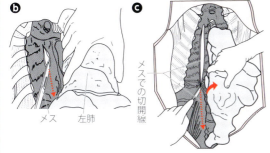

図 2.40　頸部および胸部臓器の取り出し

ⓐ 左肺を持ち上げ，大動脈を確認し，脊椎骨の外側に沿って壁側胸膜にメスで切開を加えている．
ⓑ 左肺を持ち上げ，脊椎骨の外側に沿って壁側胸膜にメスで切開を加える．
ⓒ 壁側胸膜のメスでの切開は大腰筋上部の腰椎外側あたりまで進める．

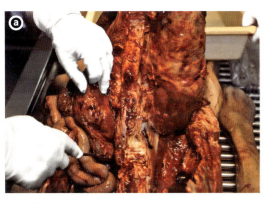

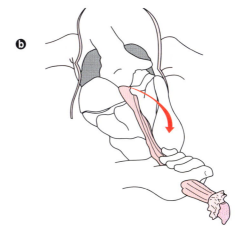

図 2.42　後腹膜臓器の取り出し

ⓐ 頸部および胸部臓器を牽引しつつ，骨盤臓器を剥離した後腹膜の層に連続させていく．図では下側が頭側になっている．
ⓑ 頸部臓器を牽引しつつ骨盤臓器を用手的に矢印の方向に剥離していく．図では上側が頭側になっている．

- 執刀者が頸部・胸部組織を牽引しつつ、介助者が脊椎骨から大動脈を含む後腹膜・腹部臓器をメスないしは用手的に剥離する形で、頸部・胸部・腹部・後腹膜臓器を一塊として取り出し、バット内に入れる（図 2.43）。

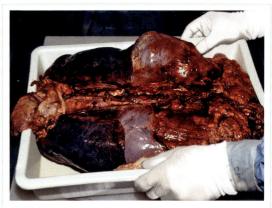

図 2.43　一塊として取り出された臓器
頸部・胸部・腹部・後腹膜臓器を一塊として取り出した状態（背面からみた状態）。バット内に入れ、各臓器の検索を開始する。

❾ **精巣の取り出し**

- 前項の❻骨盤臓器の取り出し（☞ 27頁）の際に切断した精索断端を指標として、それを牽引する形で恥骨前面より用手的に皮下脂肪を剥離し、もう一方の手で陰嚢から精巣を押し出す形で、**鼠径管**から精巣を腹腔側に出す（図 2.44）。
- 精巣上体をつけたまま精巣を摘出する。
- 両側の精巣を摘出せず、左側の精巣のみ摘出する施設もある。

> 🔍 **Memo**
>
> 鼠径管とは、鼠径靱帯の下半分直上に平行に走り、下内側方に延びる長さ4〜5cmのスリット状の通路のことで、実際には「管」が存在するわけではなく、内（深）鼠径輪から外（浅）鼠径輪に至る経路で、筋組織の「間隙」に相当する。このスリット状の通路内に男性では精索、女性では子宮円索が入っている。

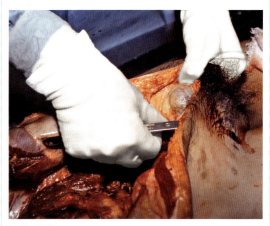

図 2.44　精巣の取り出し
切断した精索断端を牽引する形で、恥骨前面より用手的に皮下脂肪を含む周囲組織を剥離する。もう一方の手で陰嚢から腹腔側に鈍的に精巣を押し出す形で、鼠径管から精巣上体をつけたまま精巣を摘出する。

❿ **外陰の取り出し**

- 肛門癌、腟癌、Paget病などで外陰の取り出しが必要な場合には、外陰にメスで切開を加え、病変部を骨盤臓器と連続させて摘出する（図 2.45）。
- 陰茎は陰茎部原発腫瘍以外では摘出しない（家族の承諾を得ておくことが大切）。
- 陰茎を取る場合は、陰茎体の背面に沿って小切開を加え、そこから海綿体と皮膚を剥離し、亀頭の後面で切り、腹腔内の切断した前立腺断端を同定し、恥骨結合の下面から陰茎を取り出す。前立腺・膀胱をつけて取り出してもよい。
- 陰茎皮膚の内部にはガーゼなどを詰めて形を元通りにし、皮膚縫合する。

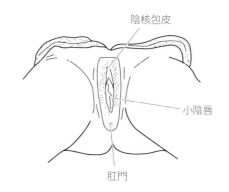

図 2.45　外陰の取り出し
外陰部に病変がある場合は外陰にメスで切開を加え、骨盤内と交通させ、骨盤臓器と一塊になるようにして摘出する。

⓫ 皮膚，筋肉の取り出し

- 通常，**腹部の皮膚**を皮切に沿うように平行に，切片作製用として数 cm 切除する．
- 筋肉としては，**腸腰筋**の一部を切片作製用に採取する．

⓬ 肋骨の取り出し

- 通常，全臓器を胸腔，腹腔より摘出した後で，**肋骨鋏**（☞ 12 頁）を用いて，数 cm 大の肋骨を切除する（図 2.46 ⓐ）．
- 血液疾患の症例では骨髄のスメアを作製する（図 2.46 ⓑ）．

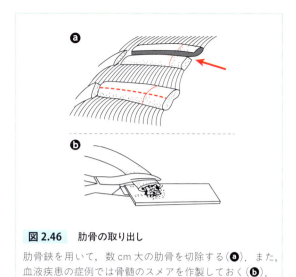

図 2.46 肋骨の取り出し

肋骨鋏を用いて，数 cm 大の肋骨を切除する（ⓐ）．また，血液疾患の症例では骨髄のスメアを作製しておく（ⓑ）．

⓭ 大腿骨の取り出し

- 左側ないしは右側の大腿骨を取り出すが，大腿骨を小さくとる場合と大きくとる場合がある．
- 前者では，膝関節を中心に**逆 U 字型の切開**を加え，膝蓋骨とその付着筋および腱を切離し，翻転させ，周囲の軟部組織や筋肉を十分に剥離する．
- 大腿骨体の下部前面でその長軸に直角に，約 1～2 cm 間隔になるように鋸（もしくは電気鋸）を用いて，大腿骨の直径の約 1/3 の深さまで切り込み，その後，ノミを用いて大腿骨を取り出す（図 2.47）．
- 後者の方法は，左鼠径部から大腿前面，ついで膝蓋上部にまで切開を延長し，筋肉を剥離し大腿骨を露出させる．
- 鋸を用い，大腿骨中央部よりを約 5～10 cm 間隔で大腿骨の直径の 1/3（から 1/2）の深さまで切り，刃の入った間を長軸に沿って鋸を入れる．
- その後，長軸に沿って鋸を入れた部分をノミで横にたたき，大腿骨を摘出する．
- あまり深く鋸を入れると，ノミでたたいた時に骨が折れるので注意が必要である．

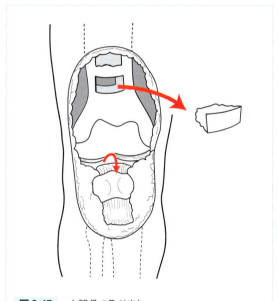

図 2.47 大腿骨の取り出し

膝関節に逆 U 字型の切開を加え，膝蓋骨とその付着筋および腱を切離し，翻転させる．大腿骨体の下部前面でその長軸に直角に，1～2 cm 間隔になるように鋸で切り込み，ノミを用いて取り出す．

⑭ 脊椎骨の取り出し

- 大腰筋を切り離し，脊椎骨を露出する．
- 第5腰椎より上方にノミと槌（☞12頁）を用い，通常，下部頸椎までたたいて取り出し（図2.48），赤色髄，黄色髄，骨粗鬆症，骨転移などを観察する．
- 病変がある場合はどの脊椎骨かを確認する．
- 電気鋸〔ギプスカッター，ストライカー社製回転式円刃ノコギリ（☞122頁）〕を用いて脊椎骨を取り出す方法もある（図2.49）．

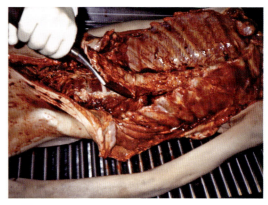

図 2.48 脊椎骨の取り出し（1）

大腰筋を切り離し，脊椎骨を露出したのち，第5腰椎より上方にノミと槌を用い，下部頸椎までたたいて取り出す．

図 2.49 脊椎骨の取り出し（2）

ⓐ 大腰筋を切り離し，脊椎骨を露出したのち，電気鋸を用いて脊椎骨を取り出す．
ⓑ 頸椎，胸椎，腰椎ではそれぞれ図のように電気鋸を入れる．
（4章5各論：脊髄を参照☞122頁）

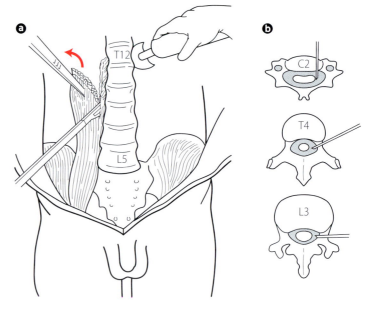

5.2　各臓器の摘出および取り出し

- Rokitansky法では以下の操作は原則として所見台上で行う.
- 一塊として取り出した頸部・胸部および腹部臓器はその後面が上，すなわち背側から観察できるようにして臓器入れバット内に置き（図2.43 ☞ 32頁），所見台に移し，各臓器の摘出および観察を行う．まず，背面から観察し，大循環系を取り外す（図2.50）．後述の ❺ 下大静脈の切開（☞ 37頁）を先に行ってもよい．

❶ 大動脈，腎動脈の切開

- 内・外腸骨動脈から大動脈弓部近くまでハサミで開き，内腔（血栓，潰瘍，動脈硬化など）を観察し，その周径を横隔膜の高さで測定する．
- ついで左右の腎動脈を開く．
- この後，ゾンデ（☞ 12頁）を用いて腹腔動脈，上腸間膜動脈，下腸間膜動脈のそれぞれの入口部を確認し，その内腔を観察する（図2.51）．

> **Memo**
>
> 血管の同定にあたっては，腹側からみた腹部大動脈の分枝についての解剖を頭に入れておく必要がある（図2.52）．

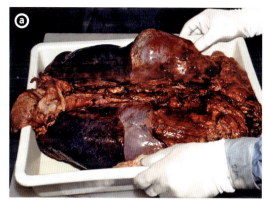
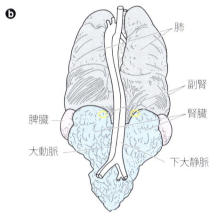

図 2.50　一塊として取り出された臓器
❶頸部・胸部・腹部・後腹膜臓器を一塊として取り出した状態(背面からみた状態)．バット内に入れ，各臓器の検索を開始する．
❷一塊として取り出された臓器を背面から見た図．

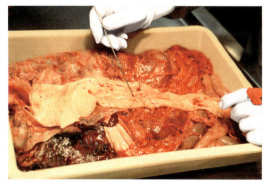

図 2.51　大動脈の観察
ゾンデを用いて腹腔動脈，上腸間膜動脈，下腸間膜動脈のそれぞれの入口部を確認する．

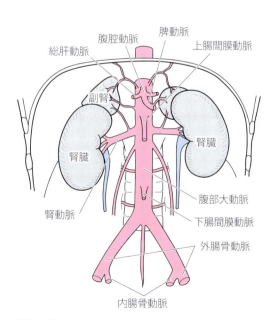

図 2.52　腹側から見た腹部大動脈の分枝

❷ 副腎の摘出

- 右副腎の同定であるが，横隔膜を翻転させると肝後下面に接する形で，右腎上方に右副腎が認められる（図 2.53）．
- これをピンセットとハサミで肝被膜との境界を丁寧に剥離する．
- 左副腎は左腎上方で大動脈（もしくは下大静脈）との間に認められるので，これを同様にピンセットとハサミで剥離する．
- この際，少量の脂肪織はついた状態でもよい．
- 副腎は脆いので，静脈をピンセットでつまんで引っ張るようにして取り出す方法もある．

> **Memo**
> - 副腎の形：右副腎は扁平な三角形ないしはピラミッド形（pyramidal）で，左副腎は扁平な半月形ないしは三日月形（crescentic）である．
> - 左副腎の同定が困難な場合は，後述の方法（❺下大静脈の切開，図 2.56）を用いるとよい．

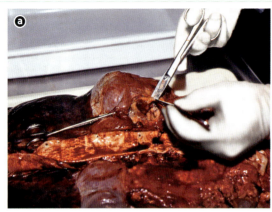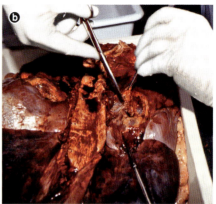

図 2.53 副腎の摘出
ⓐ 横隔膜を翻転させると肝後下面に接する形で，右腎上方に右副腎が認められる．ピンセットとハサミでていねいに肝被膜との境界を丁寧に剥離する．
ⓑ 左副腎は左腎上方で大動脈との間に認められるので，これをピンセットとハサミでていねいに剥離する．

❸ 腎臓の摘出

- 周囲脂肪織の付着した右腎の外側縁より被膜にメスで浅い切開を加える（図 2.54ⓐ）．
- ついで，有鉤ピンセットで被膜を剥離する（図 2.54ⓑ）．
- 半割した後に被膜を剥離してもよいが，この時点で剥離しておくと周囲の脂肪織も同時に剥がすことができ，以下の操作が進めやすい．
- 被膜の剥離が容易でなければ**慢性腎盂腎炎**などの炎症を疑う．
- **貯留嚢胞**などはこの操作によりつぶれることがあるが，病変があればその旨を記載しておく．
- その後，尿管を同定し，周囲組織より用手的に剥離を進め，膀胱まで辿っていく．
- 同様にして，左腎，左尿管を周囲組織より剥離する．

> **Memo**
> 左腎の下極にメスで小さい割を入れておくと左右の腎臓の区別が容易となる．

- 最終的な血管（腎動静脈）の切離は，後述する❻腎・尿管・膀胱・生殖器および直腸の摘出（☞ 38頁）の際に行う．ただし，血管を十分確認できればこの時点で血管を切離してもよい．

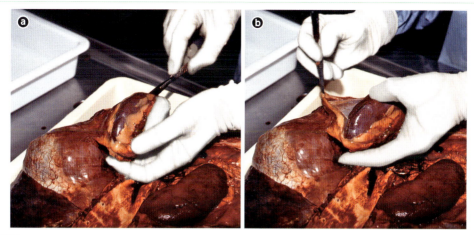

図 2.54　腎臓の被膜の剥離
ⓐ右腎の外側縁より被膜にメスで浅い切開を加える．ⓑついで，有鉤ピンセットを用いて被膜を剥離する．
腎臓の後面（背側）のみ被膜を剥離し，前面（腹側）は被膜を残し，写真は後面を撮り，組織の切片は前面から採取するという方法もある．

❹ 大動脈の遊離
- 内・外腸骨動脈側より頭側に向かい大動脈を周囲組織より剥離していく．
- その際，大動脈周囲リンパ節の腫大などを観察しつつ，再び下腸間膜動脈，腎動脈，上腸間膜動脈，腹腔動脈などを確認しながら切断し，大動脈弓部まで操作を進める．

❺ 下大静脈の切開
- 下大静脈を内・外腸骨静脈側より頭側に向かい，肝静脈入口部まで開いていく（図 2.55）．
- この際，血栓がないかを観察し，その後左右の腎静脈を開く．
- もし，左副腎の同定が困難であれば，左腎静脈より左副腎静脈が上方に出るので，ゾンデを挿入し，左副腎静脈を開いていくとその末端に左副腎の一部がみえてくるので，そこより左副腎の剥離を進め摘出する（図 2.56）．

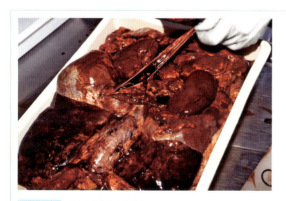

図 2.55　下大静脈の切開
下大静脈を頭側に向かい，肝静脈入口部まで開いた状態．

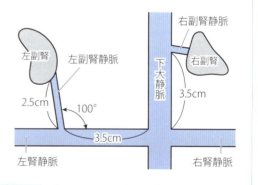

図 2.56　背面より見た副腎と下大静脈，腎静脈，副腎静脈の位置関係
左副腎の同定が困難であれば，左腎静脈より左副腎静脈が上方に出るので，ゾンデを挿入し，左副腎静脈を開いていくとその末端に左副腎の一部がみえてくる．距離および角度は平均値を示す．
(Shimizu M, et al: J Clin Pathol 50: 263-264, 1997)

❻ 腎・尿管・膀胱・生殖器および直腸の摘出

- 両側の腎静脈を切断し，腎，尿管，膀胱，女性（もしくは男性）生殖器および直腸を一塊として取り出す（図 2.57）．
- 当然のことながら，この際，消化管は直腸で切断することになる．
- なお，女性では卵管，卵巣の位置を十分確認して損傷しないようにする．

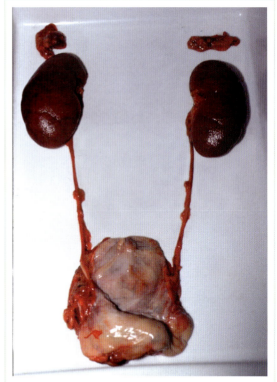

図 2.57 副腎・腎・尿管・膀胱・生殖器・直腸の摘出
左右の尿管は膀胱に連続した状態で取り出す．

❼ 食道の遊離

- バットの向きを上下逆にして，手前に頸部・胸部臓器がくるようにする．
- 上部食道を気管よりハサミおよび用手的に剥離し（図 2.58），まず食道入口部で切断する．
- その食道断端を牽引しつつ，剥離を下部食道まで進める．
- なお，食道・気管瘻や食道癌で気管への浸潤を疑う場合には，食道を気管より剥離せず，後壁側で食道を開くと病変の確認が容易である．病変が疑われる場合は，食道に気管をつけたまま標本にする．
- 食道裂孔を開き，その孔に遊離させた食道を通して，食道を胃につけたまま横隔膜下の臓器に組み入れるようにする．
- この際，同時に喉頭の内腔を観察し，声門浮腫や窒息の原因となるような異物，嚥下物，喀痰などがないか確認しておく（☞44頁，❶参照）．

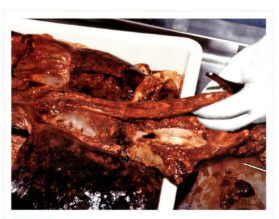

図 2.58 食道の遊離
バットの向きを上下逆にして，手前に頸部・胸部臓器がくるようにし，上部食道を気管よりハサミおよび用手的に剥離する．

❽ 胸部・腹部臓器の切り離し
- 食道と横隔膜を腹腔側につける形で横隔膜の直上で下大静脈を切断し，胸部と腹部臓器を切り離す．
- 切断された胸部臓器はもう1つの臓器入れバットに入れる（図 2.59）．

❾ 脾臓の摘出
- 左側にある脾臓をハサミで膵尾部の脂肪織から剥離し，脾門部で血管を切断し摘出する．
- この際，脾静脈血栓や脾門部・膵尾部に副脾ないしはリンパ節腫大がないかを観察する．
- 脾臓は摘出後すぐに重量を測定するのがよい．

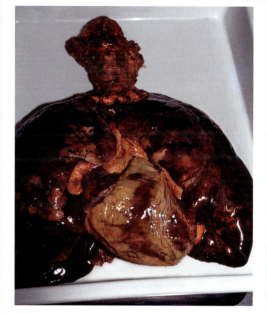

図 2.59 胸部・腹部臓器の切り離し
胸部と腹部臓器は切り離され，臓器入れバットには切断された胸部臓器のみがおさめられている．

❿ 横隔膜の摘出
- 腹部臓器全体を表にして置き，ハサミで肝臓に連なる両側三角間膜（靱帯），肝鎌状間膜，肝冠状間膜を切離する（図 2.60）．
- ついで腹膜に包まれていない，いわゆる bare area（無漿膜野）を剥離し，横隔面より肝臓を切り離す（図 2.61）．

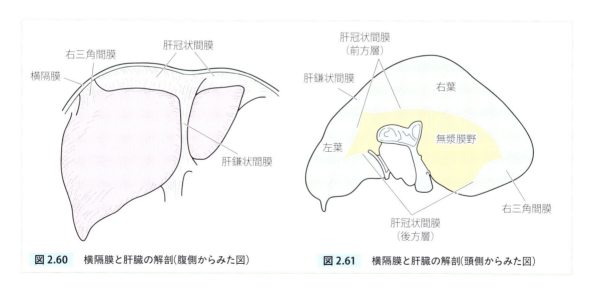

図 2.60 横隔膜と肝臓の解剖（腹側からみた図）

図 2.61 横隔膜と肝臓の解剖（頭側からみた図）

⑪ 小腸・大腸の摘出

- 腸管の摘出には，ⓐ腸管に腸間膜をつけて取り出す方法と，ⓑ腸管を腸間膜から切り離して取り出す方法がある（図 2.62）．
- 上記のどちらの方法でやってもよい．
- ただし，**上腸間膜動脈血栓症**などで腸管が壊死に陥っている場合には，小腸を腸間膜から切り離さず，腸間膜の血管の走行に直角に割を入れ，血栓の有無を調べる．こうすることにより，腸管病変と血管の位置関係がわかりやすくなる．
- 小腸，大腸の壊死や腸間膜のリンパ節腫大などの有無を観察したのち，横行結腸を持ち上げ，横行結腸間膜に認められる空腸起始部を確認する．

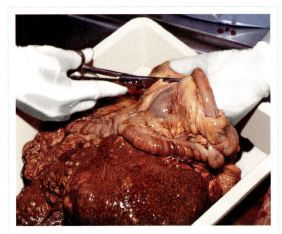

図 2.62 小腸・大腸の摘出
腸管を腸間膜から切り離す形で，取り出す．

ⓐ 腸間膜をつけて取り出す方法

- 腸間膜をつけて取り出す場合は，トライツ靱帯を越えてすぐの空腸起始部から回盲部までを一塊として左手でつかみ，空腸起始部を切断後，腸間膜根部を図 2.63 赤矢印のような最短距離で切離する．
- この際，腸管内容物を防ぐ目的で切離する腸管断端に**腸鉗子**（☞12頁）をかけると内容物の流出を防げるので有用である．ただし，症例によってはそのまま切離しても支障がない場合もある．
- 腸間膜をつけて取り出す方法では，病変と血管との関係，腫大リンパ節の位置関係が明瞭という利点がある．

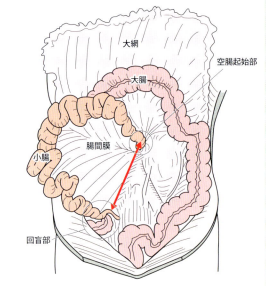

図 2.63 腸間膜をつけて取り出す方法（小腸）
腸間膜根部を空腸起始部から回盲部まで最短距離で切離する．

> **Memo**
>
> **トライツ靱帯 (ligament of Treitz)**
> 十二指腸空腸曲を後腹壁に固定している靱帯で，横行結腸を持ち上げると空腸起始部が確認できる（図 2.64ⓐの□の部分）．
> 横行結腸間膜を切ると，十二指腸・空腸境界部にみられるトライツ靱帯（腹膜のヒダが横隔膜右脚に向って走行）が認められる（図 2.64ⓑ）．

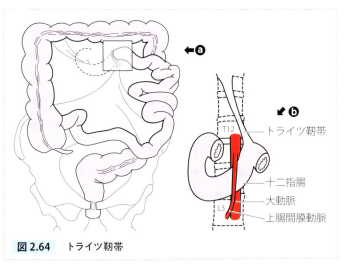

図 2.64 トライツ靱帯

b 腸間膜を切り離す方法

- 腸間膜を切り離す方法では，まず，トライツ靱帯を越えてすぐの空腸起始部を腸鉗子ではさみ，同部を切断し，その空腸を把持しつつ引っ張りながら，メスを小腸に垂直に近い形で軽く当て，小腸を腸間膜から切り離し，順次バットに移す．
- この操作は，執刀者と介助者が組んで行ってもよい．
- 小腸と大腸は連続する形にして，横行結腸，S状結腸の順にハサミまたはメスで結腸間膜より切離する（図2.65）．

> **Memo**
> 横行結腸に大網（大網は背側部で横行結腸間膜と癒合している）をつけておくと，大網が付着している部分が横行結腸であると認識できるので，大腸において病変が見つかった場合にそのオリエンテーションがつけやすくなる．

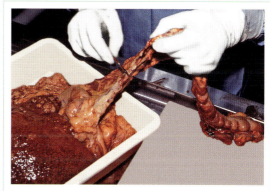

図 2.65 大腸の切離
小腸と大腸は連続する形にして，横行結腸，S状結腸の順にメス（またはハサミ）で結腸間膜より切離する．

⑫ 食道・胃の摘出，胆道開通試験

- 十二指腸の下行部前面にメスで切開を加え，Vater乳頭を確認する（図2.66）．
- 総胆管，ついで胆嚢頸部をしごいて胆汁の流出があるかを確認する．胆汁の流出がなければ胆嚢を手でつかみ圧迫してみる（胆道開通試験，図2.67）．

> **Memo**
> 黄疸がないのに胆汁の流出がない場合は，胆管や胆嚢管などを引っ張っている場合が多いので，緊張がかからないように自然の位置に戻し，再度胆道開通試験を試みる．また，モルヒネを使用していた患者では，Oddiの括約筋の収縮による狭窄などもありえるので，主治医にその使用の有無を尋ねてみる．

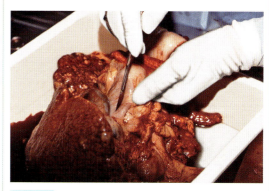

図 2.66 Vater乳頭の確認
十二指腸の下行部前面にメスで切開を加え，Vater乳頭を確認する．

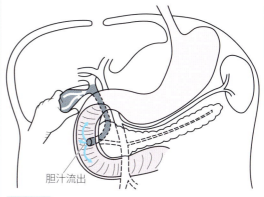

胆汁流出

図 2.67 胆道開通試験
十二指腸前壁をハサミで開き，胆嚢を押してVater乳頭からの胆汁の流出を確認する．

- 切開を球部側に広げ，球部に潰瘍がないかを観察した後，幽門輪を越えたところ（肛門側）で胃を切離する．
- もし，十二指腸球部に潰瘍があれば，潰瘍部は胃につけて切離する．

- この後，胃の小網，大網を胃の漿膜側ぎりぎりの所で切離し，胃・食道を一塊として取り出す．
- 胆管を背側より同定し，後面より胆管を開け，ゾンデを肝側より Vater 乳頭部まで挿入し，ハサミで胆管を開く．胆管は腹側から開いてもよい．

⑬ 肝臓・胆囊および膵・十二指腸の摘出

- 閉塞性黄疸や肝門部病変がなく，胆道開通試験で胆汁流出があれば，肝十二指腸間膜内に存在する総胆管，肝動脈，門脈を確認しながら，胆嚢を肝臓につけた状態で切り離し，膵と十二指腸のみとする．
- この際，肝門部や肝十二指腸間膜のリンパ節腫大などを観察しておく．
- 通常，胆嚢は肝臓に付着させたままでもよい．こうすることにより，胆嚢を肝臓に付着した形で切片を作製できる．
- この後，膵尾部もしくは膵体部で矢状断になるよう割を入れ，主膵管を確認し，ハサミで頭部の方に向かい開き，Vater 乳頭部までこの操作を進める．
- 逆に Vater 乳頭部からゾンデにて主膵管，総胆管を同定する方法もある（図 2.68）．
- ついで，トライツ靱帯の所で切り離した空腸断端よりで，十二指腸の下行部前面にメスで切開を加えた部位（☞ 41 頁，図 2.66）まで，ハサミで切開を進める．

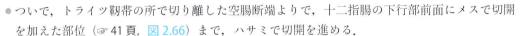

図 2.68　Vater 乳頭部からのゾンデによる主膵管・総胆管の同定

⑭ 心臓の摘出

- 前項の 5.1 胸腔内および腹腔内操作の ❺ 心囊切開（☞ 26 頁）の際に，先に心臓を取り出してもよい．
- まず，上行大動脈，肺動脈（幹）の後方に左手人差し指と中指を入れ，左手親指とではさむようにしてつかみ，はさんだ末梢側で切断する（図 2.69，2.70）．

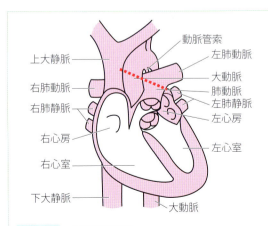

図 2.69　心臓の概観図

赤点線のあたりを切断する．

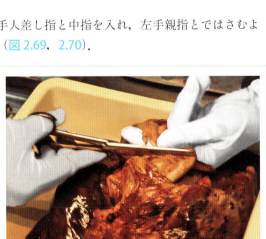

図 2.70　心臓の摘出

上行大動脈，肺動脈の後方に左手人差し指と中指を入れ，左手親指とではさむようにしてつかみ，はさんだ末梢側（人差し指側）で切断する（この写真は執刀者が前方に立った状態で撮影しているため，右側に見えるのが執刀者の左手で，ハサミを持っているのが執刀者の右手である）．

- この際，肺動脈血栓（塞栓）の有無を必ず確認する．
- 左肺静脈（左上肺静脈，左下肺静脈）を確認しつつ切断する（図 2.71）．
- ついで，洞房結節の検索がしやすくなるように，上大静脈を右房に少なくとも 1 cm ほど残すようにして切断する．

> Memo
>
> **洞房結節**
> 上大静脈と右心房の前側面にあり，右心耳の稜線の頂点が標識となる．洞房結節の存在部位と切り出しを図 2.72 に示す（4 章 2.2 洞房結節を参照☞ 94 頁）．

- 右肺静脈（右上肺静脈，右下肺静脈）を確認しつつ切断する．
- 下大静脈を切断する．この操作により心臓が摘出される．

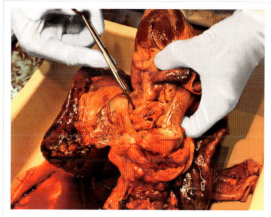

図 2.71 心臓の摘出
左肺静脈（左上肺静脈，左下肺静脈）を確認しつつ切断する．

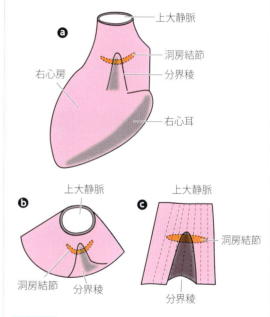

図 2.72 洞房結節の存在部位と切り出し方法
ⓐは右心房前面から，ⓑは上大静脈の上面から，ⓒは右心房内腔側からみたものである．洞房結節を同定するには，ⓒに示すように縦に平行に 3〜4 mm 幅で切り出しを行う．

⓯ 大動脈の摘出

- 5.2 各臓器の摘出および取り出しの❹ 大動脈の遊離（☞ 37 頁）の項で遊離された状態になっている大動脈を，ハサミを用いて完全に摘出する．
- 大動脈弓から出る腕頭動脈，左総頸動脈，左鎖骨下動脈の 3 動脈の内腔をハサミで開く．
- 上記の分枝である右総頸動脈，右鎖骨下動脈，左右の内頸および外頸動脈などの内腔をすべてハサミで開き，血栓などを観察する．
- この後，大動脈を引っ張り，弾力性の有無をみる．

> **Memo**
>
> **解剖学的事項の確認**
> - 大動脈弓上方の凸面から，腕頭動脈，左総頸動脈，および左鎖骨下動脈が分岐している（図 2.73）．なお，腕頭動脈は右にしかないのに対し，腕頭静脈は左右に存在する．
> - 左右の腕頭静脈は胸鎖関節の後面で内頸静脈と外頸静脈および鎖骨下静脈に分かれる．
> - 左内頸静脈と左鎖骨下静脈がつくる静脈角が，Virchow リンパ節に相当する部位である．

⓰ 舌・顎下腺・喉頭・気管・副甲状腺・甲状腺の摘出

- 舌は矢状断（2 分割）もしくは横断し，割面を観察する．
- 顎下腺にも割を入れ，割面を観察する．
- 喉頭を口側よりハサミで，ついで用手的に開き内腔面を観察する．
- この後，甲状腺下極のレベルで気管を切離し，舌，顎下腺，喉頭，甲状腺，副甲状腺を一塊としたものと，気管，肺を一塊としたものに分ける（図 2.74）〔5.2 各臓器の摘出および取り出しの❼ 食道の遊離（☞ 38 頁）の項で，先にこの操作を行ってもよい〕．
- 甲状腺を気管の側方後面から剥離する．
- この際，気管後面に存在する副甲状腺をよく観察し（通常 4 個）摘出するが，紛失しないようにその場でカセットに入れておくとよい．
- 甲状腺は右葉，左葉それぞれの短軸に平行に 5 mm 間隔で割を入れ，割面を観察する．

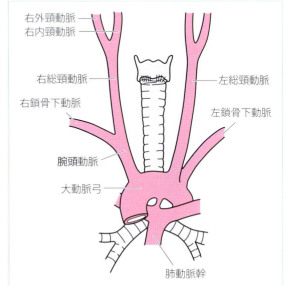

図 2.73 大動脈弓から分枝する動脈

腕頭動脈は右側胸鎖関節の高さで，右総頸動脈（頭頸部へ血液を送る）と右鎖骨下動脈（上肢へ血液を送る）に分かれる．左総頸動脈は左腕頭静脈の後ろで左大動脈弓の最高部から出るので，右総頸動脈よりも 4～5 cm 長い．左右いずれの総頸動脈も甲状軟骨上縁の高さで外頸動脈と内頸動脈に分かれる．

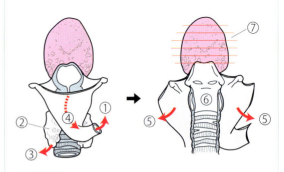

図 2.74

舌・喉頭・気管・副甲状腺・甲状腺の摘出

下部咽頭を翻転させ（①），副甲状腺を確認し（②），甲状腺を摘出する（③）．後面の正中部で咽頭を開き（④），喉頭・気管上部を開き（⑤⑥），舌に割を入れる（⑦）．

⑰ 気管・肺の摘出

- 気管および肺の周囲に付着した脂肪織,心膜,血管などをピンセットおよびハサミを用いて剝離する.
- 気管支,肺動静脈をきれいに露出する.
- その際,気管の膜性壁（膜様部）を損傷しないように注意する.
- 気管,気管支に左右の肺をつけた状態で**肺重量**を測定する.この際,片方の肺を手で持ち,もう一方の肺のみを秤に載せるようにして,右肺および左肺の各重量を測定する.
- 気管から肺にホルマリンを注入後,すぐにホルマリンの入ったポリバケツに漬けておき,剖検の最後に,ある程度固定された肺に割を入れて,割面を検索する（図 2.75）.
- ホルマリン注入固定後,数日してから割を入れ,観察する方法もある（図 2.76）.
- 気管分岐部から 1～2 cm 離れた部位で,気管支を切断したのち,左右の肺重量を測定後,それぞれの肺にホルマリンを注入する方法もある.
- いずれの場合もホルマリンの注入前に肺重量を測定することを忘れぬようにすることが大切である.

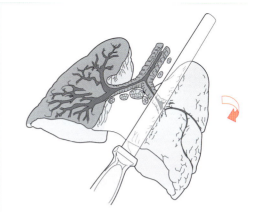

図 2.75 肺の割の入れ方

①気管から左右の気管支にかけて外側軟骨中央部で 2 分し,膜様部を含む部分を取り外す.
②上葉および下葉気管支より B1(肺尖枝)と B9(外側肺底枝)にそれぞれゾンデを挿入し,これを指標として,スライドさせながら肺を前額断する.
③裏返して同様の操作を行い,その後前後の肺を割面に平行に 1～1.5 cm 間隔でスライスする.

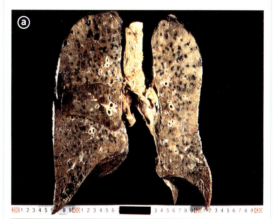

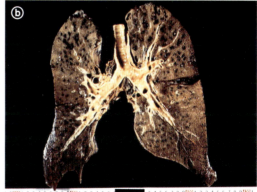

図 2.76 ホルマリン注入固定後の肺の割面

ホルマリン注入後,数日してから割をいれた症例.ⓐは前からみた割面で,ⓑは後からみた割面である.この切り出し方では X 線との対比がしやすい.

5.3　皮膚の縫合・遺体の後処置

- 体腔内に残っている血液をくみ出し，拭き取った後，体腔に脱脂綿もしくはガーゼなどを入れ，皮切創を縫合する．
- 木毛を入れ，最後に，ポリバケツに取っておいた体腔液や血液などすべてを遺体に戻し，吸い取り綿，吸水消臭性高分子ポリマーを用いて固める方法もある．
- 体腔側から皮膚に向かうように**内→外→内→外**の順に一針ごとに十分に糸を引いて縫合する（図 2.77）．
- 皮膚縫合が終われば，全身の皮膚を清拭する．なお，感染症があった場合には消毒液を用いて清拭する．
- 最後に剖検終了時刻を確認する．

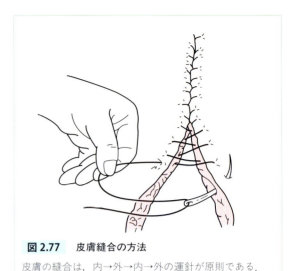

図 2.77　皮膚縫合の方法
皮膚の縫合は，内→外→内→外の運針が原則である．

> Memo　Y字ないしU字型切開の交点や臍部などをあらかじめ鉗子で止めてから縫合すると左右の皮膚のずれが防げる．

5.4　剖検所見の記載および肉眼剖検診断書

- すべての臓器の所見を取り終えたら，肉眼剖検診断を口述し，主治医に筆記してもらう．
- この際，肉眼所見の漏れ（特に重量や大きさなど）がなかったかを再度チェックしておく．
- 剖検終了後に主治医が記載してくれた肉眼剖検診断などを見直し，記載漏れや誤記がないかをチェックし，その日のうちに肉眼剖検診断書，すなわち**暫定報告書**（provisional report）を作成する．
- この際，臨床所見も要約して記載し，病変の広がりなどは図示し，臨床病理相関についてもわかる範囲で考察を加えておく．

> Memo　どんなに時間が遅くなろうと，疲れていようと，記憶の一番確かな剖検終了直後に暫定報告書を作成しておくことが重要である．若い時にこの姿勢を習慣として身につけることが大切といえる．

- 翌日，暫定報告書を再度チェックし，臨床に提出する．この時点で剖検診断書（最終報告）の80％以上を終えたことになる．
- ここまでを剖検直後にやっておくと，後日の切り出しのみならず，組織標本をみる時にも症例の全体像がつかみやすい．

6 Virchow 法

- わが国では，病理解剖手技の項目でも述べられているように臓器を一塊で摘出する方法を Rokitansky 法，臓器を個別に摘出する方法を Virchow 法と呼んでいる．どちらを選ぶかは病理医の好みにより，また多くは最初に習った方法を中心にして解剖を行っているものと思われる．
- Rokitansky 法，Virchow 法ともに長所や短所（表 2.1 ☞ 15 頁）があるが，罹患している疾患，臓器の癒着の状態，御遺体の遺族への引き渡し時間などを考慮して選択することが重要であり，両方法ともできるようにしておくことが望ましい．
- 通常，Virchow 法で病理解剖を行っている場合，それぞれの執刀者が工夫を加えた変法とも呼ばれる方法をとっているものと思われる．また，先に述べたような罹患疾患や臓器相互の癒着の程度により，Rokitansky 法を選択しないまでも，局所での臓器の連続性を保ったままでの摘出も行われており，一口に Virchow 法といっても執刀者ごと，また症例ごとに様々である．

> **🔍 Memo**　肝硬変症で食道静脈瘤の存在が予測される場合は，食道と胃をつなげたまま摘出する必要があるし，胸膜の線維性癒着が高度な肺で，縦隔との癒着が高度な場合は縦隔と一塊で摘出し，肺・胸膜を損傷せずに取り出すなど，症例ごとに切断する場所を考えることが必要である．

- 本項では筆者が普段行っている Virchow 法の臓器取り出し法について記載する．

6.1 皮膚切開，腹腔切開，胸腔切開，骨の取り出し

- Rokitansky 法と同様である（☞ 21 頁）．

6.2 臓器の取り出し（表 2.2）

- 胸部臓器，腹部臓器，骨盤臓器の順で取り出した後，頸部・縦隔・後腹膜の臓器・組織を血管と一緒に切除する．
- その後，精巣・陰茎・外陰の取り出し，皮膚や筋肉の採取，骨の取り出し，脳・脊髄の取り出し，などを行うが，細かな順序は症例により前後する．

表 2.2　Virchow 法の臓器取り出し

胸部臓器の取り出し	①胸腺の取り出し
	②心嚢の切開
	③心臓の取り出し
	④肺の取り出し
腹部臓器の取り出し	①腸管の取り出し
	②十二指腸の観察と胆汁流出試験
	③肝臓の取り出し
	④脾臓の取り出し
	⑤十二指腸・膵臓の取り出し
	⑥胃の取り出し
	⑦腎・副腎の取り出し
骨盤臓器の取り出し	
頸部・縦隔・後腹膜の取り出し	
頸部臓器の摘出と切開	①大血管の開き方
	②甲状腺・副甲状腺の取り出し
	③舌・扁桃・唾液腺の観察
	④食道の切開
	⑤喉頭・気管の切開
骨盤臓器の切開	
精巣・陰茎・外陰の取り出し	
皮膚・筋肉の採取	
骨の取り出し（☞ 2 章 5 Rokitansky 法，33 〜 34 頁）	
脳・脊髄の取り出し（☞ 4 章 4 脳／ 5 脊髄，109 〜 125 頁）	

❶ 胸腺の取り出し

- 成人ではほとんどの場合脂肪化しているが，上前縦隔，心嚢の上についており（図 2.78），ピンセットでつまんでハサミもしくはメスで剥離して取り出す．

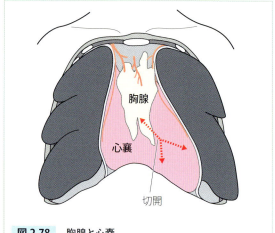

図 2.78 胸腺と心嚢
胸腺を剥離して摘出した後，心嚢を図中の矢印のように切開を入れる．

❷ 心嚢の切開

- 心嚢前面の中央をピンセットでつまみあげ，ハサミで上方に向かって切り開き，次いで左右方向に切開する（心嚢正面からみると逆Y字型もしくは逆T字型に切開する）（図 2.78）．
- 切開した心嚢を保持，または鉗子などで胸郭（肋骨）に固定し，心嚢液など液体が心嚢内に溜まるようにする（図 2.79）．
- 心嚢内面と心外膜を観察した後，心嚢液を採取して性状を調べ，計量する．

> **Memo**
>
> 多量の心嚢液が貯留している場合は別として，心嚢液の採取には針を外したディスポーザブルの注射器（50 ml 用）を使用して吸引すると性状の観察および計量が容易にできる．

- 心嚢と心臓が線維素性に軽度癒着している場合は指で剥離可能である．強固に癒着しているときやびまん性に癒着している時は，剥離せず，心臓につけたままにする．

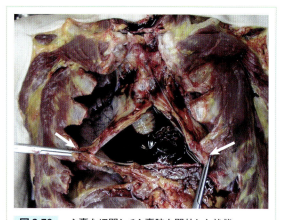

図 2.79 心嚢を切開して心嚢腔を開放した状態
心タンポナーデ症例で，心嚢内に血液が充満している．開いた心嚢は鉗子などで胸郭（肋骨）に固定する（矢印）．

❸ 心臓の取り出し

- 心尖を持ち上げ，心臓の裏を覗くようにして下大静脈，肺静脈を切断する．元あった位置に戻して上大静脈，肺動脈，大動脈の順にそれぞれを確認しながら切断する（図 2.80）

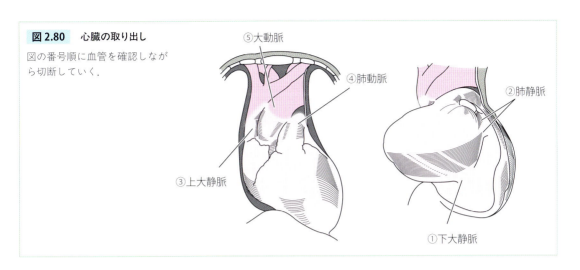

図 2.80　心臓の取り出し
図の番号順に血管を確認しながら切断していく．

①下大静脈　②肺静脈　③上大静脈　④肺動脈　⑤大動脈

> **Memo**
> - 下大静脈，肺静脈，肺動脈，上大静脈，大動脈の順に切断してもよい．また，上大静脈，肺動脈，大動脈を元の位置に戻さないまま裏面から切除してもよい．
> - 大動脈解離の患者で，解離腔が上行大動脈にみられる時には心臓と大動脈は切り離さないほうがよい．また，臨床的に肺動脈塞栓症が疑われる症例では，肺動脈を切断する前に肺動脈を切開して内部を観察することも必要である．

> **Memo**
> **屍体血液量の測定**
> - 心臓を取り出す際に流れ出てくる血液をすべてくみ出して計測し，両肺を取り出す際に流出する血液量と合計し，屍体血液量とする．
> - 屍体血液量の意義としては，生体における有効循環血液量を反映し，うっ血性心不全の指標となるといわれる．その量は死後数時間以内では体重 1 kg あたり 10〜20 ml が正常値であるが，失血などのショック死においては 5 ml 以下になり，ショックに対する治療が奏功していればその量は正常値に近づく．
> - 急性心臓死では，屍体血液量は 20 ml/kg 以上と増加している．

❹ 肺の取り出し

- 肺の背面に手を入れ，縦隔側に引き寄せて持ち上げ，中指と薬指の間に肺門を挟んで胸郭の上に乗せ，肺門部を切断する（図 2.81）．

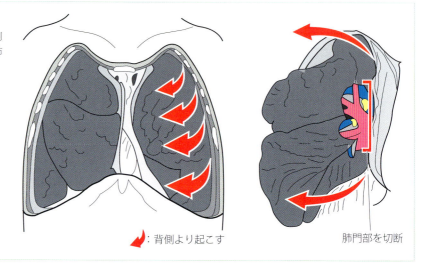

図 2.81　肺の取り出し
肺の背面に手を入れ，背側より起こして持ち上げ，肺門部を切断する．

↙：背側より起こす　　肺門部を切断

- 左肺は執刀者が持ち上げたのち介助者に肺門部を切断してもらい，右肺は介助者に同様に持ち上げてもらい，執刀者が肺門部を切断する方法で取り出してもよい．
- 壁側胸膜との癒着が強固である時や広範である時には，壁側胸膜にメスで切開を加え，壁側胸膜と肋骨の間に手を入れて用手的に剥離し，壁側胸膜を肺につけて取り出す（図 2.82）．この時，肺や臓側胸膜を傷つけないように注意する．

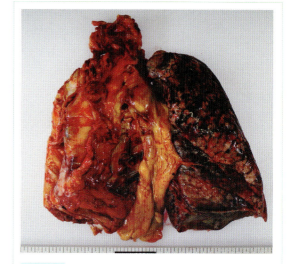

図 2.82
アスペルギルスによる有瘻性膿胸の症例
本例では有瘻性膿胸により強固に癒着した右肺を縦隔とともに摘出している．

❺ 腸管の取り出し

- S状結腸末端を観察し，S状結腸と直腸の境界部付近で，S状結腸間膜に穴をあけ，腸内容が出ないように2か所鉗子を通して固定し，その間をハサミもしくはメスで切る（図2.83①）．
- S状結腸を持ち上げ，口側に向かって下行結腸を後腹膜からハサミもしくはメスで剥離していく．横行結腸では，大網を結腸につけた状態で大網を切る．その後，上行結腸を回盲部まで剥離して虫垂を確認し，腸間膜を持ち上げて腸間膜根部を切断する（図2.83②）．
- トライツ靱帯（空腸起始部）にも鉗子をかけて切断し，腸管は空腸からS状結腸までを一塊として取り出す（図2.83③）．
- 小腸を切除する時，メスを用いて腸間膜付着部に沿って切り離し，腸間膜をつけないで取り出す方法もある（図2.83④）．

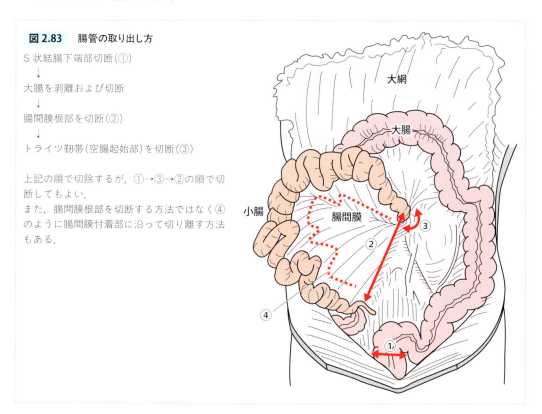

図 2.83　腸管の取り出し方

S状結腸下端部切断（①）
↓
大腸を剥離および切断
↓
腸間膜根部を切断（②）
↓
トライツ靱帯（空腸起始部）を切断（③）

上記の順で切除するが，①→③→②の順で切断してもよい．
また，腸間膜根部を切断する方法ではなく④のように腸間膜付着部に沿って切り離す方法もある．

Memo
- 回盲部では虫垂の有無や位置を確認する．しばしば炎症性の癒着があるので注意して観察する．
- 上腸間膜動脈血栓塞栓症が考えられる場合には，腸間膜根部をつけた方法で取り出すことが必要である．

❻ 十二指腸の観察と胆道開通試験（図 2.84）

- 空腸切断部から十二指腸前壁を球部までハサミで開き，十二指腸内容物を確認した後，粘膜，Vater 乳頭などを観察する．
- ついで，幽門から胃に指を入れて幽門狭窄の有無を確認する．幽門に小指が通るぐらいであれば幽門狭窄はないと判断される．
- 肝門部を観察し，胆嚢を押して Vater 乳頭からの胆汁の流出の有無を観察する．胆嚢を押しても胆汁の流出がみられない時は，胆管をしごいて流出を確認する．
- 胆汁の流出がない時は肝臓，胆管，膵臓は切り離さずに取り出す．

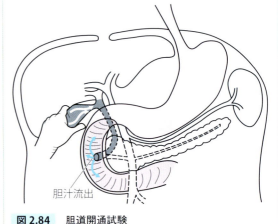

図 2.84　胆道開通試験
十二指腸前壁をハサミで開き，胆嚢を押して Vater 乳頭からの胆汁の流出を確認する．

❼ 肝臓の取り出し

- 肝鎌状靱帯を下大静脈の横隔膜貫通部までハサミで切り，横隔膜を左右に切り開き，視野を拡大する（図 2.85）．
- 左葉を横隔膜から剥離して小網も切り，方形葉を露出させる．
- 右葉を横隔膜から剥離し，下大静脈を横隔膜直下で切断する．右葉を軽く持ち上げて後腹膜から裏面を剥離する．
- 肝臓を元の位置に戻し，肝門部に病変がなければ，門脈，総胆管，肝動脈を確認しながら切り離して取り出す．

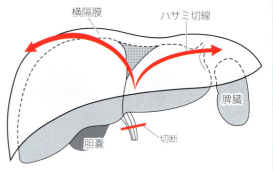

図 2.85
肝鎌状靱帯を下大静脈の横隔膜貫通部までハサミで切ったのち，横隔膜を左右に切り開き，視野を拡大する．

> 🔍 **Memo**
>
> 肝臓下面に右副腎が癒着していることがあるので，右葉の裏面を剥離する際，副腎を壊さないようにする．右副腎が癒着している場合は，先に右副腎を取り出してもよい．

- 胆嚢は肝臓と一緒に取り出した後，胆嚢底部を持ち上げて肝臓の胆嚢窩との間を剥離し，胆嚢頸部を切断して取り出す．胆嚢を肝臓につけたままにする方法もある．
- 胆嚢壁を切開して胆汁の性状，胆泥，胆石といった胆嚢の内容物を観察し，ポリープや腫瘍の有無についても観察を行う（図 2.86）．

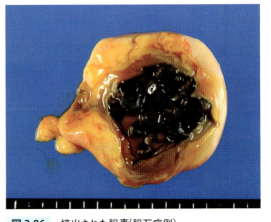

図 2.86　摘出された胆嚢（胆石症例）

❽ 脾臓の取り出し（図 2.87）

- 脾臓を取り出す前に脾静脈を触診し，血栓の有無を確認する．
- 血栓がなければ，まず脾臓と横隔膜の間を剥離し，脾門部で血管を切断して取り出す．
- **副脾**の有無を確認する．

> **Memo**
> - 脾臓は柔らかいため，特に脾腫がある場合は取り出す時に脾臓を損傷することがあるので注意深い操作が必要である．
> - 副脾は脾門部や脾動脈周囲にみられるが，ときに大網や腸間膜にみられることもある．個数は1個のこともあれば数個のこともある．
> - 脾臓を肝臓より先に取り出す執刀者も多い．

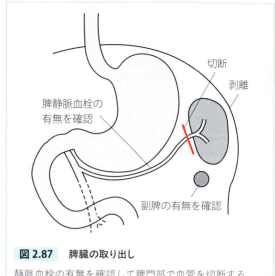

図 2.87 脾臓の取り出し
静脈血栓の有無を確認して脾門部で血管を切断する．

❾ 十二指腸・膵臓の取り出し（図 2.88）

- 十二指腸肛側端をピンセットで持ち上げてメスで後腹膜より剥離する．
- 膵尾部を持ち上げ後腹膜よりメスで剥離し，上腸間膜動脈と腹腔動脈を切断する．
- 最後に十二指腸球部を切断して取り出す．

> **Memo**
> 十二指腸球部を切断せずに胃につけたまま取り出して，後で切断してもよい．

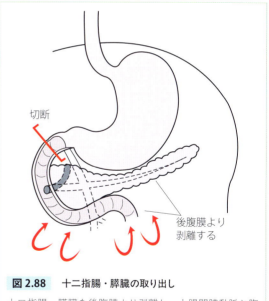

図 2.88 十二指腸・膵臓の取り出し
十二指腸，膵臓を後腹膜より剥離し，上腸間膜動脈と腹腔動脈を切断する．最後に十二指腸球部を切断する．

⑩ 胃の取り出し

- 胃横隔膜間膜を切り，胃を下に押し下げて食道下部をつけて食道を切断する（図2.89）．

> **Memo**
> - 食道を切断する前に十二指腸から大弯を中央部まで切開し，*in situ* の状態で胃の内容物を採取する方法もある．
> - 食道静脈瘤や食道・胃接合部に病変がある時には胃は食道につけたままにしておき，頸部・縦隔臓器と一塊にして後で取り出す（食道・胃接合部に病変がなくても食道と胃をつなげたまま取り出す執刀者もいる）．
> - 胃，膵臓，胆管などの領域の病変（特に癌）はしばしば周囲臓器への浸潤や癒着がみられ，この領域の臓器を一塊で摘出することもある（図2.90，2.91）．

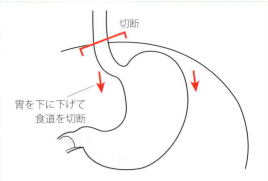

図 2.89 胃の切除

胃の切除は，胃を下に引っ張って食道下部をつけて切断する．

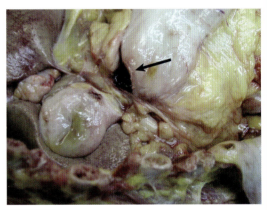

図 2.90 十二指腸潰瘍穿孔症例

十二指腸前壁，すなわち腹膜側に穿孔がみられ（矢印），周囲と癒着があったため，胃，十二指腸，膵臓，肝臓を一塊で摘出し，その後各臓器を分離した．

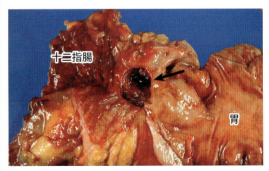

図 2.91 図2.90の症例の十二指腸潰瘍（矢印）

胃と十二指腸を切断せずに検索を行っている．

⑪ 腎，副腎の取り出し（図 2.92）

- 下大静脈を切開し，内腔を確認し，腎静脈を開き，内腔を観察する．
- 腎臓の側方の腹膜に切開を入れて手で腎臓を後腹膜より翻転する．
- 腎門部を確認して，尿管に小切開を加え，尿管を切開していく．粘膜に異常がなければ，膀胱近くで切断する．
- 腎動脈を確認して，腎門部で切断して取り出す．
- 腎上部の脂肪組織内に副腎が含まれているので脂肪を剥離して副腎を取り出す．

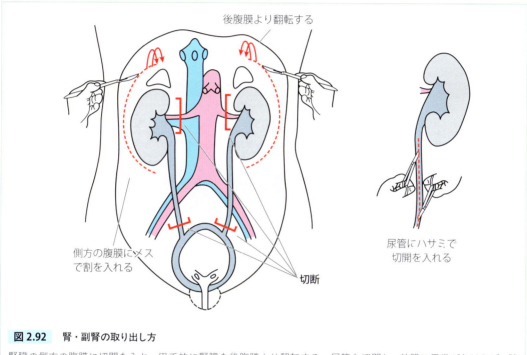

図 2.92　腎・副腎の取り出し方

腎臓の側方の腹膜に切開を入れ，用手的に腎臓を後腹膜より翻転する．尿管を切開し，粘膜に異常がなければ，膀胱近くで切断する．最後に腎門部で切断して取り出す．

Memo

- 腎臓の周囲脂肪組織を除去して被膜を露出し，重量を測定する．筆者は半割したのち，片方のみの被膜を剥離している．腎盂腎炎などでは，被膜の剥離が容易か否かも所見の一つであり，被膜が剥離しにくい時にはそのままにしておき無理に剥離しない．
- 副腎は腎上部の脂肪組織内に存在するので，あらかじめ触診で確認した後，脂肪組織を取り除いて取り出す．触診でわからない時は相当すると思われる部位にメスで割を入れて副腎を確認した後に脂肪組織を取り除く方法もある．

⓬ 骨盤臓器の取り出し（図 2.93）

- 骨盤臓器を用手的に骨盤壁より剥離し，男性では **前立腺** を確認して尿道，直腸を切断．女性では，尿道，腟壁，直腸を切断する．
- 最後に内腸骨動静脈を切り離すと骨盤臓器は一塊となって取り出せる．

> **Memo**
> 骨盤臓器は血管を切らずに後腹膜臓器につけて取り出してもよい．

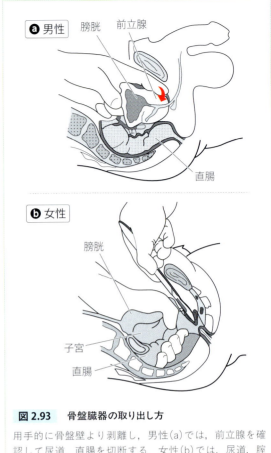

図 2.93 骨盤臓器の取り出し方

用手的に骨盤壁より剥離し，男性(a)では，前立腺を確認して尿道，直腸を切断する．女性(b)では，尿道，腟壁，直腸を切断する．

⓭ 頸部・縦隔・後腹膜の取り出し

- Virchow 法ではこの時点で胸部および腹部のほとんどの臓器は取り出されている．特に後腹膜には大動脈や下大静脈などの脈管が残っているだけである．
- 頸部・縦隔・後腹膜の取り出しは，大動脈で連続しているため，一塊として取り出すことが多い．

ⓐ 頸部臓器の取り出し

- 頸部臓器の取り出し方は，Rokitansky 法（☞ 28 頁）に準じて行う．
- 顎下部（下顎骨縁）まで皮膚の剥離を行い，**顎下腺** を確認し露出する．
- 下顎骨裏面の中央に下からメスを刺し，下顎骨縁に沿って左右の **舌骨上筋群** を切断する．

> **Memo**
> - 皮膚の剥離は胸鎖乳突筋を頸部臓器側に残すように剥離する（皮膚のみを剥離していくので穴を開けないように気をつける）．
> - 耳下腺を採取するには，下顎骨裏面の舌骨筋群を切断する時に中央から左右に切り進むのではなく，側方から中央に向かって切り進む方がよいと言われている．

- 顎下より指を入れ，舌を引き出して口腔内を覗き，軟口蓋上縁に沿って弓状にメスを入れ（図 2.94），硬口蓋から切り離す．
- 咽頭の後方の脊椎の感触を確かめてメスを軽く当てるようにして切りながら舌を引っ張ると口蓋垂，咽頭が剥離される．
- 同時に左右の頸動静脈をなるべく遠位部で切断する（図 2.94）．

Memo

- 採取した検体に口蓋垂が入っていると軟口蓋の切断がうまくいった指標となる．
- 舌を牽引しても途中で抵抗があって引き出せないことがあるが，そういった場合は頸動脈が十分切断されてないことが多く，再度頸動脈の切断を行う必要がある．
- 頸動脈はできるだけ遠位で切断する（内頸動脈と外頸動脈の分岐部より遠位まで採取する）．長く採取するためには，側頭骨の茎状突起の内側を内頸動脈が走行しているので，茎状突起を指で確認した後，内頸動脈を探して下に引いて切るとよい．

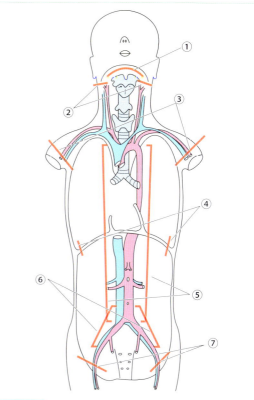

図 2.94 頸部・縦隔・後腹膜の取り出し時の切除部

① 軟口蓋上縁に沿って弓状にメスを入れる．
② 左右の頸動脈は内頸動脈と外頸動脈の分岐部より末梢で切断する．
③ 鎖骨下部，腋窩部の組織も一塊にして採取し，腋窩動・静脈を切断する．
④ 横隔膜を切断する．
⑤ 脊椎の両側面にメスで割を入れる．
⑥ 腸腰筋の側方に割を入れて切り離す．
⑦ 腸骨動・静脈および神経を鼠径部で切断する
⑧ 舌や頸部臓器を牽引しながら椎体前面に軽くメスをあてて剥離していく（図 2.95）．

- その後，頸部臓器を牽引しながら，脊椎前面に軽くメスをあて，鎖骨付近の高さまで剥離する（図 2.95）．
- 両側の腋窩部のリンパ節，動静脈，神経などを一塊として採取し，鎖骨下動脈や腋窩動脈周囲結合組織とともに頸部臓器に付けて取り出す（図 2.94）．

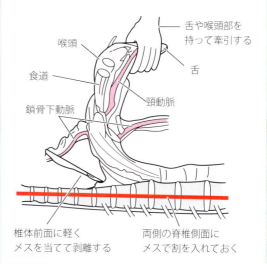

図 2.95 頸部・縦隔・後腹膜の一塊としての取り出し

58   2　病理解剖の手技

b　縦隔・後腹膜の取り出し

- 頸部臓器と縦隔・後腹膜が大動脈を介して連続しており，これを一塊として取り出す．
- 横隔膜をハサミなどで切離する（☞ 5 Rokitansky 法 ❿ 横隔膜の摘出，39頁）．
- 脊椎の両側に頸部臓器の剥離部下端から腸腰筋の付着部位近傍までメスで割を入れておく（図 2.94，2.95）．
- 腸腰筋の側方に割を入れて切り離し，両側の腸骨動静脈を切断する（図 2.94）．
- 舌や頸部臓器を引っ張りながら，脊椎前面に軽くメスをあてて剥離していく（図 2.95）と頸部・縦隔・後腹膜を一塊として取り出すことができる．

> 🔍 **Memo**
> - 横隔膜に病変がある場合は横隔膜全体を付ける必要があるが，病変のない場合には保存のことを考慮して一部のみを付けることも多い．また，横隔膜を付けないで，取り出すこともある．
> - 脊椎の両側にメスで割を入れておくと，牽引のみで取り出せることもあり，剥離が容易である．

- この一塊として取り出したものに含まれているのは以下の臓器・組織である．
  - ①舌
  - ②口蓋垂を含めた咽頭
  - ③喉頭
  - ④気管・気管支の一部
  - ⑤甲状腺・副甲状腺
  - ⑥顎下腺
  - ⑦食道
  - ⑧頸動静脈・鎖骨下動静脈・大動脈全長（腸骨動脈まで）・上大静脈・下大静脈
  - ⑨血管系に併走する神経
  - ⑩心囊
  - ⑪顎下部・頸部・鎖骨上窩・縦隔・後腹膜・鼠径部のリンパ節
  - ⑫横隔膜
  - ⑬腸腰筋などの筋肉

⓮ 大血管の開き方（図 2.96）

- 上大静脈を心臓の入口部から両側の腕頭静脈へ切り開く．ついで内頸静脈・鎖骨下静脈を開き，内腔を観察する．
- 悪性腫瘍の解剖例では，左内頸静脈と左鎖骨下静脈の合流部（静脈角）のリンパ節（胸管の合流部，いわゆる Virchow リンパ節）の腫大を確認する．

図 2.96　大血管の開き方
先に静脈を開き，次いで大動脈を背側から開いて，弓部で前に回って切り進めていく．

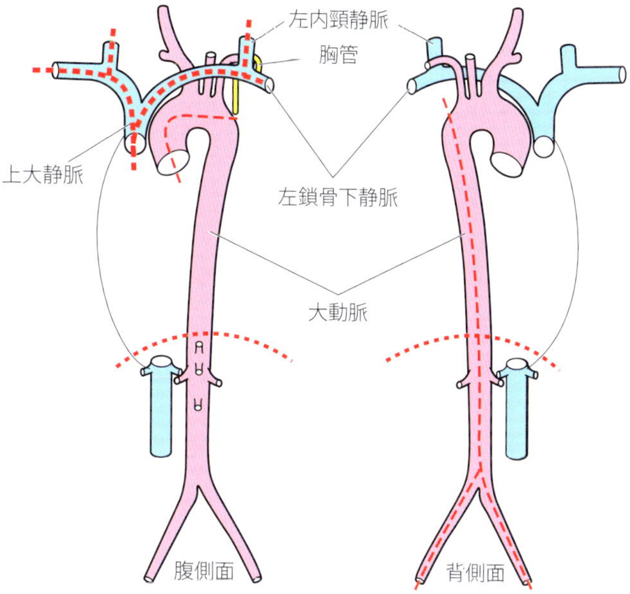

（ラベル：左内頸静脈，胸管，上大静脈，左鎖骨下静脈，大動脈，腹側面，背側面）

Memo
- 心臓に向かって切り開くほうが，静脈弁に引っかからずに開くことができるとされるが，心臓から切り進めても問題ない．
- 静脈は，動脈の前を走っており，また静脈壁は薄いため，先に動脈系を開くと静脈の走行が不明となるので，必ず動脈より先に切り開く．また，原則として，剖検時にすべての血管を切り開いて内腔を確認する必要がある．

- 下大静脈は，腎臓の取り出しの項目で述べたように腎を取り出す前に観察しておく．
- 大動脈は背側面から切り開く．腸骨動脈から切り開いていき，大動脈弓部で前面に回って切り開いていく（上行大動脈側から切り開いてもよいし，腹腔動脈あたりで小切開を入れ，両方向に切り進んでもよい）．
- 腹腔動脈，上腸間膜動脈，下腸間膜動脈の開通を観察し，腎動脈を切り開く．
- 大動脈弓からの分枝（腕頭動脈，左総頸動脈，左鎖骨下動脈）を切り開く．
- 粥状硬化の状態など内腔の観察（図 2.97）および，壁の弾力性などの観察を行う．また大動脈周囲のリンパ節の観察もあわせて行う．

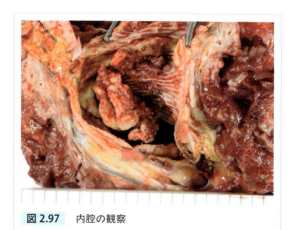

図 2.97　内腔の観察
人工血管置換術後の大動脈内に血栓の形成が認められる．

⓯ 甲状腺・副甲状腺の採取

- 甲状腺を気管の側方後面から剥離する．
- この際，気管後面に存在する副甲状腺をよく観察し（通常4個）摘出するが，紛失しないようにその場でカセットに入れておくとよい．
- 甲状腺は右葉，左葉それぞれの短軸に平行に5 mm間隔で割を入れ，割面を観察する．

⓰ 舌・顎下腺の観察

- 下咽頭を切り開き，舌は舌乳頭，舌扁桃などを観察して矢状断もしくは横断して，舌筋の萎縮など割面を観察する（図2.98）．
- 顎下腺も割を入れ割面の性状を観察する．

⓱ 食道の切開（図2.98）

- 食道を後面からハサミで開く（方向は上下いずれからでもよい）．
- 食道をメスもしくはハサミを用いて気管から剥離し，喉頭につけたまま上方に翻転する．
- 通常，食道は喉頭につけたままにしておくが，喉頭部で切断して板などに貼り付けてもよい．

> **Memo**
> 気管支食道瘻や憩室が存在している時，あるいは剥離困難な病変がある時には食道は気管から剥離せず，気管につけたままにしておく．

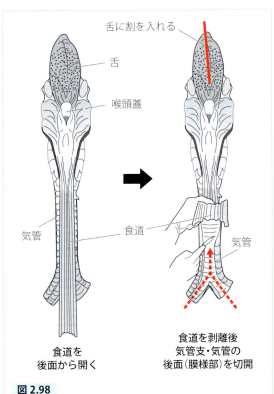

図 2.98
舌，食道および気管・気管支の処理法
舌に矢状断で割を入れ，食道を後面から切開した後，気管から剥離する．その後気管支，気管の膜様部を切開する．

⓲ 喉頭・気管の切開

- 喉頭を上からのぞいて観察し，気管支・気管の膜様部をハサミで開く（図2.98）．
- 喉頭も後部から切り開いて，用手的に喉頭軟骨および舌骨を外側に折って内部を観察する．

> **Memo** 気管を開く方向は，気管支側，喉頭側のいずれから切り進めてもよい．

⑲ 骨盤臓器の検索
- 骨盤内の臓器を分離せずに内腔を開いて観察する方法，それぞれを分離して内腔を観察する方法がある．
- 直腸は背面から長軸に切開して内部を観察する．
- 膀胱は前面を尿道からハサミを入れて切り進み，Y字に切り開いて内部を観察する．
- 両側の尿管口を探し，尿管も切り開く．
- 男性では尿道に対して垂直に割を入れ，前立腺を水平断で観察する．
- 女性の場合，腟から子宮腔に沿ってハサミを入れて子宮の前壁を切った後，Y字型に左右卵管に向けて切り開いていく．
- 両側卵巣に割を入れて観察する．

⑳ 精巣の取り出し
- 精巣の取り出しは精索を牽引する形で恥骨前面より用手的に剥離する（図 2.99）．
- 精巣上体をつけたまま精巣を摘出し，割を入れる．

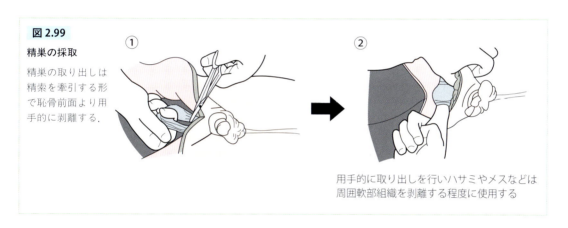

図 2.99 精巣の採取
精巣の取り出しは精索を牽引する形で恥骨前面より用手的に剥離する．

用手的に取り出しを行いハサミやメスなどは周囲軟部組織を剥離する程度に使用する

Memo
- 人差し指を精索に引っかけて引っ張り，同時に陰嚢側から腹腔に精巣を押し出すようにすると取りやすい．
- 精巣は両側を採取する場合と左側のみを採取する場合がある．
- 精巣の取り出しは用手的に行うことを基本とし，陰嚢との間を不用意にメスで切ると皮膚を破ってしまうことがあるので注意が必要である．

㉑ 陰茎の取り出し
- 陰茎は陰茎部原発腫瘍以外では摘出しない（家族の承諾を確認しておく必要がある）．
- 陰茎を取る場合は，陰茎体の背面に沿って小切開を加え，そこから海綿体と皮膚を剥離，亀頭の後面で切り，腹腔内の切断した前立腺断端を同定し，恥骨結合の下面から陰茎を取り出す．
- 前立腺・膀胱につけて取り出してもよい．
- 陰茎を摘出した場合には，陰茎皮膚の内部にはガーゼなどを詰めて形を元通りにし，皮膚縫合する．

㉒ 外陰の取り出し

- 肛門癌，腟癌，Paget 病などで外陰の取り出しが必要な場合には，外陰にメスで切開を加え，病変部を骨盤臓器と連続させて摘出する．
- 修復が困難な場合，病変の一部のみを採取し，全体を採取せずにすませることもある．また小さな病変の場合は皮膚に小切開を入れて病変を採取する．

㉓ 皮膚，筋肉の採取

- 通常，腹部の皮膚を皮切に沿うように平行に数 cm 切除する．
- 皮膚に病変があるときには，その部位を小さく切り取り，真皮を下にして濾紙に貼り，採取部位を明記する．
- 筋肉は，通常，腸腰筋の一部を切片作製用に採取する．
- 筋肉に異常が認められる疾患に関しては，複数部位の筋肉を採取する必要があり，上肢および下肢の皮膚に切開を加え，上腕二頭筋，上腕三頭筋，大腿四頭筋，腓腹筋などから，筋肉の長軸方向に沿って筋肉を採取する．採取した部位を明記して，濾紙に貼り付け固定する．
- 一側性の萎縮がみられる場合は，反対側の筋肉も採取しておく．

㉔ 骨の取り出し

- 2 章 5 Rokitansky 法 5.1 胸腔内および腹腔内操作の⓬⓭⓮を参照（☞ 33 〜 34 頁）．

㉕ 脳・脊髄の取り出し

- 4 章 4 脳／ 5 脊髄を参照（☞ 109 〜 125 頁）．

My Opinion

- 現在行われている Virchow 法は術者ごとに手技に工夫が加えられ，多少異なる方法で行われている．今回紹介した手技も筆者独自の改変が加わったもので，原法そのものではないかもしれないが，基本を習得し，解剖学的な理解を深めることで，臓器の相互関係が不明瞭になることはない．
- 剖検中に「臓器がいつもの位置にない」「癒着が強くて剥離が困難」「硬くてメスで切れない」など，通常と異なる状況に遭遇することがある．これらはすべて異常所見と捉え，むやみに切断せず原因を考え，周囲臓器との連続性を保ちながら摘出するなど臨機応変な対応が必要である．
- Virchow 法は臓器間の連続性を保つ検索には不向きとされるが，詳細な観察と注意深い触診を行えば，剖検の目的を十分達成できる手技といえる．

6.3 皮膚の縫合・遺体の後処置

- 体腔内に残っている血液をくみ出し，拭き取った後，体腔に脱脂綿もしくはガーゼなどを入れ，皮切創を縫合する．
- 木毛を入れ，最後に，ポリバケツに取っておいた体腔液や血液などすべてを遺体に戻し，吸い取り綿，吸水消臭性高分子ポリマーを用いて固める方法もある．
- 体腔側から皮膚に向うように**内→外→内→外**の順に一針ごとに十分に糸を引いて縫合する（図 2.100）．
- 皮膚縫合が終われば，全身の皮膚を清拭する．なお，感染症があった場合には消毒液を用いて清拭する．
- 最後に**剖検終了時刻**を確認する．

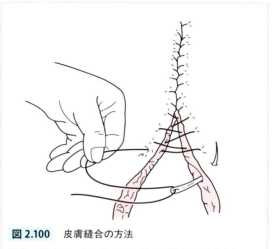

図 2.100 皮膚縫合の方法
皮膚の縫合は，内→外→内→外の運針が原則である．

> **Memo** Y字ないしU字型切開の交点や臍部などをあらかじめ鉗子で止めてから縫合すると左右の皮膚のずれが防げる．

6.4 剖検所見の記載および肉眼剖検診断書

- すべての臓器の所見を取り終えたら，肉眼剖検診断を口述し，主治医に筆記してもらう．
- この際，肉眼所見の漏れ（特に重量や大きさなど）がなかったかを再度チェックしておく．
- 剖検終了後に主治医が記載してくれた肉眼剖検診断などを見直し，記載漏れや誤記がないかをチェックし，その日のうちに肉眼剖検診断書，すなわち**暫定報告書**（provisional report）を作成する．
- この際，臨床所見も要約して記載し，病変の広がりなどは図示し，臨床病理相関についてもわかる範囲で考察を加えておく．

> **Memo** どんなに時間が遅くなろうと，疲れていようと，記憶の一番確かな剖検終了直後に暫定報告書を作成しておくことが重要である．若い時にこの姿勢を習慣として身につけることが重要である．

- 翌日，暫定報告書を再度チェックし，臨床に提出する．この時点で剖検診断書（最終報告）の80％以上が仕上がったといえる．
- ここまでを剖検直後にやっておくと，後日の切り出しのみならず，組織標本をみる時にも症例の全体像がつかみやすい．

病理解剖に関する書籍

1) Rezek PR, Millard M: Autopsy Pathology. A guide for pathologists and clinicians. Charles C Tomas Publisher, 1963
2) Ludwig J: Current Methods of Autopsy Practice. W.B. Saunders Company, 1972
3) Weber DL, Fazzini EP, ReaganTJ: Autopsy Pathology Procedure and Protocol. Charles C Thomas Publisher, 1973
4) 永原貞郎：剖検の実際―その手技と観察法―. 医学書院, 1973
5) Gresham GA, Turner AF: Post-Mortem Procedures. Wolfe Medical Publications Ltd, 1979
6) 日本病理学会（編）：病理技術マニュアル2　病理解剖とその手技. 医歯薬出版, 1982
7) Silverman G〔武川昭男（訳）〕：病理解剖の手技. 金原出版, 1988
8) Hutchins GM: Autopsy, Performance & Reporting. College of American Pathologists, 1990
9) Hutchins GM: An Introduction to Autopsy Technique. College of American Pathologists, 1994
10) Hanzlick R: The Medical Cause of Death Manual, Instructions for writing cause of death statements for deaths due to natural causes. College of American Pathologists, 1994
11) 病理解剖マニュアル. 病理と臨床（臨時増刊号）Vol 16, 文光堂, 1998
12) Burton JL, Rutty G: The Hospital Autopsy（2nd Edition）. Arnold, 2001
13) Gilbert-Barness E, Debich-Spicer DE: Handbook of Pediatric Autopsy Pathology. Humana Press, 2005
14) Waters BL: Handbook of Autopsy Practice, 4th ed. Humana Press, 2009
15) Finkbeiner WE, Ursell PC, Davis RL: Autopsy Pathology. A manual and Atlas, 2nd ed. Saunders, 2009
16) 齊尾征直："わからん"が"わかる"へ 病理解剖. 金芳堂, 2011
17) 病理解剖マニュアル. 病理と臨床（臨時増刊号）Vol 30, 文光堂, 2012
18) 新井冨生（編）：図解病理解剖ガイド. 文光堂, 2018

Column　2　Rokitansky 法 vs. Virchow 法

　　1990 年の後半に欧米における病理解剖の実態を知る目的で，アメリカ，カナダ，イギリス，イタリア，ドイツ，スウェーデンなどの大学病院およびそれに準じた病院に対し，病理解剖に関するアンケートを取ったことがある（医学のあゆみ185: 132, 1998）．その結果，剖検手技としてはヨーロッパでは Virchow 法が最も多く，アメリカでは Rokitansky 法が主流であることが分かった．一般に Virchow 法では，in situ での臓器の状態が観察可能という点から，法医解剖では Virchow 法が用いられる．一方，胎児や乳児の病理解剖では奇形などの検索が容易であることから Rokitansky 法で行われることが多い．わが国では，ドイツ医学の影響があるためか，Virchow 法を行う施設が多いといわれるが，おそらく最初に剖検手技を教わった施設の方法を踏襲している病理医がほとんどではないかと思われる．両者の長所・短所は 15 頁の表 2.1 に記載してあるが，症例に応じてその特徴をうまく使い分けて病理解剖を行うのが理想といえよう．その意味からも本書では両者の方法を詳述したので参考になれば幸いである．

病理解剖とは　1

病理解剖の手技　2

未熟児・新生児・小児の病理解剖　3

臓器別取り出し方・切り出し方　4

最終剖検診断の書き方　5

主要臓器の肉眼所見　6

病理解剖で知っておくべき肉眼所見　7

病理解剖で知っておくべき組織所見　8

法医学的知識　9

1 はじめに

- 本項では，胎生期から思春期前後までの症例の病理解剖について述べる．
- 2018 〜 2022 年の「国民衛生の動向」や「剖検輯報」をみると，15 歳未満の剖検症例は，全剖検症例の約 4.4％で，その内の約 58％が死産ないし新生児である．
- 胎児期や乳児期（1 歳未満）の病態は先天異常（肉眼的に確認できるものを先天奇形と呼ぶ）を中心に多様である．
- 総合病院の病理医を対象として総論・各論に分けて概説する．

2 総論

2.1 対象疾患

- わが国の全年齢における死因順位を，小児（ここでは 15 歳未満とする）の死因順位と比べると，表 3.1 に示すような違いがある．最も死亡率の高い乳児（0 歳児）では，先天奇形（1 位），呼吸障害（2 位：多くは周産期のもの），事故，出血性障害，SIDS（sudden infant death syndrome, 乳幼児突然死症候群）などが上位を占める．

表 3.1 わが国の死因順位 (2023)

人口 10 万対死亡率（男女合計）

	1 位	2 位	3 位	4 位	5 位
全年齢	悪性新生物 315.6	心疾患 190.7	老衰 156.7	脳血管疾患 86.2	肺炎 62.5
0 歳	先天奇形 63.8	呼吸障害 25.8	不慮の事故 9.9	出血性障害 6.9	SIDS 6.0
1 〜 4 歳	先天奇形 4.4	悪性新生物 1.7	不慮の事故 1.4	心疾患 0.7	新型コロナウイルス 0.6
5 〜 9 歳	悪性新生物 1.74	不慮の事故 0.9	先天奇形 0.8	インフルエンザ 0.4	その他新生物，心疾患 0.3
10 〜 14 歳	自殺 2.3	悪性新生物 1.6	不慮の事故 1.0	先天奇形 0.8	心疾患 0.4
15 〜 19 歳	自殺 12.1	不慮の事故 3.2	悪性新生物 2.2	心疾患 0.8	先天奇形 0.6

- 乳児だけでなく 1 〜 4 歳でも先天奇形が死因の 1 位である．1 〜 4 歳では 2 位に悪性新生物が現れ，5 歳以降になると悪性新生物が「病死」の 1 位を占める．
- 病理解剖もこれらの数字を反映し，先天奇形や周産期障害などの症例が多くなるが，生後ある程度年月が経ってから発病した場合に比べて，臨床検索が進んでいないことも多く，また，特に遺伝性疾患の場合は，患児の兄弟姉妹や次の出産のことを考える家族のリクエストもあることなどがその傾向をさらに強めている．

- 感染症や悪性新生物が主病変となる剖検例は，一貫して5%以下である．
- 表3.1は「国民衛生の動向」からデータを拾っているが，「死産」についてのデータは含まれていない．この「死産」も病理解剖の対象になることが少なくない．その死因は胎児本体の先天異常の他に，母体因子，多胎関連因子，胎盤・臍帯因子などが含まれる（図3.1）．

図 3.1

重篤な病態をきたす胎盤・臍帯異常の事例
ⓐ 1羊膜1絨毛膜性胎盤：分離膜は認めず，臍帯の付着部が近接し2本の臍帯は絡み合っている．
ⓑ 臍帯膜付着：臍帯血管の破綻で血腫を形成している．
ⓒ 遷延した絨毛膜羊膜炎：胎児面が黄褐色混濁している．

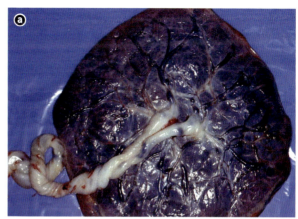
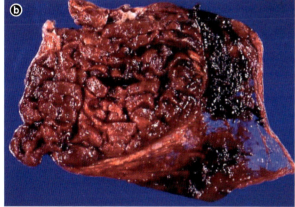
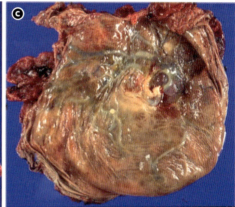

2.2　基本事項

- 個々としては頻度的に少ない疾患が，先天異常を中心に極めて多数あり，希少例に遭遇することが珍しくない．経験を積んでも初見の疾患が少なくないので，よくわからない場合は，成書をひもとき，文献を検索し，また，適宜コンサルテーションを行う．
- 正常の胎児臓器の組織像については，カラーアトラスも出版されており[1]，また，組織学の教科書にも胎児期の組織像が併せて記載されている部分もあるので[2]よく参照する．
- 胎盤は「胎児の唯一の補給・排泄の場」，臍帯は「母体と胎児の補給路」であり，いずれも胎児の成育にあたって大変重要な臓器である．胎児・新生児の剖検では，大きさ・重量や形状の記載を含めて必ず胎盤・臍帯を検索する．
- 現在では画像診断や遺伝子検査の結果が診断の中心になり，病理形態学的な所見はそれを確認することが主な役目となることも多い．
- 先天異常の症例でも特徴的な組織像が診断に直結する場合があり，それらを見落とさないことが重要である（図3.2）．

- 先天異常に属する病態の原因は，突然変異，染色体異常，多因子遺伝，環境要因などが挙げられるが，未だに不明のものも半数程度を占める．しかし，病名・原因が特定される疾患は確実に増加しており，原因の明らかでない症例は，事情の許す限り今後の進歩に備えて血液・皮膚（の線維芽細胞）や臓器の一部の保存が望ましい．

図 3.2
特徴的な組織像を示す先天異常の事例

ⓐ Alveolar capillary dysplasia（東京都立小児総合医療センター松岡健太郎先生ご提供）．肺胞中隔の毛細血管の発育が悪く，気管支に動脈（A）と静脈（V）が伴行してみられる．
ⓑ 心内膜線維弾性症．心内膜の顕著な肥厚がみられる（EVG 染色）．
ⓒ Renal tubular dysgenesis（遺伝性）．左：HE，右：EMA．近位尿細管（EMA 陰性）の発達が極めて乏しい．

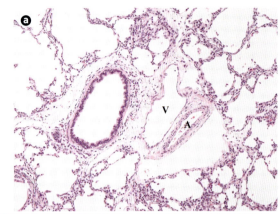
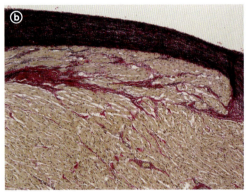
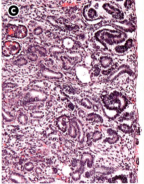
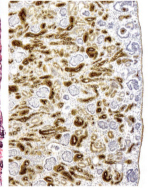

> **Memo** 基本的なもので十分なので，発生学の教科書やアトラスも常備しておくとよい．

2.3 計測・秤量

- 計測・秤量は，病理解剖の全過程の中で最も客観的なデータであり，後になって補足や修正がきかないため，正確を期する．
- 特に胎児では，各臓器の重量が小さいため，周囲の脂肪組織（成人に比べて少ない）など結合組織をより丁寧に外して秤量する．
- 小児・胎児に限らず，身長・体重・頭囲など非侵襲的に測定できるものではない各臓器の「正常」もしくは「標準」重量の設定は難しい．
- 法医解剖・行政解剖・病理解剖などのデータをもとに，年齢（胎児の場合は在胎週数）や体重別に，各臓器重量の基準値もしくは標準値が，欧米やわが国からいくつかの論文で示されている[3-6]．

2 総論 69

> **Memo** どのデータがわが国の胎児・小児の病理解剖の参考とするに最も適切かは一概には決められないが，どれを基準にするかは施設内で統一し，できれば国内外の複数の基準値／標準値表を用意するとよい．そして，基準値と照合して明らかに異常な数値を示した臓器は重点的に検索する．

● 心臓奇形・腎尿路奇形・呼吸器系奇形などでは，形態保持を優先して，剖検時には個々の重量を測定しない場合もある．重量測定は，その値が正常もしくは標準的な範囲にあるか，すなわちその臓器に異常があるかを疑うべきかを推測することが主目的であり，複数の臓器を巻き込む重篤な奇形がある場合は，各臓器の重量を厳密に測定する意義は減ずるので，状況により適宜対応する．丁寧に画像所見を残せば，適宜各臓器を切離して重量測定してもよい．

> **Memo** 複雑心奇形の場合など，剖検時は心臓と肺を切り離さずにホルマリン固定前の重量 A とホルマリン固定後の重量 B とを測定し，肉眼検査後に切り離した心臓と肺の重量を別々に測定して，B/A を乗じて補正してもよい．

2.4　用具

● 小児・胎児の剖検は，成人の剖検以上の繊細さをもって行う必要があり，専用の用具も備えておくと便利である．
● 小児・胎児の剖検の頻度の低い施設で，専用のものを揃えることは難しい場合は，小型（小児外科用）のハサミとピンセット，**細径のゾンデ**，および皮膚縫合用の細い針糸や速乾性接着剤（浸軟の強い死産児等への対応）だけでも用意しておくとよい．細径のゾンデは心血管系や瘻孔の検索などに役立つ．

> **Memo** 心血管奇形をはじめ細かい病変を探索する際は，V サインを作るようにハサミを開いて結合組織を選り分け，目的とする血管や臓器を露出させて，オリエンテーションを付けてから結合組織や血管を切離するとよい．

● 胎児や新生児では，個々の臓器が極端に小さい場合が少なくない．このため肉眼観察の際に乾燥しやすいので，臓器の切離後は，速やかに固定するのでなければ，それぞれ生理食塩水で湿らせたガーゼに包んで検索を行うとよい．
● 特に小さい胎児の心臓，瘻孔のある病変などは，生理食塩水などの中で実体顕微鏡を用いて観察することが必要な場合もある．

2.5　皮膚切開

● 皮膚の切開線については成人と大きく異なることはなく，必要十分な視野を確保できればよい．
● 筆者の施設では，胸腹部は原則として **Y 字切開**（左右の鎖骨外側端から胸骨上部に至る線と，その線の中点から恥骨上部に至る線）で施行している．

> **Memo** 小児・胎児の皮膚は薄いため，剖検時に内側から傷つけることも少なくない．必要以上の傷をつけないように，成人の場合以上に慎重にメスやハサミを扱う必要がある．

2.6 体表所見

- 外観（体表所見）については，臨床医が概ね把握していることが多いと思われ，「臨床遺伝医」など体表所見に詳しいスタッフがいれば心強い．しかしそうでない場合もあり，病理側も身長・体重の他に，頭尾長・頭囲・胸囲・腹囲・四肢長・指趾数，また，外表から判断される奇形（口唇裂・口蓋裂・耳介変形・臍帯ヘルニア・髄膜瘤など）は確認すべきである（図3.3）．

図 3.3　体表所見
ⓐⓑ 指趾の奇形．
　ⓐ 18トリソミー症例の overlapping fingers.
　ⓑ 13トリソミー症例の多趾症．
ⓒ 腹部・腰仙部の奇形．
総排泄腔・膀胱外反・鎖肛・腰仙部の髄膜瘤がみられる．
左上腹部には腸瘻（人口肛門）が設置されている．

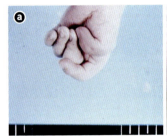
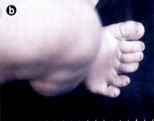
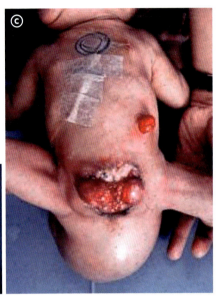

- 明らかな外表異常を認めなくとも，全身および頭頸部（顔貌）の画像所見は残しておくとよい．

> **Memo**　外傷の事例が病理解剖されることは稀と思われるが，体表の傷や出血斑については，医療関連のもの，それとは考えにくい不自然なものも含め，剖検を始める前に主治医に確認して記録を残しておくと，後の無用なトラブルを回避しやすい．

2.7　Virchow 法か Rokitansky 法かの選択

- Virchow 法か Rokitansky 法かいずれを選ぶかについては好みや慣れもあるが，胎児や乳幼児において奇形などの検索が容易であるという観点から Rokitansky 法が推奨されることが多い．胎児・乳児では，より緻密な検索が必要なことも多いので，それぞれの症例に見合った方式をとればよい．
- 筆者の施設では，なるべく *in situ* での状態を観察するということから Virchow 法で施行することが多いが（図3.4），状態により，また小さい胎児で臨床的に不明の点が多い症例では Rokitansky 法で施行することも多い．複雑な奇形が胸部ないし腹部に集中していると判断される時は，胸部のみあるいは腹部のみ一塊として切離することもある．

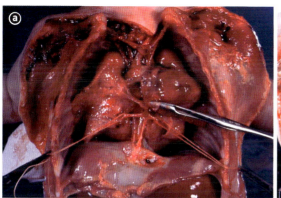
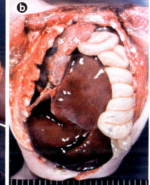
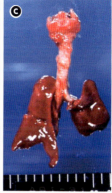
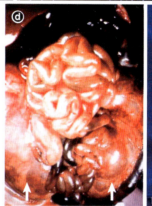
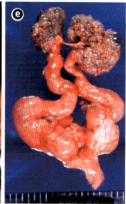

図 3.4 Virchow 法による剖検例

ⓐ 総肺静脈還流異常症（門脈還流型）．左右の肺静脈が総肺静脈を形成して下方（門脈方向）に向かっている．
ⓑⓒ 先天性横隔膜ヘルニア．
　ⓑ 横隔膜左側の欠損により，肝臓・腸管が左〜正中の胸腔に逸脱している．
　ⓒ 肺（特に左肺）の低形成がみられる．
ⓓ 乳児型の多発性囊胞腎（矢印）．
ⓔ 後部尿道弁関連水尿管・囊胞腎．

2.8 内臓奇形

- 奇形は「外観上明らかな先天異常」と規定される．「外観上明らかな先天異常」とは，「肉眼的に正常範囲を逸脱した組織・臓器の数や構築の異常」であり，「肉眼的に正常範囲か否か」を判定するには，「系統解剖」の知識がベースとなる．
- 臨床的に「奇形」が認められたあるいは疑われる胎児・小児の剖検においては，主要な臓器に対しては「病理解剖」より，「系統解剖」のモードで臨むことが望ましい．

> **Memo**　「系統解剖」モードと言っても，隅々まで通常の系統解剖のように行うことは不可能であり，主だった臓器について行うことが現実的である．

2.9 画像検査

- 周産期（胎児・新生児）の剖検では画像検査は特に有用で，小児科や産科の医師が画像診断部門と連絡を密にとり，必要に応じて剖検症例にも対応できる体制を整えていることが望ましい．画像解析技術により，精度の高い剖検前診断が可能な施設も多いので，十分参考にするとよい．
- 骨系統疾患が疑われる時は，単純 X 線撮影だけでも施行すると，ある程度診断を絞ることができる（図 3.5）．また，骨陰影の出現状況に応じた骨年齢（骨週数）と妊娠週数との対比で胎児の成長も推測できる（表 3.2）．
- 心臓血管奇形や瘻の検索には，造影剤を注入後に X 線観察すれば観察の助けになるので，状況が許せば行うとよい．

図 3.5 致死性骨異形成症（*FGFR3* 異常による）
ⓐ 画像所見．下肢長管骨の著明な短縮がみられる．
ⓑ 大腿骨と脛骨の肉眼所見．大腿骨は telephone receiver 様の所見を示す．

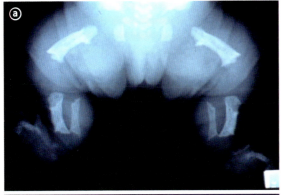

表 3.2 妊娠週数による骨の出現状況

週数	出現する骨
7〜8	上顎・下顎・鎖骨
9	前頭骨・頬骨・大腿骨
11	後頭骨・頭頂骨・肋骨・肩甲骨・腸骨・指節骨
15〜18	坐骨
21〜28	恥骨
21〜29	踵骨
24〜28	腰椎横突起
24〜32	距骨
36	大腿骨遠位側骨核
38	脛骨近位側骨核

3 各論

3.1 中枢神経系

- 乳児期を過ぎれば特に成人の場合と異なることはないが，胎児・新生児では，頭蓋骨の縫合が未完成なので，縫合線に沿った切開が可能である．しかし，胎児・新生児の中枢神経系は，より水分が多く柔らかいので摘出時に損傷しやすい．
- 摘出法については，成書にもいくつかの方法が記されている．硬組織である頭蓋骨に被われた，軟らかい脳組織をできる限り損傷なく取り出すには，頭蓋骨との間にガーゼをはさむ，場合により水中で行うなど細心の注意が必要である．van Dijk らは，それまでの諸家の工夫を記載すると共に，水頭症を示す症例に対して 3%（w/v）寒天溶液/ゲルで脳室内容を置換する方法を紹介している[7]．
- 固定後の切り出しについて，前述の論文では同じく寒天溶液/ゲルを用いた Pre-embedding method を紹介している．筆者の施設でも，類似の方法で寒天溶液に formalin 固定後の脳を埋め込み，冷却後に切り出しを行って良好な結果を得ている（図 3.6）．

> **Memo** 脳溝の形成と妊娠週数はかなり相関するので，大脳の成熟度を測る指標になる．

図 3.6 寒天に包埋した胎児脳組織
ⓐ包埋直後．ⓑ切り出し後．

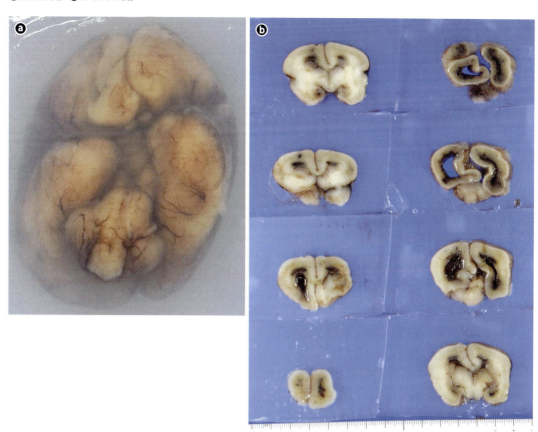

- 胎児期は小脳の発育が大脳に比べて遅いため，小脳が相対的に小さくみえるので，18 トリソミーなど一部の疾患以外では小脳低形成の判断は慎重に行う[8]．

3.2　心臓・大血管

- 系統解剖モードでの検索やVサインを作るハサミの使用法が特に有効である．この部分の解剖・肉眼観察に習熟することに比べれば，他の臓器の扱いはかなり容易であるともいえる．
- 心臓・大血管の手術を経た症例では，通常の解剖学は通用せず，特に胎児や心奇形の症例では，血行動態の理解と心臓外科治療についての知識が要求される．発生学の教科書と共に，分かりやすい書籍があるので参考にされたい[9]．
- 基本的には次の手順のように血流に沿った順で検索するとよい．

手順

① 左右総頸静脈・無名静脈：胸腺の下にみえてくるので，大きな分枝（頸静脈・鎖骨下静脈）を確認する．これらの静脈を翻転させれば，その下に大動脈の分枝を概ね確認することができる．

② 上大静脈：通常は右側から右心房上部に入る（右上大静脈）が，左上大静脈が退縮しておら

ず，右心房に流入していることがある（**左上大静脈遺残**）．

③**下大静脈**：通常は右側から右心房下部に入るが，奇形症候群の一部では奇静脈と合流して背側から右心房に入ることもある．

④**右心房**：
- 上大静脈が流入することで同定できる．**右心耳**（「ミトン＝手袋状とされる」）の自由端から割を入れて，上下の大静脈の流入口の間まで切開するとオリエンテーションが付きやすい．
- 下大静脈流入部の近くには冠状静脈の流入部である冠状静脈洞が確認できる．遺残した左上大静脈や，総肺静脈還流異常の肺静脈はときに冠状静脈に流入し，この時冠状静脈洞は大きくなる．
- 胎児期には左心房との間に連絡があり（**卵円孔**），正常では生後間もなく閉鎖される．

⑤**右心室**：三尖弁が右心房との境界である．胎児期は左室より機能しているため相対的に大きく，心尖部も右室で形成される．左心室に比べて乳頭筋の径がやや太く，大きさも不揃いである．

⑥**肺動脈**：肺動脈弁（正常では三弁）が右心室との境界である．正常では右室から筋性結合を介して本幹が発し，左右の肺動脈と，大動脈へつながる動脈管が分かれる．

⑦**肺静脈**：
- 前方からはほとんどみえないので，大動脈や食道を翻転させて後方から観察する．通常は左右上下各2本の肺静脈が左心房に注ぐ．
- **肺静脈還流異常**では，全部ないし一部の肺静脈が異常血管を形成し，上大静脈・門脈などの静脈性血管や右心房（冠状静脈を含む）に流入する．

⑧**左心房**：肺静脈が流入する．**左心耳**（「犬の耳状」とされている）の自由端から割を入れて，左右の肺静脈の流入口の間まで切開するとオリエンテーションが付きやすい．

⑨**左心室**：僧帽弁が左心房との境界である．右心室に比べて乳頭筋の径が細く，大きさも比較的揃っている．正常では流出路の部分は線維性結合で大動脈に至る．

⑩**大動脈**：
- 大動脈弁（通常は3弁）が左心室との境界である．正常では，第一分枝は腕頭動脈でさらに右総頸動脈と右鎖骨下動脈に分かれ，第二分枝は左総頸動脈，第三分枝は左鎖骨下動脈である．
- 大動脈弓は左に位置し，動脈管が流入する．
- 右鎖骨下動脈が腕頭動脈から分枝せず，第四分枝として多くは食道の背部をまわって右側に至る起始異常を示す場合は，諸臓器の奇形を合併することが多い．
- 大動脈の基部は，肺動脈本幹との間に心膜が入り込んでいるので，これらの心膜を適宜切離して観察する．
- 正常では左右の冠状動脈が，大動脈の起始部（大動脈弁輪下）から出ているが，ときにより高い位置から出ていることもある．各種の心奇形ではしばしば冠状動脈の起始異常を伴う．
- 冠状動脈も必ず検索する．肺動脈から出ていて突然死の原因になることや，**川崎病**では冠状動脈が侵されて動脈瘤を形成することもある．

⑪**房室弁（僧帽弁・三尖弁）・半月弁（大動脈弁・肺動脈弁）**：弁の形成異常は，複雑心奇形に伴ってしばしばみられる．**僧帽弁の腱索断裂**は，小児の急性心不全の原因となる．

- 各種の心筋症が小児・胎児でみられる．**心内膜線維弾性症**は主に左心室の内膜の著明な肥厚を きたすが，両心室，ときに右心室のみの場合がある．

3.3 呼吸器系

- 肉眼検索上，特に成人の場合と異なるところはない．
- 上気道では，喉頭狭窄・閉鎖，気管狭窄・閉鎖，気管軟化症，気管食道瘻など，肺では，先天 性肺気道形成異常（先天性嚢胞性腺腫様奇形），気管支閉鎖，葉内肺分画症などの奇形がみられ る．

> **Memo**
>
> 肺でみられるこれらの病変で，嚢胞を形成するものは，先天性嚢胞性肺疾患と包括して称 されることもある．胎児診断・画像診断の進歩により，先天性肺気道形成異常と診断され てきたもののうちかなりのものが，気管支閉鎖や肺分画症の二次的変化であることが示さ れている．肺嚢胞性疾患の一部では，*DICER1* などの遺伝子異常も見出されている．

- 肺の分葉異常として**両肺二葉**（両肺左型）は**多脾症**，**両肺三葉**（両肺右型）は**無脾症**の時に高 頻度でみられる．
- 肺の形成不全（肺低形成）は，原因不明（特発性）のものは少なく，多くは表 3.3 に示すよう に様々な原因からもたらされる．

表 3.3　肺低形成の原因

①胸郭容量の減少	横隔膜ヘルニア
	横隔膜弛緩症
	胎児水腫
	骨格奇形
	無脳症 + 二分脊椎
	羊膜索症候群
	大きい髄膜瘤
	大きい多嚢胞腎
	顕著な心肥大
	胸腔内占拠性病変
②肺の発育不良	羊水過少（長期破水・腎低形成／無形成）
③先天性神経筋疾患	

※胎齢 20 ± 4 週が肺低形成の起こる危険域

- 新生児期には，胎盤を介した母体依存の状態から，肺が稼働し始める．よって肺低形成は非常 に深刻な問題であり，剖検の際は特に留意する必要がある．
- 肺低形成の評価は，肺体重比によることが多いが，原因別の組織学的評価も参考になる[10]．

> **Memo**
>
> 肺体重比については，在胎 28 週未満で 1.5% 未満，28 週以降で 1.2% 未満という数字が よく用いられている[11]．しかし，やや大雑把であり，在胎週数別にもう少し細かく分けた 基準値と標準偏差も提示されている[12]ので，参考にするとよい．

3.4　消化管

- 肉眼検索上，特に成人の場合と異なるところはない．
- **食道閉鎖**は単独ないし奇形症候群の一部としてみられ，いくつかのパターンが知られているが，口側部の遠位端が閉鎖し，肛門側部の近位端が気管と瘻を作っているものが最も多い．
- 胃自体の奇形は稀で，**内臓錯位症候群**などで逆位を示す時は右側に位置する．
- 十二指腸から空腸・回腸に続く小腸では，単発性ないし多発性の閉鎖がみられることがあり，胎児期の腸重積などが原因として知られている．
- 大腸でも閉鎖がみられるが，鎖肛（肛門がない）の状態をきたすことが多いので，肛門部の肉眼観察が重要である．
- Hirschsprung 病は，腸管神経叢に神経細胞を欠く病態で，先天性巨大結腸症とも称されるが，結腸が巨大になっていない場合もあるので，本疾患が疑われる時は，結腸全体をホルマリン固定し，直腸遠位端を必ず組織学的に検索するようにする．
- 小腸・大腸共通の異常としては**腸管回転異常**があり，多くの奇形症候群に合併する．虫垂が腹部右下に位置するか確認することが簡便なチェック方法である．

3.5　胸腺

- 成人では退縮・脂肪化していることも多いが，胎児・小児では，肋骨弓の下，心臓上部の上の前縦隔に通常かなり目立つ大きさで認められるので切除しやすい．
- 糖質コルチコイドの投与や消耗性疾患で小さくなっていることもあるが，**22 番染色体欠失**などでは極めて小さく，診断の助けとなる．

> 🔍 **Memo**　心臓奇形の手術を経た症例では，胸腺が全摘ないし部分的に切除されていることもある．

3.6　肝臓

- 肉眼検索上，特に成人の場合と異なるところはない．
- **内臓錯位症候群**では対称性の外観を示すことが少なくない．心不全や代謝疾患などで腫大することはしばしばあるが，肝臓自体が重大な奇形を示すことは少ない．
- 稀ながら特発性の先天性広汎性肝細胞壊死の症例などが報告されている．
- 囊胞性腎疾患の際に肝臓にも囊胞形成がみられることがある．
- 胎児期では，臍帯静脈の連絡があることも留意する．

3.7　脾臓

- 脾臓本体より明らかに小さい脾臓組織が脾臓本体周囲にみられることは，副脾として知られており，普通にみられるので「奇形」とは言い難い．
- 脾臓組織のみられない「無脾」，小型の脾臓組織が多数みられる「多脾」は，それぞれ右側相同（右側の構造が左側にもみられる），左側相同（左側の構造が右側にもみられる）を特徴とするとされる．しかし，実際には他の胸腹部臓器の位置・形態は個々の症例でいろいろであり，近年では**内臓錯位症候群**（胸腹部臓器左右分化障害：繊毛病の一つ）と一括して理解されている．
- 13 トリソミーをはじめとするいくつかの奇形症候群では，膵臓の尾部と脾門部とが癒合してい

ることがしばしばあり（図 3.7），副脾と膵臓が癒合していることや膵臓内に脾臓組織がみられることもある[13]．

図 3.7 膵脾癒合
膵尾部と脾臓との癒合がみられる（矢印）．ⓐ 固定前．ⓑ 固定後．

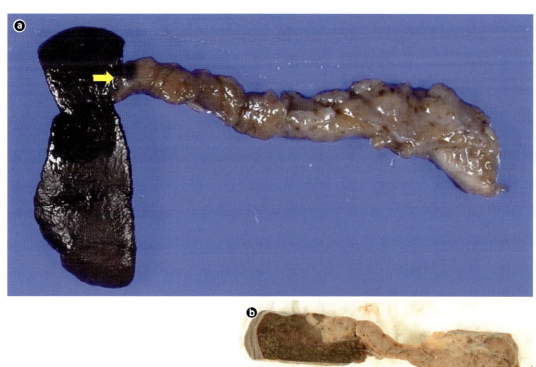

Memo　他の臓器に重篤な奇形がある場合，特に注意して検索する必要がある．

3.8　膵臓

- 膵臓の奇形としては，21 トリソミーなどで知られている**輪状膵**が有名である．
- 脾臓との癒合については［3.7　脾臓］を参照．
- **異所性膵**は，膵臓本体の他に，胃・十二指腸・空腸・回腸壁，ときにはメッケル憩室や縦隔などに，多くは境界明瞭の小型の膵臓組織がみられるもので，腺房組織や導管成分はほぼ常にみられるが内分泌成分を欠くことが多い．18 トリソミーなど奇形症候群でもしばしばみられる．
- 新生児・乳児で低血糖の原因となる**先天性高インスリン血症**の場合，diffuse type では肉眼的に所見が乏しいが，focal type では明瞭な結節性病変を認めることが多く丹念な検索が必要である．

3.9　腎臓

- 腎臓の奇形としては，馬蹄腎，低形成や嚢胞性腎疾患が有名である．
- **馬蹄腎**は，両側の腎臓の下極が癒合して全体として「馬の蹄」状になっているもので，無症状

のことも多いが，奇形症候群の部分症であることもある．

- 低形成や嚢胞性腎疾患の多くは，羊水過少をきたすので胎児期から疑われていることが多い．
- 完全な両側腎無形成は少ない．低形成の明確な定義はないが，遺伝性，薬剤性，循環不全状態（一卵性双胎供血児）などで，近位尿細管の発達が乏しくなる腎尿細管異形成という病態が知られている．
- 嚢胞性腎疾患は極めて多彩で，常染色体潜性遺伝を示す乳児型の多発性嚢胞腎，下部尿路閉塞に伴う水腎症からなるもの，各種の奇形症候群に伴うものなどが含まれ，小児・周産期の剖検でみられるものの多くは両側性である．

> **Memo**
>
> **遺伝学用語の改訂**
> 従来の表記である「優性遺伝」「劣性遺伝」という用語は見直され，それぞれ「顕性遺伝」「潜性遺伝」が使用されるようになった．

3.10　副腎

- 副腎は，胎児期から乳児期にかけては周囲臓器に比べて相対的に大きく，比較的よく目立つ．
- 胎児期から周産期にかけては胎児皮質が発達しており，この部分を髄質と間違えないようにする．
- 皮質髄質境界には毛細血管網が発達しているので，出血素因がある時には出血しやすい．
- 両側副腎が異常に大きい場合は，Beckwith-Wiedemann 症候群を疑う．稀に両側副腎が正中部で癒合していることがある．

3.11　筋肉

- 肉眼的には著変を認めないが，先天性筋疾患を疑う場合は，骨格筋（腸腰筋が一般的）や横隔膜から組織を採取して検索する．筋線維の走行に対して垂直な，筋線維群の短径が観察できるような標本作成を行う．
- 筋組織の場合，凍結切片での酵素組織化学や免疫染色が有用なことが多く，遺伝子検索用を兼ねて新鮮凍結試料を保管しておくことが望ましい．

3.12　骨格系

- 骨格系の全体的な肉眼観察は困難なので，前述の画像診断が有効である．
- 奇形症候群の中には，特徴的な椎骨や肋骨の数や形状の異常を示すものが少なからず含まれる．
- 骨系統疾患など，症例によっては，ご遺族の承諾の上で関節を含めて長管骨を一部採取することもある．

3.13　胎盤と臍帯

- 前述のように胎盤・臍帯は重要な臓器である．表 3.4 に胎盤・臍帯を特に検索すべき対象を挙げる．また表 3.5 に，病理検体としての胎盤の特徴を記す．
- 欠点としては，固定・切り出しなどにやや手間がかかること，絨毛膜羊膜炎・絨毛炎や臍帯炎などの炎症性疾患や一部の病態を除くと特異的な所見に比較的乏しいことがいわれるが，陰性所見として意義がある場合もある．

表 3.4	胎盤・臍帯を検索すべき対象
①胎盤・臍帯の肉眼的異常
②感染症を疑う時
③胎児発育遅延
④多胎（特に一卵性を疑う時）
⑤奇形症候群／重度の奇形
⑥胎児水腫
⑦原因不明の胎児／新生児の仮死／死亡
⑧母体疾患（糖尿病・自己免疫疾患・感染症など）

表 3.5　病理検体としての胎盤の特徴

- 全分娩で非侵襲的に得られる
- 所見は胎内での状態を反映している
- 胎児が浸軟していても，比較的よく構造が保たれる
- 絨毛部分だけでなく，羊膜・絨毛膜や臍帯も含めて重要な所見を呈することがある
- 染色体・遺伝子検査にも有用である
- 大きい臓器で固定や取扱いにやや手間がかかる

表 3.6　単一臍帯動脈の頻度

健常出産	< 1 %
双胎・母体糖尿病	〜 5 %
18 トリソミー・13 トリソミー	〜 20 %
無心体	> 90 %
Body stalk anomaly ※	> 90 %

※腹壁形成異常の1つで，腹腔内臓器の脱出，強度の脊柱弯曲，四肢変形，心奇形，肺低形成などをきたし，極めて予後不良な病態.

- 切り出しの際は，母体面・胎児面双方を含み，羊膜・脱落膜を含んだ組織ブロックを作ることが望ましい.
- 頻度は少ないが，胎盤実質内に血管腫をみることがあり，大きいものでは胎児の生存にかかわる.
- 稀に胎盤実質内の絨毛癌や，絨毛血管への転移性腫瘍（胎児からの神経芽腫・白血病・ラブドイド腫瘍などや，母体の悪性腫瘍）をみることもある.
- 臍帯は，捻転過多・過少，巻絡など物理的異常所見の他に，潰瘍性病変を形成して臍帯血管からの重篤な出血をきたすことがある（この場合しばしば上部消化管閉鎖を合併する）.
- 単一臍帯動脈を認めた時には，なんらかの奇形を高率に伴う（表 3.6）.

3.14　腫瘍性疾患

- 小児腫瘍は化学療法や放射線療法に反応するものが多く，成人の腫瘍のように病変の広がりや転移巣の確認を目的とする剖検は，一部の難治性腫瘍を除いては少なく，その場合も成人と同様の手技で行えばよい.
- 奇形症候群に伴って偶然みつかる無症状の腫瘍（神経芽腫・肝芽腫・奇形腫・脳腫瘍など）がいくつかあることは念頭に置くとよい.
- 腫瘍に対する治療，特に骨髄移植を行った症例の剖検では，成人の場合と同様に合併症の問題が主となることが多く，全身の病理所見の系統的な理解が求められる.

3.15　感染性疾患

- 基本的に成人の場合と同様の対処でよい.
- 近年インフルエンザウイルス，COVID-19 感染の剖検例が 10 歳未満の剖検例で上位にみられる.
- 新生児の場合は，母体からの血行性感染や産道感染を念頭に置く必要があり，胎盤・臍帯の検索が必須である.

ご家族への配慮について

- 無用の傷をつけないことやご遺体の修復に関する工夫は前述の通りである．
- その他として，小児（特に新生児）・胎児で心がけておきたいこととしては，
  ①ご遺体を極端に軽くしない（特に新生児，胎児の場合）：検索に差支えない範囲で臓器を戻す，吸水性素材に水を含ませて dead space を埋めるなどする
  ②特に先天異常の症例の場合は，遺伝相談などに備えて剖検報告を次子妊娠の前（原則 6 か月以内）に行う

  などが挙げられる．

文献

1) Ernst LM, et al (eds)：Color Atlas of Fetal and Neonatal Histology. Springer, 2011
2) Mills SE (ed)：Histology for Pathologists 5th ed. Lippincott Williams & Wilkins, 2020
3) Gruenwald P, et al: Evaluation of body and organ weights in perinatal pathology. I. Normal standards derived from autopsies. Am J Clin Pathol 34: 247-253, 1960
4) Schulz DM, et al: Weights of organs of fetuses and infants. Arch Pathol 74: 244-250, 1962
5) Ogiu N, et al: A statistical analysis of the internal organ weights of normal Japanese people. Health Phys 72: 368-383, 1997
6) Archie JG, et al: Quantitative standards for fetal and neonatal autopsy. Am J Clin Pathol 126:256-265, 2006
7) Van Dijk MC, et al. Fetal and perinatal brain autopsy: Useful macroscopic techniques including agar In-situ and pre-embedding methods. Pediatr Develop Pathol 24:299-308, 2021
8) Murakami A, et al: A morphometric study to establish criteria for fetal and neonatal cerebellar hypoplasia: A special emphasis on trisomy 18. Pathol Int 66: 15-22, 2016
9) 高橋長裕. 図解先天性心疾患　血行動態の理解と外科治療　第 2 版. 医学書院, 2007
10) Nakamura Y, et al: Human pulmonary hypoplasia. Statistical, morphological, morphometric, and biochemical study. Arch Pathol Lab Med 116: 635-642, 1992
11) Askenazi SS, et al: Pulmonary hypoplasia: lung weight and radial alveolar count as criteria of diagnosis. Arch Dis Child 54: 614-618, 1979
12) De Paepe ME, et al: Postmortem lung weight/body weight standards for term and preterm infants. Pediatr Pulmonol 40: 445-448, 2005
13) Gomi K, et al: Specificity of splenopancreatic field abnormality in trisomy 13 syndrome: macroscopic and histological analysis in 21 autopsy cases. Pathol Int 59:147-151, 2009

病理解剖とは　1

病理解剖の手技　2

未熟児・新生児・小児の病理解剖　3

臓器別取り出し方・切り出し方　4

最終剖検診断の書き方　5

主要臓器の肉眼所見　6

病理解剖で知っておくべき肉眼所見　7

病理解剖で知っておくべき組織所見　8

法医学的知識　9

総論：内部臓器の固定・切り出し

1.1　固定

❶ 固定の目的
- タンパク質を安定化させ，自己融解を防ぐ．
- 細胞質成分を固体化し，拡散を防ぐ．
- 細菌による組織破壊（腐敗）を防ぐ．
- 組織構造を良好に保つ．
- 染色反応を良好に保つ．

❷ 固定による変形をできる限り防ぐ工夫が重要
[a] 浸透固定（およそ20倍容量の固定液が必要）
- en block：脳は一塊として1週間以上固定（一部を凍結保存する場合を除く）．
- sliced block：肺，肝などの大型臓器および腎・リンパ節など被膜のある臓器はスライスして固定．
- small block：容積が小さいほど固定は進行しやすい．

[b] 注入固定
- 肺は気管支から固定液（ホルマリン）を注入し，各葉を十分広げる．無気肺の部分では肺が広がりにくいことが所見となる．
- 脳では固定時間が短縮でき，免染染色の結果も改善するが，白質にアーチファクトが生じやすい．

❸ 中性緩衝ホルマリン（リン酸緩衝ホルマリン pH7.2，架橋固定による）について
[a] 長所
- 組織への浸透が早い（～数 mm/hr）．
- 細胞内小器官の保存が良好．
- 組織の収縮率が低い．
- 組織が硬くなりすぎない．
- 水溶性物資や蛋白・脂肪分がよく保存される．

[b] 短所
- 毒性（特定化学物質第2類：管理濃度 0.1 ppm）．発生源の密閉・排気装置・保護具の使用・作業環境濃度の測定が必要．目安は解剖時で 3.5 ppm，切り出し時で 0.3～0.4 ppm．
- 廃棄費用がかさむ（産業廃棄物）．

> **Memo　その他の固定法**
> - アルコール（凝固／脱水固定）：細胞診標本に頻用される．毒性は低いが，組織が収縮し硬くなる．
> - マイクロウェーヴ：45～55℃処理が標準的（低温では薄切しにくく，高温では組織アーチファクトが生じやすい）．
> - 安全上避けるべき固定法：塩化水銀を含む Zenker 液，Helly 液，爆発性のあるピクリン酸を含む Bouin 液，クロロフォルムを含む Carnoy 液など．それぞれ限定的な目的で使用されるが，病理解剖で使用することはほとんどない．

❹ 固定前の注意点

- 死後変化に影響する要因：死後時間・臓器の大きさ・臓器の保存環境・疾患の性質.
- 粘膜を水で優しくすすいでも組織をあまり傷めない.
- 乾燥させない.
- 血液の混入をできる限り防ぐ.

> **Memo　剖検臓器の核酸保存法**
> - 液体窒素などで急速に凍結し−80℃で保存すれば数十年保存可能である.
> - 中性緩衝ホルマリンで固定，数か月以内に保存された臓器のパラフィンブロックなら使用可能である.
> - 非緩衝10％ホルマリン液よりも緩衝4％ホルマリン液の方が保存状態は良好である.
> - ホルマリンに入れたままの臓器からでは核酸の検索は困難となる.
> - 採取された検体をただちに処理できない場合は冷蔵固定もしくは1日間室温固定後のエタノール置換により，良好な核酸品質を保持できる.

1.2　切り出し

❶ 肉眼観察のための一般的な割の入れ方

- 実質臓器は門部を通る最大割面を作り，それに平行な割面を作成するのが原則（図4.1）.
- 管腔，脈管構造は切り開いて観察するのが原則（図4.2, 4.3, 4.4）.
  ▸ 組織の状態，病変の性質などにより開かない方がよい場合もある（図4.5）.

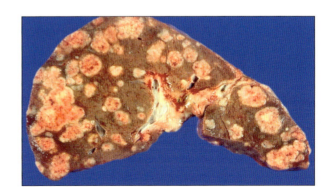

図4.1　結腸癌の肝転移例
多発性の結節性転移病変が認められ，多数の花が咲いたようにみえることから菊花石にたとえられる.

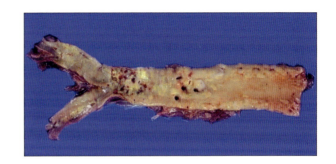

図4.2　胸部大動脈〜総腸骨動脈
胸部大動脈〜総腸骨動脈を背側から開いてある．分岐部周囲の動脈硬化が強い.

図 4.3 腸間膜動脈

腸間膜動脈を開いてある．血栓の有無や動脈硬化に注目する．

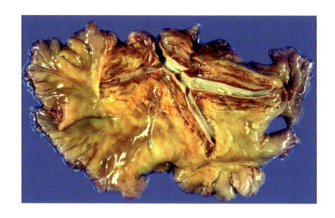

図 4.4 偽膜性腸炎

ⓐ 粘膜の粗造な部分が偽膜．
ⓑ 粘膜をフィブリンに富む偽膜が覆う．

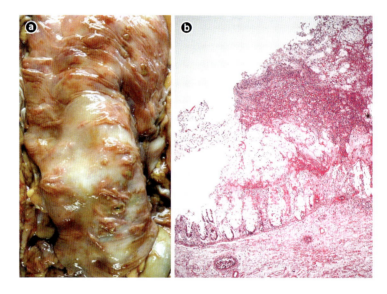

図 4.5 横行結腸憩室

ⓐ 右半結腸切除後に盲端となり留置された横行結腸．腸は細く萎縮しており，かえって憩室が目立つ．
ⓑ 組織像．憩室は固有筋層を伴っていない（仮性憩室）．

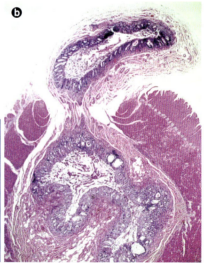
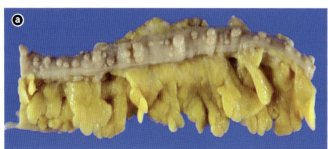

❷ 組織標本のための一般的な切り出し方法（図 4.6, 4.7）

- 各臓器から少なくとも 1 つは切り出すが，心・脳・肺・肝・膵・消化管・子宮などからは複数採取する．
- 病変の位置・広がりを肉眼的に観察し，病変と周囲正常組織を含めて切り出す．
- 壊死の強い部分を避け，性状の異なる病変はそれぞれから採取する．
- 通常用いられるカセットには約 2 g の組織が入る．50 ブロック作成しても高々 100 g のサンプリング組織をみているに過ぎない．したがって，肉眼観察は極めて重要である．

図 4.6　肺の割面
色調の違いに注目し，切り出すと ⓐ～ⓒ に示すように組織所見もそれぞれに異なる．

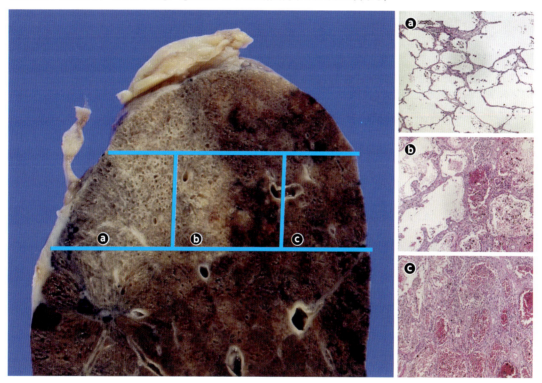

図 4.7　脾臓

ⓐ 肉眼的には数 mm 径の淡い色調の結節性変化がみられる．
ⓑ 組織学的には赤脾髄の結節性過形成であることがわかる．

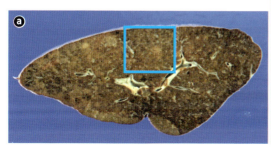
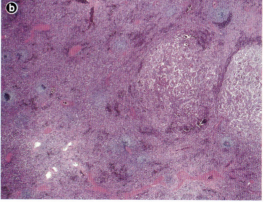

❸ 各臓器系別の固定・切り出しの注意点

ⓐ 心臓（図 4.8, 4.9, 4.10, 4.10, 4.11, 4.12, 4.13）

- 以下の手順で血液の流れる順に心臓を切開する．

> **手順**
>
> ①下大静脈の切り口から上大静脈の切り口に向けて右房側壁をハサミ（もしくは腸管ハサミ）で切る．この時，洞結節を傷つけないように上大静脈後面を切るようにする．ついで，右心耳先端部にかけてハサミで切開する．このあと三尖弁の弁口の狭窄，血栓の有無などを観察する．
>
> ②心臓を裏（後面）に向け，右心房から心室中隔に沿って自由壁を心尖部に向けてハサミが壁に直角になるように切開する（第1切開，図 4.8ⓐ）．
>
> ③心臓を表（前面）に向けた後，肺動脈に左手第2指を入れ，右心室の心尖部から挿入した指を指標として心室中隔の前縁に沿って肺動脈に至るまで切開する（第2切開，図 4.8ⓑ）．
>
> ④ついで左房にうつり，心臓を裏（後面）に向け，左右の肺静脈の切り口を開き，さらに左心耳まで開く．僧帽弁を上からのぞき，弁の変形，肥厚，血栓の有無などを観察し，前後乳頭筋を確認し，左房より心室中隔に沿って心尖部まで切開する（第3切開，図 4.8ⓒ）．
>
> ⑤心臓を表（前面）に向け，肺動脈を大動脈から少し剥離する．大動脈より左心室へ左第2指を挿入し，左心室の心尖部から挿入した指を指標として心室中隔前縁に沿って上行大動脈まで切り開く（第4切開，図 4.8ⓓ）．

✓ **Point**　心臓の切開のチェックポイント

①血液の流れに沿って，②中隔に沿って，③後面から前面へ，の3つが挙げられる．

図 4.8 心臓の切開

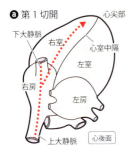
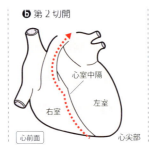
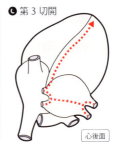
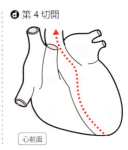

図 4.9
血流に沿って開いた心臓
ⓐ心房中隔欠損．
ⓑ乳頭筋断裂．

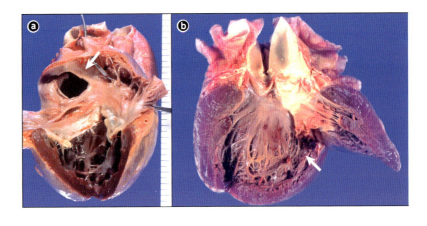

- 摘出後直ちにホルマリンに固定し，半固定の状態で観察すると，その後の固定による変形が防げる．
- **心筋梗塞を疑う**場合の心臓の切開法（図 4.10）
  - 病変の中心部と辺縁部を切り出す．
  - 心尖から心室の約 1/3 の高さで**冠状溝に平行に**割を入れ，これに平行に 1 cm 間隔で心尖部まで輪切りにしていく．残った心基部は前述の方法で血流の流れに沿って開く．
  - なお，心基部梗塞を疑う場合はさらに上部まで輪切りを続ける．
  - その他，特殊な検索法として右房もしくは大動脈よりホルマリンを注入する固定法もある．
- 梗塞がなくても冠状動脈閉塞があれば各冠状動脈の支配域から切り出す．
- 冠状動脈の閉塞があれば閉塞部付近と末梢部からそれぞれ切り出す．

図 4.10　心筋梗塞を疑う場合の切開法

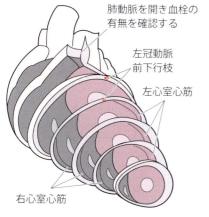

図 4.11　心筋梗塞を伴う場合の切開法

両心室を横断面とし，上部を血流に沿って開いてある．冠状動脈の取り出しや梗塞がみやすくなり，多くの症例で使用可能である．

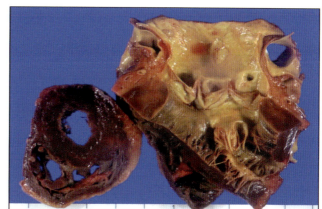

図 4.12　冠動脈

冠動脈硬化が高度な場合はまず冠動脈全体を取り出し，脱灰後に多数の横断面を作成する．

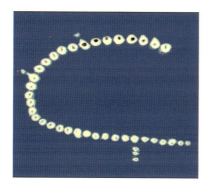

図 4.13　結腸癌の心臓転移

ⓐに示すように，右心房内に腫瘤を認めたことから，まず en block で半固定し，右室の縦断面を作成することにした．
ⓑはその割面で，右心房から右心室にかけて充満する腫瘍が認められる．＝尖弁が腫瘍に巻き込まれているのがわかる．

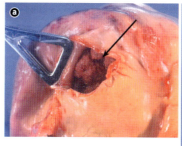 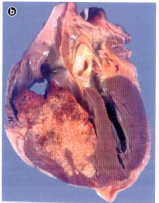

b 肺（図 4.14, 4.15）
- 注入固定後に半固定の状態で割を入れる．
- 門部を通る割面を作る：上下気管支に挿入したゾンデなどに沿って割を入れる（場合によっては固定後に行う）．

> ✓ Point　肺を切り出す際のチェックポイント
> 胸膜のリンパ管・癒着，気管支内腔（粘膜や内容），肺動脈血栓の有無，肺実質（硬結・梗塞・出血・うっ血・腫瘍・石灰化・浮腫・空洞・気腫・炭粉沈着など）．

図 4.14　誤嚥性肺炎像
全体に含気の低下した左肺．下葉に向かう気管支の走向の延長上に壊疽性変化が認められる．上葉では炭粉沈着がみられる．

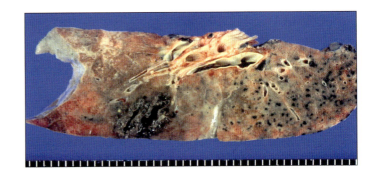

図 4.15　肺の CT 割面の例
この例では食道癌に合併した膿胸の原因が腫瘍の浸潤によるものか，肺炎の波及によるものかが問題となり，en block 固定後に CT 面に合わせた割面を作成し，切り出しを行っている．

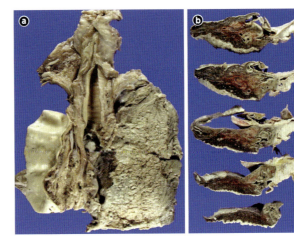

c 肝
- 肝門部を通る最大割面を作り，胆嚢は切り離さない．胆嚢から 3 管合流部まで切り開く．

> ✓ Point　肝を切り出す際のチェックポイント
> 少なくとも左右両葉から切り出す．色の違う部位，被膜・硬さ・小葉構造・肝内胆管・血管（特に門脈），胆嚢粘膜の性状に着目．

d 腎尿路系 (図 4.16, 4.17)

- 腎被膜を剥離（成人例）し，割を入れる際に完全に 2 分割せず，4/5 ぐらいまで割を入れ，そこから割面をのぞくようにして腎盂を確認し，ハサミを用いて腎盂より残りの腎を切り，ついで尿管を膀胱近くまで開く．この操作は左右とも同様に行う．

> ✓ Point　**腎を切り出す際のチェックポイント**
> 　　　　皮髄境界（皮質の色と厚さ），腎動脈硬化の有無・腎盂の大きさ・尿路粘膜の性状など．

図 4.16　腎尿路系
腎皮質，髄質および腎盂粘膜を含めて切り出す．

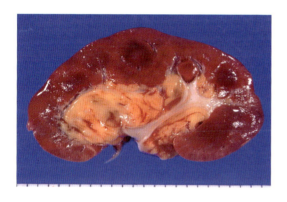

図 4.17　Rokitansky 法の場合
腎盂から連続して尿管を開く．膀胱を Y 字型に前面より開き，尿管口にゾンデを入れて尿管を開く．

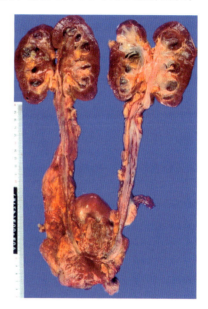

e 膵臓 (図 4.18)

- 主膵管に直交する割面を作成あるいは主膵管を開く．

> ✓ Point　**膵臓を切り出す際のチェックポイント**
> 　　　　硬さ・形・色・小葉構造・膵管の走向・脂肪壊死の有無など．

図 4.18　膵臓
自己融解を生じやすいので速やかに固定する．

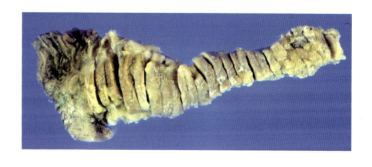

f 脾臓（図 4.19）
- 血液に富み，固定不良となりやすいので，small block での固定を心がける．

✓ Point　脾臓を切り出す際のチェックポイント
白脾髄・赤脾髄・組織粥・梗塞・結節・副脾の有無など．

図 4.19　濾胞性リンパ腫の脾浸潤例
重量は 800 g を越え，長軸に直交する割面を作り固定しやすくした．無数の白色結節が腫瘍浸潤部位である．

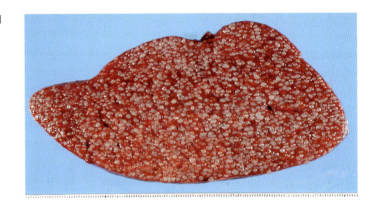

g 副腎（図 4.20）
- 重量を測定し，短軸方向に 3 mm 間隔で割を入れる．

✓ Point　副腎を切り出す際のチェックポイント
髄質を含む切片を取る．皮質の厚さ（脂質量），結節の有無など．

図 4.20　皮質腺腫の症例

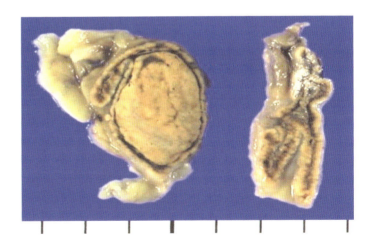

h 上部消化管（図 4.21, 4.22）
- 胃は通常，大弯線に沿って開き，食道もそのまま切開線を延ばす．

✓ Point　胃の切り出しのチェックポイント
内容，粘膜の性状，所属リンパ節など．

図 4.21 胃
胃粘膜の浮腫・発赤，びらんが高度である．

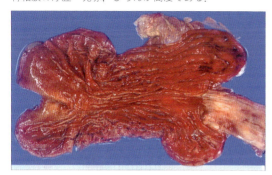

図 4.22 胃粘液癌の症例
腫瘍の増殖をみやすくするために冠状断としている．

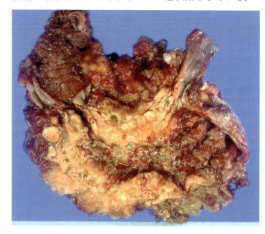

ⅰ 下部消化管
- 腸管は通常，腸間膜付着部寄りを開く．
- 虚血性病変が疑われる場合は血管が輪切りになるように腸間膜に割を入れ，血栓の有無などを観察する．

> ✓ Point　下部消化管切り出しのチェックポイント
> 位置・分布・内容・壁・粘膜の性状・所属リンパ節など．

> Memo　食道翻転 (eversion) による食道静脈瘤の観察
> 幽門側から胃を EC junction から約 10 cm の所まで開き，鉗子を食道口側断端まで挿入し，断端をつかむ（図 4.23 ⓐ）．ついで，鉗子を引き抜いて食道内腔を翻転させる（図 4.23 ⓑ）．この方法は食道静脈瘤の症例などで病変の同定に有用である．

図 4.23 食道翻転による食道静脈瘤の観察

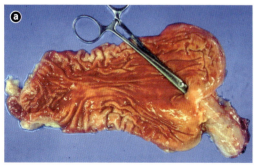
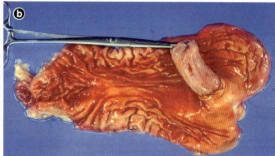

j 大血管・脈管系

- まず静脈系を開き観察する．ついで，動脈系を開き観察する．

> ✓ Point　**血管系のチェックポイント**
> 拡張の有無・粥状硬化・動脈瘤の有無，石灰化など．

k 頸部臓器（図 4.24）

- 管腔を切り開き，内腔／粘膜を観察する．

> ✓ Point　**頸部臓器のチェックポイント**
> 粘膜の色，性状，内容，甲状腺，副甲状腺，リンパ節など．

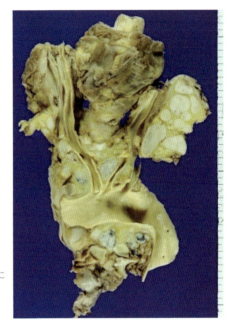

図 4.24 頸部臓器の前面

腫瘍のリンパ節転移が多発性にみられ，左頸部で著明である．甲状腺はすでに外してある．

l 男性生殖器（睾丸・副睾丸・前立腺）および膀胱（図 4.25）

- 男性では通常，前立腺と膀胱を一塊として摘出する．尿道断端から膀胱頂部まで前壁を切開する．次に膀胱三角部の尿管口から左右の尿管とともに膀胱壁を切開する．
- 前立腺・精嚢は 5 mm 間隔の割面を作り観察する．
- 精巣と精巣上体の両方の割面が観察できるように半割する．
- 有鉤ピンセットで精細管の**牽糸性試験**(けんしせいしけん)を行い，精細管牽引が**常**あるいは**困難**かを記載する．

図 4.25
男性骨盤臓器の標準的な切開

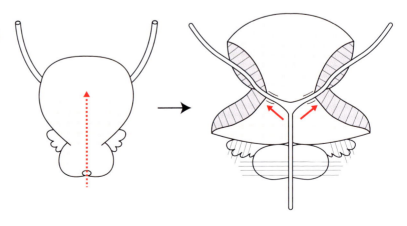

m 女性生殖器（図 4.26）

- 女性では通常，膀胱と子宮・腟壁を切離する．膀胱は男性と同様に前壁を切開する．子宮は前壁を切開し，底部で左右の卵管開口部に向かって Y 字型に切開する．
- 卵巣・卵管は短軸方向に割を数か所入れて観察する．卵管采も切り出す．

図 4.26 女性骨盤臓器の標準的な切開

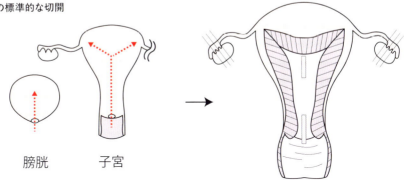

Memo 説得力のある美しい写真を撮るための注意点
- 臓器・病変がひと目でわかるように構図を工夫する．
- 余計なものが写り込まないように背景の血液などはふき取っておく．
- 不要な脂肪組織は除去しておく．

参考図書

1) 日本病理学会（編）：病理技術マニュアル 2　病理解剖とその技術．医歯薬出版，1982
2) 病理解剖マニュアル．病理と臨床（臨時増刊号）Vol 30．文光堂，2012
3) Hutchins GM (ed): An Introduction to Autopsy Technique. the College of American Pathologists, 1994
4) Burton J, Rutty G (eds): The Hospital Autopsy, 2nd ed. Arnold, 2001
5) Finkbeiner WE, Ursell PC, Davis RL (eds): Autopsy Pathology: A Manual and an Atlas. Churchil Livingstone, 2004
6) 日本病理学会（編）：ゲノム研究用・診療用病理組織検体取り扱い規程．羊土社，2019
7) 岩田英紘，他：良好な核酸品質保持のためのホルマリン固定条件の検討—Friday biopsy や長期休暇前に採取された生検検体を想定して—．医学検査 70:724-732, 2021

Column 3　病理解剖セミナー

　病理解剖の手技の習得は，先輩方のやり方を見よう見まねで覚えていくというのが今も一般的に行われているように思われる．1980 年から 1990 年前半は，現在に比べて病理解剖数が明らかに多く，私自身病理専門医試験の受験申請時にすでに 110 例以上の剖検を経験していた．ただ，病理専門医を取得してからも，そのやり方でいいのかどうか，なかなか自信が持てなかった．そんな折，英国の病理雑誌（Journal of Pathology）に "A short course on the autopsy" の案内が出ており，参加することにした（病理と臨床 12: 1135, 1994）．このセミナーを受講して一番良かったのは，これまでやってきた剖検の手技（セミナー内で病理解剖のデモンストレーションを見学できた）や取り組み方が正しかったと確信できた点である．その後，川崎医大，埼玉医大に在籍中，合計 3 回の病理解剖に関するセミナーを開催したのは，同じような悩みを持つ病理医の助けになればという願いがあったからでもある．今後もこのような病理解剖セミナーが行われ，若い病理医が自信を持って病理解剖に臨める環境が整うことを願ってやまない．

2 各論：心臓の刺激伝導系

2.1 基礎知識

- 心臓の刺激伝導系（図4.27）は，心房内の洞房結節（sinoatrial node），房室結節（atrioventricular node），ヒス束（His bundle），左右の脚より構成され，心臓の電気的刺激を伝導する特殊心筋細胞からなる組織である．
- 心臓の刺激伝導系は右心房の洞房結節より始まり，心房内を走行し，房室結節へ至り，His束，右脚と左脚に分岐した後に左右の心室筋全体へ走行する．心室内に網目状に分布する特殊心筋は，Purkinje線維と呼ばれる．
- 特に房室結節（田原結節）は1906年に田原淳氏により発見され，多数の心臓の連続切片を作製することで，房室結節からPurkinje線維の分布まで詳細に明らかにされた[1]．
- 心筋梗塞や不整脈の解剖症例や，突然死の死因究明など刺激伝導系の評価が問題となる症例では，組織学的検討を行うことは重要である．
- 刺激伝導系は肉眼的に容易に同定できないため，刺激伝導系の特殊心筋が含まれる解剖学的な位置をブロック状に切り出し，適切な方向で薄切し標本化することが必要である．
- 多数の連続切片を作成してすべての刺激伝導系を検討することは，日常業務で行うには手間や時間がかかりすぎるため実践的ではないと思われる．本項では洞房結節，房室結節およびHis束を切り出す方法を提示する．

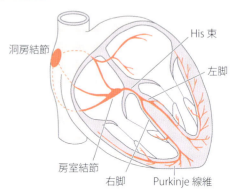

図4.27　心臓の刺激伝導系

2.2 洞房結節

- 洞房結節は上大静脈と右心耳との境界部（分界稜）に位置し，上大静脈側の心外膜側脂肪組織内に含まれる．そのため心臓を取り出す際には，上大静脈と右心房の連続性がわかるように取り出す必要がある．具体的には上大静脈を十分に（少なくとも1cm以上）つけて外すことが大切である．

手順

① 上大静脈と右心耳を血流の向きに沿って分界稜を含むように切開を入れる（図4.28 ⓐⓑ）．
② これらの切開の下端部を通るようにブロック状に切り出す（図4.28 ⓒ）．
③ 約4mm幅でスライスして包埋する（図4.28 ⓓ）．洞房結節は洞房結節動脈周囲に白色調組織として肉眼的に観察される．大きさはおよそ2mm以下で，長さは10～30mm程度とされる．

> **Memo**　洞房結節は洞房結節動脈の周囲に位置し，特殊心筋細胞は豊富な膠原線維に取り囲まれ，錯綜した細い筋線維として観察される（図4.29）．

図 4.28 洞房結節の切り出し

ⓐ右心耳および上大静脈を前方からみた図．ⓑ右房を心内膜側より見た図，分界稜を含むように切出す．
ⓒⓓ切り出し図と割面．矢印に洞房結節動脈が観察される．

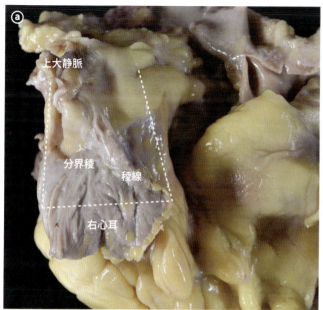
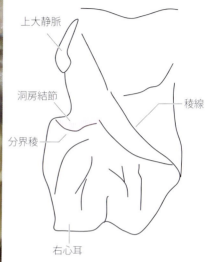
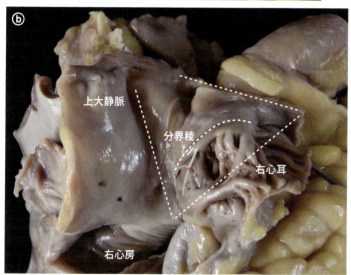
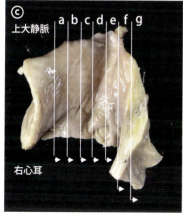
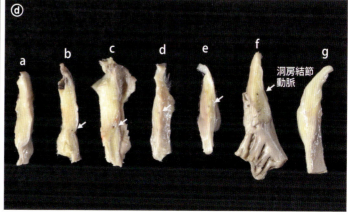

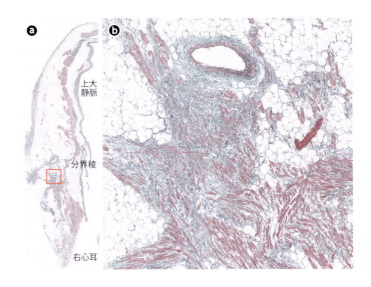

図 4.29 洞房結節の組織像

ⓐⓑ Elastica Masson 染色.
洞房結節動脈周囲に膠原線維に取り囲まれた錯綜した筋線維として洞房結節が観察される.

2.3 房室結節とヒス束

- 洞房結節から心房内伝導路を介して，房室結節を介してヒス束に至る．
- 房室結節の存在部位のランドマークとして，Koch の三角がある．Koch の三角は，三尖弁輪，冠静脈洞開口部，Todaro 索より形成される三角形の領域である．頂点に当たる部位に膜性中隔部が存在する．

> **手順**
> ①血流の流れに沿って切り開いた三尖弁側からみて，三尖弁の中隔尖と冠静脈洞，卵円窩を同定する（図 4.30ⓐ）．
> ②冠静脈洞開口部，三尖弁の中隔尖と前尖の交連部を目安に血流の流れに沿って切開を加える（図 4.30ⓑ）．
> ③2 つの切開上端をつなぐ切開を加えて，ブロック状に房室結節を含むように切り出し，4 mm 程度に血流の向きに沿って切り出す（図 4.30ⓒⓓ）．

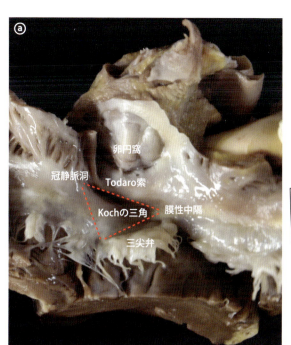

| 図 4.30 | 房室結節の切り出し |

ⓐⓑⓒ 右房側より見た図．三尖弁輪，冠静脈洞開口部，Todaro 索で囲まれた領域が Koch の三角である．この領域を含むようにブロック状に切り出し，弁尖を血流に向かって割を入れる．
ⓓ 心房と心室の境界部に房室結節動脈が観察され，近傍に白色調の中心線維体が観察される．

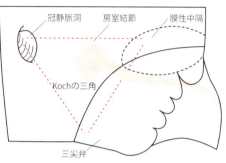

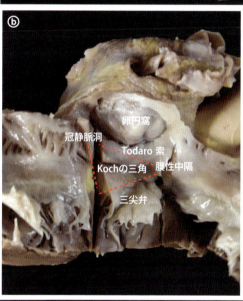

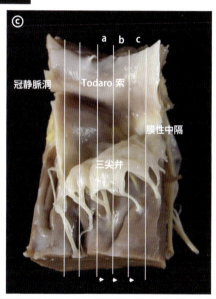

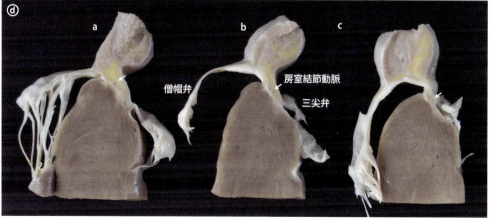

図 4.31 房室結節の組織像

ⓐⓑElastica Masson 染色．ⓐの赤枠で囲まれた領域を拡大すると（ⓑ），膠原線維で囲まれた錯綜する特殊心筋細胞が観察される．

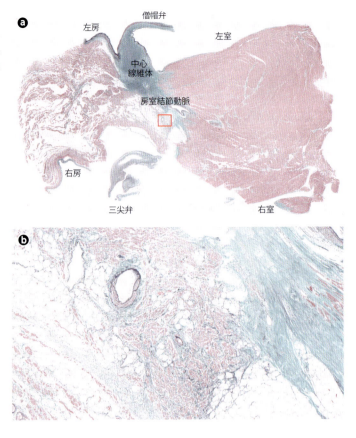

Memo
- 割面では心房と心室の境界部に房室結節動脈が観察される．**房室結節は心房中隔の右側で中心線維体の心房側に観察される**（図 4.31）．中心線維体を貫通する領域で His 束へ移行する．
- 突然死症例の刺激伝導系の組織では，下記のような所見が観察されることがある．
  ▸ 洞房結節や房室結節の梗塞所見
  ▸ 心筋炎の波及
  ▸ サルコイドーシス
  ▸ アミロイドーシス
  ▸ Fetal dispersion of the AV node
  ▸ Conduction system hamartoma などの腫瘍性病変

Point
- 組織標本上で観察できない場合には，追加標本作製，深切りや裏面の標本作製が必要となることもある．
- 病理解剖の診断に際しては，刺激伝導系の病理組織標本のみでなく，失神や動悸などの臨床症状や病歴，心電図等の検査所見と合わせて総合的に評価することが必要である．

参考文献
1) Tawara, S: Das Reizleitungssystem des Säugetierherzens : eine anatomisch-histologische Studie über das Atrioventrikularbündel und die Purkinjeschen Fäden. Jena: Gustav Fischer, 1906.

3 各論：肺・胸膜

3.1 はじめに

- 肺に起こる疾患は他の臓器同様多数あるが，肺は呼吸を行う臓器であるため，気道を介して外界との間に交通を有しており，また，ガス交換のために肺動脈や肺静脈で直接心臓とつながっている．
  - ▶ 種々の感染症に罹患する危険性が高い．
  - ▶ 大気中の粉塵の吸引・沈着がみられる．
  - ▶ 循環動態の変化の影響を受けやすい．
- 肺は左右一対存在しており，病変の左右差は当然存在する．
- 立体的な大きな臓器であるために，部位によって病変の分布や強弱が異なり，しばしば病変が全く存在しない領域もみられる．
- 以上のようなことがあるため，肺にみられる病変は複雑な様相を呈することが多く，病理学的な検索を行うには，病変を含む的確な標本採取・切り出しが必要であり，そのための肉眼観察のトレーニングは極めて重要である．
- 本項では，肺を中心とした呼吸器領域の病理解剖の一般的な取り扱いについて述べるが，ページの関係もあり，胸腔の観察，固定法，肺の外表観察，割の入れ方，喉頭や気管の観察についての記載を行う．
  - ▶ 肺の取り出し方は，2章 5 Rokitansky 法 5.2 各臓器の摘出および取り出しの❼（☞ 45 頁）および 2章 6 Virchow 法 6.2 臓器の取り出し❹（☞ 50 頁）を参照していただき，臓器の肉眼所見に関しては 6章 2 臓器別各論 主要臓器の肉眼所見 2.3 呼吸器（☞ 161 頁）を参考にしてもらいたい．

3.2 胸腔の観察

- 胸腔切開ののち，心囊を切開する前に胸腔全体を観察し，肺と胸壁の癒着の有無や程度を観察する．癒着が強い場合は壁側胸膜を肺に付けて摘出する（図 4.32）．

図 4.32 石綿肺の症例

びまん性に線維性の胸膜肥厚が認められ，肺と胸壁の間の癒着のため，壁側胸膜を肺につけて摘出している．❹は摘出肺の全体像，❺はスライスを並べたもので，肺と胸膜に強固な癒着がみられる．

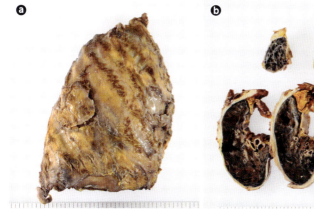
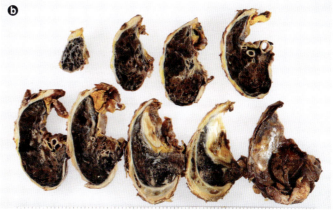

> **Memo** 胸膜の癒着が強い場合には胸壁と壁側胸膜の間に手を入れて肺に壁側胸膜を付けて用手的剥離を行う．癒着が強く用手的剥離ではがせない場合にはメスを用いて胸壁から外していくが，臓側胸膜が胸壁側に残らないようにメスを肋骨に当てるようにして剥離を行う．

- 癒着が強固でない場合，胸水の貯留の有無を確認し，量を計測するとともに性状（黄色透明，混濁，血性など）を観察する．
- 症例によっては心臓を取り出したのち，肺を起こして肺との関連がわかる状態で胸膜を観察する（図 4.33）．

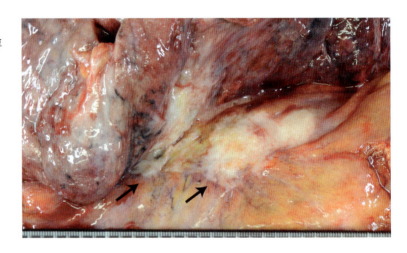

図 4.33 縦隔と肺の間に胸膜の白色肥厚（矢印）を認める症例

- 両肺を取り出し，胸腔をきれいにしたのち胸腔全体を観察して，胸膜炎，**胸膜斑**（pleural plaque），腫瘤の有無を確認する（図 4.34，図 4.35，図 4.36）．

図 4.34 壁側胸膜に胸膜斑を認める症例
ⓐ 壁側胸膜に黄白色の低隆起（石綿斑）を認める．ⓑ 石綿斑を含む壁側胸膜を剥離して採取する．

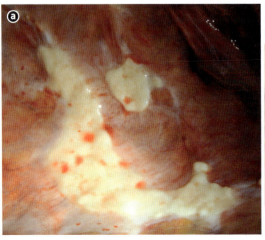
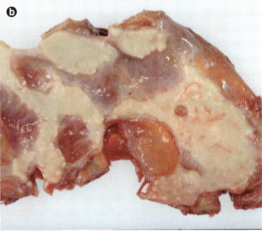

図 4.35 肺膿瘍が胸腔に穿破し（矢印），膿胸をきたした症例
胸膜に化膿性炎症が認められ，高度の癒着を伴っている．

図 4.36
胸腔内に隆起性の腫瘤を認める症例
右第 10 肋骨部から隆起する腫瘤（矢印）を認め，組織学的には神経鞘腫であった．

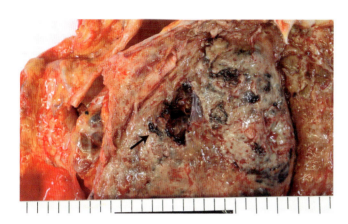

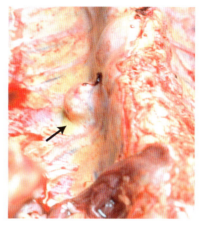

3.3 固定

- 固定は，肺の重量を計測したのち，10%中性緩衝ホルマリンを主気管支から注入して行う．

Memo　肺は生体内では肺胞腔内に空気が入っており，肺胞は広がった状態である．病理解剖で肺を取り出すと肺内の空気は外に出てしまい，肺胞は虚脱した状態になってしまう．虚脱した状態では肺の組織学的検討はできないため（図 4.37），本来空気が存在していた場所にホルマリンを注入して，肺胞を膨らませ，生体内と同じ状態にして病理学的検索を行う必要がある．

図 4.37
ホルマリンの注入固定による気腔の拡がり
十分に膨らませる（ⓐ）と肺の構造がよくわかるが，虚脱した状態（ⓑ）では組織像の詳細は不明瞭である．

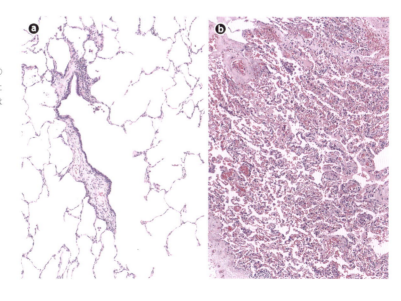

- 気管支からホルマリンを注入する方法は，**イルリガートル**内に入れた10%中性緩衝ホルマリンを上方から流して注入する方法がよく紹介されているが，筆者の施設では注入圧を一定にできるホルマリン注入装置を購入して，フード付きの換気装置内で注入を行っている（図4.38）.

> **Memo　イルリガートル**
> ドイツ語で「Irrigator」と表記され，ドイツ語由来の用語と考えられる．日本では点滴や浣腸，洗腸などに使用する医療器具を指し，灌注器とも呼ばれる．

図4.38　肺の注入固定
ⓐは筆者の施設で使用しているホルマリン注入装置．換気設備の整ったフード内で注入を行っている．
ⓑはイルリガートルを使用した注入固定の模式図．

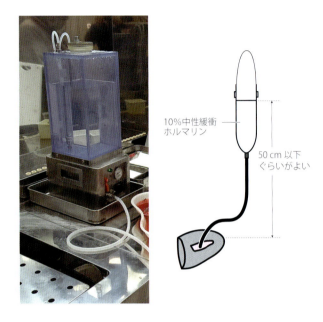

- 腫瘍などによって気管支閉塞があると，気管支からのホルマリン注入はできないので，末梢の胸膜面から注射針を用いてホルマリン注入を行って，肺を膨らませる．

> **Memo**
> ホルマリン注入の圧力は，あまり高圧でなければ，それほど気にする必要はない（50 cm水柱以下で行うことが多い）．胸膜が均等に張ってくるまで注入を行うが，気管支の走行は時に鋭角に曲がっているため，しばしば注入しにくい部位が存在する．こういった場合挿入部先端の向きを細かく変えることによって均等な注入が可能になる．

3.4　肺の外表観察

- 肺の外表観察としては，重量の計測，臓側胸膜や肺門部の性状の観察が挙げられる．
  - 胸膜の性状としては，色調，癒着，肥厚，混濁，凹凸，炭粉沈着，嚢胞や腫瘍性病変などの有無が挙げられ，図4.39～図4.43に症例の提示を行う．
  - 肺門部では，気管支，肺動脈，肺静脈それぞれの内腔や壁の性状に加えて肺門リンパ節についても観察を行う（図4.44）.

図 4.39 　肺の色調の違いについて
上葉は空気が多いため白色調を呈しており，下葉はうっ血のため赤色調となっている．

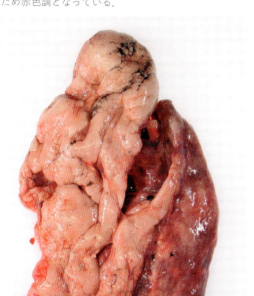

図 4.40 　胸膜の肥厚・混濁
長期にわたる胸水貯留により，胸膜に混濁および肥厚がみられ，肺は小さくなっている．

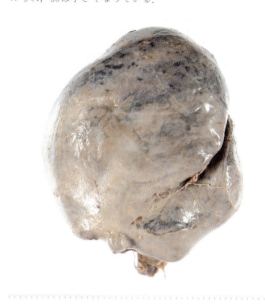

図 4.41 　炭粉沈着について
❶は貧血性で炭粉の沈着はほとんどみられないが，❷は炭粉の沈着が高度である．

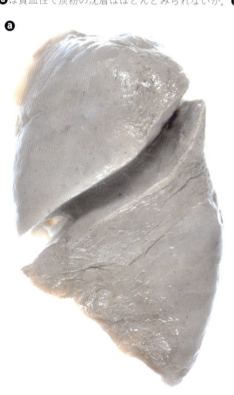
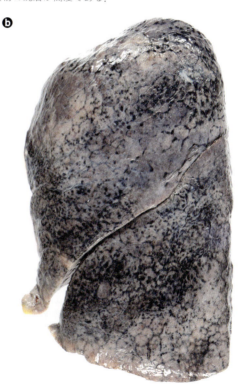

図 4.42　白色混濁を示す胸膜（ムコール感染症）

ⓐ 外表から観察すると，中葉に径 6 cm の領域に胸膜の白色混濁がみられる（矢印）．
ⓑ 胸膜に変化がみられた部分の肺内には，血腫を含む空洞が認められ，組織像（ⓒ：Grocott 染色）ではムコール真菌の感染がみられる．

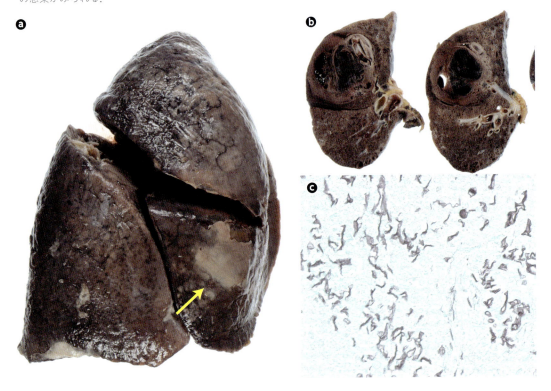

図 4.43　特発性間質性肺炎（IPF/UIP）の胸膜所見

ⓐ 胸膜表面に凹凸がみられ，この所見は下葉優位に認められる．また胸膜から突出するブラ様の囊胞もみられる（矢印）．
ⓑ 割面では径 5 mm ぐらいまでの囊胞が認められ，**蜂窩肺**と呼ばれる変化を示している．この囊胞構造が胸膜面からは凹凸としてみえる．

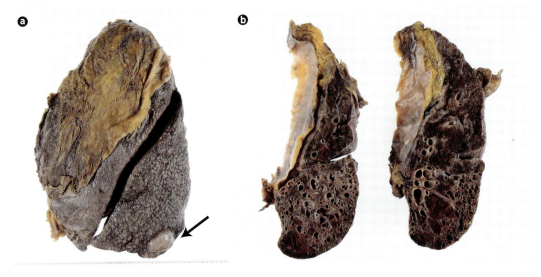

図 4.44 肺門部の観察

気管支，肺動脈，肺静脈の壁および内腔の観察に加えてリンパ節についても観察する．本例では肺動脈内に血栓が認められる（矢印）．

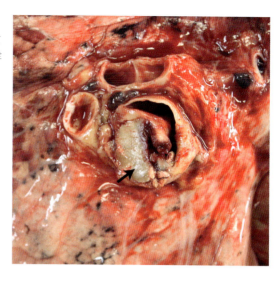

3.5 割の入れ方

- 肺を取り出して重量を計測したのち，すぐにホルマリンの注入固定を行い，剖検の最後に半固定の状態で割を入れている施設も多いと思うが，筆者の施設では，きれいな割面を得るために24時間以上固定してから割入れを行っている．

  > **Memo** 剖検中に割を入れない場合，肺の肉眼所見の報告は，肺の重量および外表の性状のみになることを事前に臨床医に伝えておく必要がある．特に病理解剖による検索の主体が肺にある場合にこの方法を取ることが多く，最も興味のある所見の報告が後日になることを臨床医（ご遺族）に理解してもらう必要がある（全ての病理解剖をこの方法で行えば，臨床医に伝える手間は省けるし，最近ではこのような方式で行っている施設も増加してきている）．

- 割を入れる方向は，肺の長軸方向に切る前額断でもよいし，水平方向に割を入れるCT断でもよい（図4.45）．

  > **Memo** 呼吸器内科医，呼吸器外科医，放射線科医などの臨床医はCT検査に慣れていることもあり，CT断で割を入れることを希望する場合が多く，筆者の施設でもCT断で割を入れている（図4.46）．

図 4.45 同一症例の右肺を前額断（ⓐⓑ），左肺を CT 断（ⓒⓓ）でスライスを行った症例

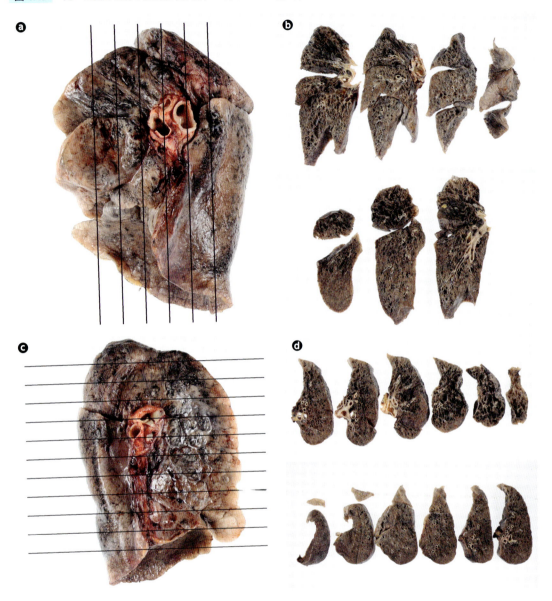

- スライスの厚さは，検体や病変の大きさにもよるが，2 〜 3 cm 程度の厚さで行っている．最近 CT の性能が向上しているが，それに合わせて薄く切るのは局所のみに限った方が効率がよい．
- 割を入れたのちにあらかじめ決めておいた方法に則ってスライスを並べ，割面の所見観察を行い，写真を撮っておく．
  ▶ 参考として筆者の施設でのスライスの並べ方を図 4.47 に紹介する．

図 4.46

CT 画像（ⓐ）と CT 断でスライスした割面（ⓑ）との対比

肺気腫に細菌感染が起こった症例で，囊胞内に化膿性変化がみられる（CT 画像と割面が完全に一致することはないが，参考所見としては役立つ）．

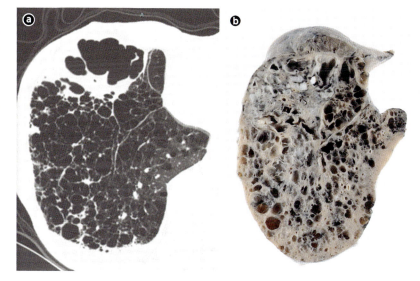

図 4.47

CT 断での並べ方の一例（筆者の施設で行っている方法）

観察は，CT 面と同じで，下方から見た面で行う．

右肺では肺尖を左上部外側に置き，左肺では肺尖を右上部外側に置いて，それぞれ内側に向かって並べている（あくまでローカルルールであるが，慣れてくると CT 画像との対比が容易となってくる）．

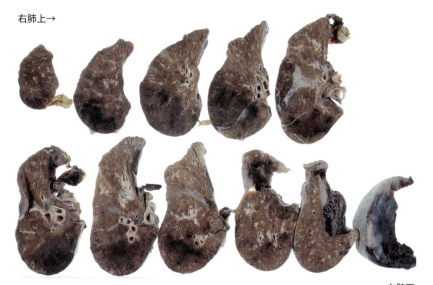

右肺上→

→右肺下
←左肺上

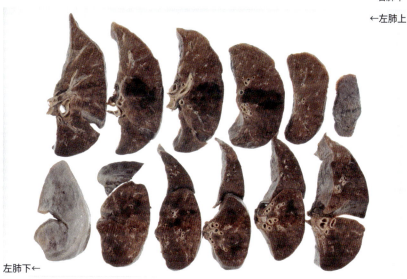

左肺下←

3.6 喉頭・気管の観察

- 喉頭, 気管(主気管支の中枢側も含む)に関しては, 正中部を後方から切り開いて観察する(喉頭は用手的に喉頭軟骨および舌骨を折って広げ, 気管および主気管支は膜様部を切り開く).
- 喉頭内および気管内の内容物を観察し, 病変(腫瘍, びらん, 潰瘍, 出血, 瘻孔など)の有無を確認する(図4.48, 図4.49).

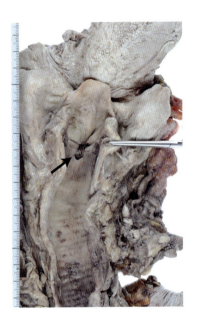

図4.48 喉頭および気管の観察.
喉頭に潰瘍を認め(矢印), 気管の粘膜に出血を認める.

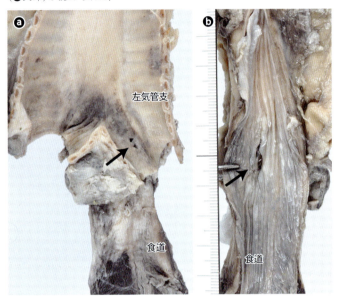

図4.49 食道・気管支瘻
ⓐ気管支. ⓑ食道.
NGチューブ(経鼻胃管)により, 食道と左気管支との間に瘻孔が形成された症例. 左気管支に2個の孔がみられ(ⓐ矢印), 食道との間に交通(ⓑ矢印)が認められた.

> **Memo** 図4.49では食道・気管支瘻を確認するため, 気管は膜様部ではなく, 前面から切り開いているが, 剖検は臨機応変に手技を変更することが重要である.

参考文献
1) 病理解剖マニュアル. 病理と臨床(臨時増刊号) Vol 30. 文光堂, 2012
2) 山中晃, 横山武:肺病理アトラス 第2版, 文光堂, 1990

4 各論：脳

4.1 はじめに

● 神経系は，患者さんの生涯にわたる病の経過や病態を考察する上で，全身の一臓器として欠かせない役割を担う．

● 臨床症状との相関がしばしば問題となり，系統解剖学的な標本作製が必要である．

● 遺伝子や生化学などの解析および将来の研究に，凍結組織の保存が望まれる．

● 本項では，東京都健康長寿医療センター高齢者ブレインバンクなどの経験をもとに記述する．

● 脳の写真を撮る場合，放射線画像などの臨床的な向きとする方法（冠状断の場合，脳は前方から観察し，脳の右側を写真の左とする．脳幹・脊髄は尾側から観察し，腹側を上とする）と，解剖学的な向きとする方法（尾側／後方から観察し，脳の右側を写真の右とし，背側を上とする）がある．本項は，CPC などで画像所見と対比することを念頭に置いて，前者の方法を用いている．

● 一般病理医が，通常の病理解剖で脳の切り出しを行う場合の参考として，最低限必要と思われる脳の割面とブロックを minimal requirement として記載する．

4.2 脳の取り出し

● 執刀者の人数に余裕がある場合は，胸腹部と開頭を並行して行うことで，剖検時間を短縮できる．心臓の摘出と脱血を先行させると，開頭操作に伴う出血を軽減できる．

手順

① （執刀前）頭部外傷や手術痕の有無，位置を確認する．

② （執刀前）開頭しやすい場所にご遺体を安置する．

> **Memo**　筆者の施設では，肩枕で頭頸部を支持し，ストライカーを自由に操作できるように剖検台から頭部を出して安置している．剖検台に頭部の支持器具が備わっている場合は，それを使用するとよい．床の汚染防止には，吸水シートを敷く．

③ 頭髪を前後に分けて，切開線となる皮膚を露出させる．

> **Memo**　予め霧吹きなどで頭髪を湿らせると，頭髪を束ねやすく，切開に伴う頭髪の飛散を抑えられる．頭髪が長い場合は，ヘアゴムなどで束ねるとよい．

④ 耳上部から頭頂部を通り，対側の耳上部にかけて，頭蓋骨に達するように頭皮をメスで深く切開する．

⑤ 骨膜剥離子やＴ字ノミなどで，頭皮・帽状腱膜を前方は**眼窩上縁**，後方は**外後頭隆起**まで剥離・翻転し，頭蓋骨を露出させる．

⑥ 骨切り線に沿って，側頭筋をメスで切開する．閉創後に頭蓋骨がずれないように，両側の耳上部で頭頂側に凸の山形の切開を入れる（図 4.50 **ⓐ**）．

⑦ 前頭部（眼窩上縁の２横指上方）から側頭部，後頭部（外後頭隆起）にかけて，頭蓋骨の外板をストライカーで切開する．

図 4.50 脳の取り出し

ⓐ 頭皮を剥離した後，側頭筋にメスで山形の切開を入れ（白線），骨切りする．
ⓑ 頭蓋骨の切開線にノミを入れ，ハンマーで軽く叩いて内板骨を切り離す．
ⓒ 視神経や内頸動脈を切断する．実際は，剪刃の柄が脳に当たらないように切る．
ⓓ 小脳テントを切開すると，脳幹や小脳，脳神経（VII–XII），椎骨動脈を視認しやすくなり，固定しながら遠位側で切断する．最後に頸髄上部を切断する．

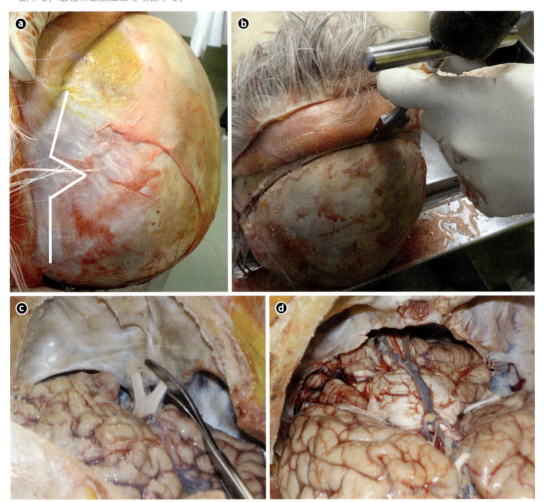

> **Memo**
> 脳の損傷を防ぐため，頭蓋骨内板の一部や硬膜を残す．外板を越えると骨髄腔に入るため，ストライカーの抵抗が減弱する．切り込み過ぎないように，ストライカーを把持する手の示指を頭蓋骨にあてながら切り進める．側頭部は骨が薄く，脳を損傷しやすい．頭部を側方へ回転させると，脳の沈下により切り込みを防げると共に，切開を進めやすくなる．

⑧切開線にノミを入れ，ハンマーで軽く叩いて内板骨を切り離す（図 4.50ⓑ）．
⑨後頭部の切開線にT字ノミを入れて捻じると，後頭部の頭蓋骨と硬膜が剥がれる．次に後頭部の切開線を把持し，前頭骨の切開線を支点として頭蓋骨を翻転させながら，硬膜から剥離する．これにより，硬膜で覆われた脳が露出する．
⑩頭蓋骨の切開線付近で硬膜を切開する．

⑪鶏冠（篩板の前上方の突起で，大脳鎌が付着する）の硬膜を切離し，頭部を後方へ傾けながら，前頭葉を頭頂側へ挙上させる．左右に軽く振ると，嗅球が嗅溝から離れる．

> 🔍 Memo　挫滅や損傷を防ぐため，すべての作業で脳は優しく把持する．

⑫視神経，内頸動脈，下垂体柄，他の脳神経（III-VI）を切断し，前頭葉から側頭葉を挙上させる（図 4.50ⓒ）．

> 🔍 Memo　脳を過度に挙上すると，中脳や橋付近の損傷，離断を生じる．以降は，脳の頭頂面を支えながら進める．

⑬錐体骨に沿って，小脳テントを切開する．
⑭脳神経（VII–XII），椎骨動脈を切断する（図 4.50ⓓ）．
⑮頸髄上部で切断する（脳・脊髄を一塊に摘出する場合は不要）．
⑯小脳テントの後方付着部を切離し，脳を摘出する．

> 🔍 Memo　下垂体や必要に応じて，トルコ鞍，鼻腔／副鼻腔，眼窩組織，内耳／中耳などを摘出する．胎児や新生児は，頭皮の翻転後に頭蓋縫合を切開し，脳を摘出する．

⑰脳重量を測定し，脳の頭頂面，頭蓋底面，左右側面の写真を撮影する（執刀者の人数や剖検時間が限られる場合は，固定後の撮影としてもよい．ただし，脳表からわかるような病巣がある場合は，in situ で撮影が必要である）．

4.3　頭部の閉創

手順

①吸水凝固剤を入れた後，白紙や木毛などを充塡し，頭蓋骨を被せ，元の位置に戻す．
②側頭筋を縫合する．胎児や新生児は，頭蓋縫合を縫合する．
③頭髪を巻き込まないように注意して，頭皮を縫合する．

4.4　凍結組織の採取

❶ 全脳固定の場合

手順

一側の前頭極，側頭極，後頭極，小脳を 1 スライス切り落とす（図 4.51ⓐⓑ）．

❷ 半脳固定，半脳凍結の場合

手順

①病変の優位な半脳を固定し，対側を凍結する．
②凍結側から脳底動脈系を外し，脳を左右に半切する．

図 4.51 凍結組織の採取

ⓐⓑ 全脳固定の場合．
前頭極（図中の白枠 i），側頭極（ii），後頭極（iii），小脳（iv）を 1 スライスずつ凍結する．また，嗅球を採取する（v）．
ⓒ–ⓕ 半脳固定の場合（写真は右脳凍結）．
脳幹・小脳を外し，大脳は乳頭体を通る割面（ⓒの白線）に平行に冠状断を作製する（ⓓ）．脳幹は水平断（ⓔ），小脳は矢状断（ⓕ）を作製し，凍結する．左右差の比較に，部分的に固定標本を採取する（中脳，小脳歯状核，海馬など）．
Scale bar: 1 cm

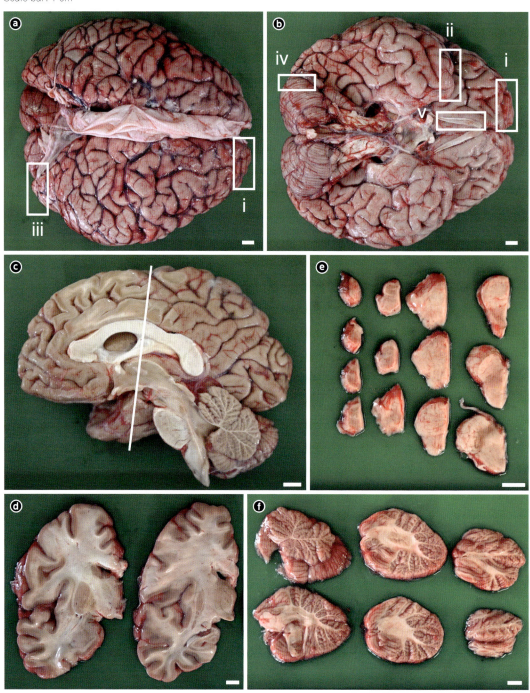

③大脳，脳幹，小脳を切離し，大脳は冠状断，脳幹は水平断，小脳は矢状断とする（図 4.51 ⓒ〜ⓕ，図 4.52）．

> Memo 死戦期の状態や死後時間により脳は軟化するが，冷却するとやや硬さが増し，作業を進めやすい．

④脳の半切後と割面の写真を撮影する．左右差の比較のために，凍結側からも部分的に固定標本を採取する．

図 4.52

脳幹・小脳の割の入れ方

右小脳を矢状断，脳幹・左小脳を水平断とする場合．
ⓐ 背側面から，小脳背側正中から第四脳室が見えるまで割を入れる（①）．右上小脳脚を切離する（②）．
ⓑ 腹側面から，右中小脳脚（③），下小脳脚（④）を切離すると，右小脳が外れる．5〜10 mm 程度の間隔で小脳矢状断を作製し，脳幹・左小脳は中脳水道や第四脳室に直行するように 5 mm 程度の間隔で水平断を作製する．Scale bar: 1 cm

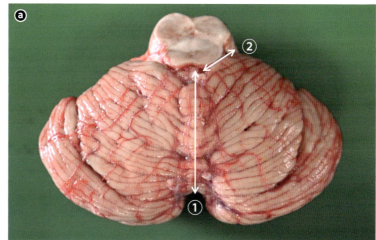

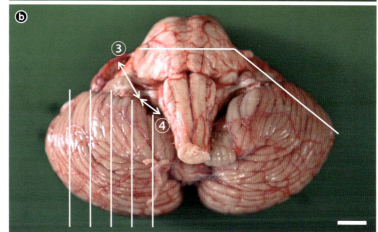

❸ 凍結

手順

①スライスした脳をアルミホイルに離して載せ，銅板上で粉末状のドライアイスや液体窒素で凍結する．

> Memo 液体窒素は，脳を長時間浸漬すると，ヒビ割れするため，注意が必要である．

②凍結組織はチャック付きの袋に入れて，ディープフリーザーで保管する．

4.5 脳の固定

- 全脳の場合は脳底動脈，半脳の場合は硬膜にタコ糸を通し，10%緩衝ホルマリンに浸漬する．
- 容器底面への接触や液面からの露出を避ける．
- Respirator brain の場合は，大型のガーゼで軽く包む．
- クモ膜下出血の場合は，流水で血液を流し，動脈瘤の破綻部やクリップを確認してから固定する．

4.6 脳の切り出し

- ブロックサイズの標本は固定後48時間以内，全脳や半脳は1～2週間の固定を目安に切り出す．放射線画像と対比するため，一定の角度の割面を作製することが重要である．

手順

① 脳の頭頂面，頭蓋底面，左右側面の写真を撮影する．
  ▶ 硬膜やクモ膜，上矢状洞の性状，脳回の萎縮，脳神経系，血管系の性状を観察する．
  ▶ 脳底動脈は，走行や形成異常，動脈硬化，動脈瘤，血栓・塞栓などに注意する（図4.53）．

図 4.53　脳底動脈の観察

脳底面から動脈を外し，走行異常や形成異常（低形成，無形成/欠損），動脈硬化，動脈瘤，血栓・塞栓，もやもや病などの有無を観察する．必要に応じ，標本を作製する．本例は両側内頸動脈，脳底動脈，椎骨動脈に軽度の動脈硬化を認める．Scale bar: 1 cm

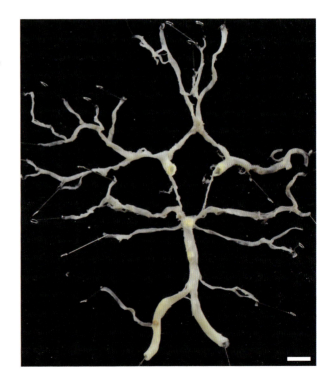

② 中心前回を同定する．マーキングしておくと，スライス後の切り出しが容易となる．
③ 脳底動脈系や嗅球を外し，標本にする．
④ 全脳固定では，前頭極と後頭極，前頭葉と後頭葉の下面，半脳固定では前交連と後交連を水平にする．冠状断は，この水平面に直行する割面であり，乳頭体を通る冠状断を作製する（半脳固定の場合は，工程⑤の後でよい）．

⑤脳幹・小脳の後方から松果体周囲のクモ膜を切開し，四丘体を確認する．脳底部に対して垂直に脳幹を把持する．中脳上部で水平断の割を入れ，脳幹・小脳を離断する．

Memo 中脳上部を切断する際は，乳頭体を損傷しないよう注意する．中脳の腹外側で，大脳脚に割を入れておくと，側頭葉内側部への切り込みを防げる．また，中脳と橋の境界部で切断した後に，中脳を採取する方法もある．

⑥脳幹・小脳の割の入れ方
　全脳固定の場合は，小脳半球の一側を水平断，対側を矢状断にするとよい（図 4.52）．
　1）水平断：画像との対比や脳幹・小脳の線維連絡の観察に優れる（多系統萎縮症など）
　　a. 橋・延髄境界から小脳半球後端に割を入れ，中小脳脚の最大割面を作製する．
　　b. 脳幹は腹側に弯曲しているため，中脳水道や第四脳室に直行するように 5 mm 程度の間隔で水平断を作製する．
　2）脳幹水平断，小脳矢状断：小脳の組織構造の観察に優れる
　　a. 全脳固定の場合は，小脳背側正中から第四脳室が見えるまで割を入れる．
　　b. 脳幹・小脳に対して，頭側から上小脳脚，腹外側から中小脳脚，尾側から下小脳脚に割を入れ，小脳を取り外す．
　　c. 5 〜 10 mm 程度の間隔で小脳矢状断を作製する．
　　d. 脳幹の水平断は 1）と同様．
⑦脳幹・小脳の割面写真を撮影し，黒質や青斑核の色調，中脳水道や第四脳室の性状，錐体路，橋横走線維，小脳脚，小脳皮質・白質，小脳歯状核などを観察する．

Memo ブロック切り出しまで時間がかかる場合は，乾燥を防ぐため，霧吹きや水で濡らしたガーゼで覆う．

⑧大脳の割の入れ方
　● 乳頭体を通る割面（④を参照）と平行に 5 〜 10 mm 間隔で冠状断を作製する．
　● Minimal requirement：以下の割面を中心に作製する（図 4.54）．
　　A.脳梁膝部を通る割面
　　B.視交叉を通る割面
　　C.下垂体漏斗を通る割面
　　D.乳頭体を通る割面
　　E.乳頭体から 5 mm 後方の割面
　　F.中脳赤核を通る割面
　　G.外側膝状体を通る割面（黒質外側端付近）
　　H.脳梁膨大を通る割面
　　I.頭頂間溝を含む割面
　　J.鳥距溝を含む割面

Memo すべて 5 mm 厚のスライスを作製する場合は，アクリル板などで補助器具を作製するとよい．フリーハンドで 10 mm 厚程度で切る場合は，視床下核の割面を得られないことが多く，乳頭体を通る割面の 5 mm 程度後方をスライスする．

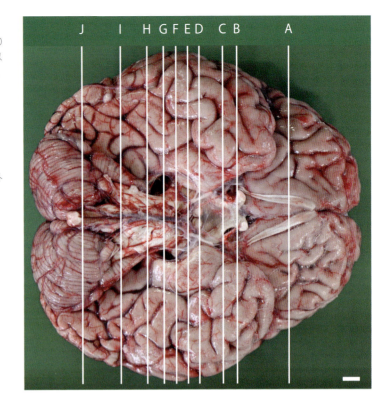

図 4.54　大脳の割の入れ方

乳頭体を通る割面と平行に 5〜10 mm 間隔で冠状断を作製する．以下の割面を中心に作製するとよい．
A. 脳梁膝部を通る割面
B. 視交叉を通る割面
C. 下垂体漏斗を通る割面
D. 乳頭体を通る割面
E. 乳頭体から 5 mm 後方の割面
F. 中脳赤核を通る割面
G. 外側膝状体を通る割面（黒質外側端付近）
H. 脳梁膨大を通る割面
I. 頭頂間溝を含む割面
J. 鳥距溝を含む割面
Scale bar: 1 cm

⑨大脳の割面写真を撮影し，脳溝や脳室の拡大の有無，萎縮の分布，皮髄境界，基底核や海馬，扁桃体の大きさや色調，血管周囲腔や梗塞の有無などを観察する．
⑩ブロックの切り出し
　1）Minimal requirement：以下のブロックを中心に作製するとよい（図 4.55，図 4.56）．
　　①延髄：舌下神経，迷走神経背側運動核，下オリーブ核を切り出す．
　　②橋：青斑核を切り出す．
　　③中脳：上丘，動眼神経核，赤核，黒質を切り出す．
　　④小脳：小脳皮質，白質，歯状核を切り出す．
　　⑤前頭葉：上前頭回と中前頭回を切り出す．
　　⑥中心溝：中心前回と中心後回を切り出す．
　　⑦側頭葉：上側頭回と中側頭回を切り出す．
　　⑧頭頂葉：頭頂間溝を中心に上頭頂小葉と下頭頂小葉を切り出す．
　　⑨後頭葉：鳥距溝を中心に一次視覚野や二次視覚野を切り出す．
　　⑩扁桃体：扁桃体，嗅内野を切り出す．
　　⑪前方海馬：海馬，海馬傍回，側副溝，紡錘状回を切り出す．
　　⑫後方海馬：海馬，海馬傍回，側副溝，紡錘状回，外側膝状体を切り出す．
　　⑬前部帯状回：脳梁膝部の割面で前帯状回を切り出す．
　　⑭マイネルト基底核：前交連の割面で基底核を切り出す．
　　⑮基底核：乳頭体，内包，淡蒼球，被殻，尾状核を切り出す．
　　⑯視床：乳頭体の後方で，視床，視床下核を切り出す．

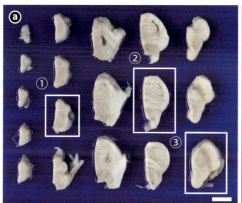
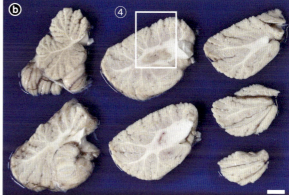
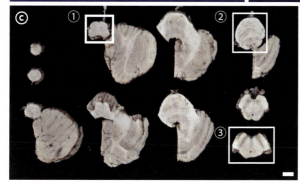

図 4.55

脳幹・小脳の切り出し（minimal requirement）
最低限必要な部位を示す．
ⓐ 半脳固定の脳幹水平断の割面
ⓑ 小脳矢状断の割面
ⓒ 脳幹・小脳水平断の割面
①延髄（舌下神経，迷走神経背側運動核，下オリーブ核），②橋青斑核，③中脳黒質（赤核レベル），④小脳歯状核を切り出す．なお，神経病理の専門施設では，大型カセットでスライス全体を作製することがあるが，本項では外科材料で使用するカセットサイズ（内寸約 3.0 × 2.5 cm）を想定している．
Scale bar: 1 cm

図 4.56 大脳・間脳の切り出し（minimal requirement）

最低限必要な部位を示す．A. 脳梁膝部を通る割面，B. 視交叉を通る割面，C. 下垂体漏斗を通る割面，D. 乳頭体を通る割面，E. 乳頭体から 5 mm 後方の割面，F. 中脳赤核を通る割面，G. 外側膝状体を通る割面（黒質外側端付近），H. 脳梁膨大を通る割面，I. 頭頂間溝を含む割面，J. 鳥距溝を含む割面．⑤前頭葉（上・中前頭回），⑥中心溝，⑦側頭葉（上・中側頭回），⑧頭頂葉（頭頂間溝），⑨後頭葉（鳥距溝），⑩扁桃体，⑪前方海馬，⑫後方海馬（外側膝状体の割面），⑬前部帯状回（脳梁膝部の割面），⑭マイネルト基底核（前交連の割面），⑮基底核，⑯視床，視床下核．　　Scale bar: 1 cm

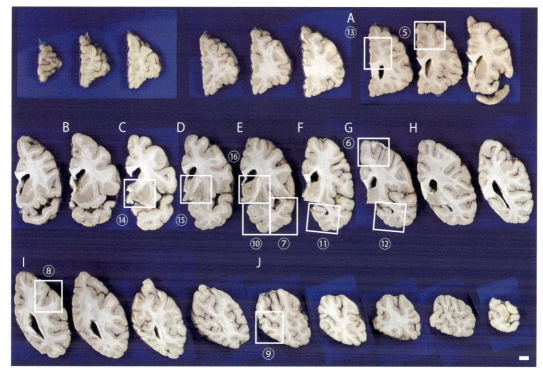

2) ブレインバンクのプロトコール
- 筆者が神経病理学を教わった，東京都健康長寿医療センター高齢者ブレインバンク（https://www2.tmig.or.jp/brainbk/）の村山繁雄先生，齊藤祐子先生のプロトコールを紹介する（図 4.57，図 4.58）．
- また，日本ブレインバンクネット（https://jbbn.ncnp.go.jp/）などに切り出し部位が掲載されており，共通するブロックに下線を付記する．

#1. 延髄
#2. 中小脳脚を含む橋
#3. 青斑核を含む橋，脚橋被蓋部
#4. 赤核，動眼神経核レベルの中脳，滑車神経核レベルの中脳
#5. 小脳虫部
#6. 小脳歯状核
#7. 前頭極
#8. 上前頭回
#9. 側頭極
#10. 前部帯状回
#11. 中前頭回

図 4.57 脳幹・小脳の切り出し

ⓐ 半脳固定の場合：外科材料で使用するカセットの場合（内寸約 3.0 × 2.5 cm），延髄は 3 スライス，橋・中脳は 2 スライスを包埋可能である．神経解剖のアトラスなどを参照して，図示した前後割断などの作製をお勧めする．#1. 延髄，#2. 中小脳脚を含む橋，#3. 青斑核を含む橋，#4. 赤核，動眼神経核レベルの中脳．点線の #3 は脚橋被蓋部，点線の #4 は滑車神経核レベルの中脳．
ⓑ 小脳：小脳は矢状断とし，#5. 小脳虫部と #6. 歯状核を切り出す．
ⓒ 全脳固定の場合：小脳半球の一側を矢状断とした後，残った小脳半球と脳幹を水平断にする．ⓐ と同様の部位に加え，中小脳脚，小脳歯状核の割面を追加で切り出す（点線部）．患者さんが生前に放射線画像で指摘された病変があれば，そのスライスを作製する．

Scale bar: 1 cm

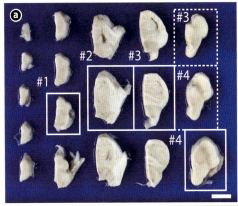
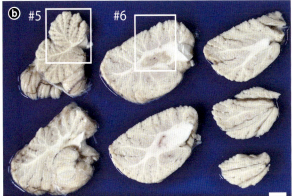
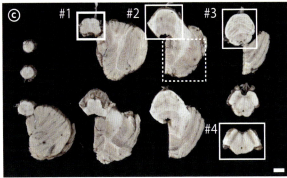

#12. 直回
#13. 線条体，側坐核
#14. 扁桃体
#15. 扁桃体を含む面の側頭葉
#16. 前交連を含む面の基底核
#17. 前頭弁蓋
#18. 乳頭体を含む面の基底核
#19. 前方海馬
#20. 視床・視床下核
#21. 後方海馬，外側膝状体
#22. 赤核を含む面の視床
#23. 中心前回
#24. 頭頂間溝
#25. 脳梁膨大部，後部帯状回
#26. 鳥距溝を含む後頭葉
#27. 楔前部

その他に，前頭葉眼窩面を作製している．

図 4.58　大脳・間脳の切り出し

東京都健康長寿医療センター高齢者ブレインバンク(https://www2.tmig.or.jp/brainbk/)の切り出しプロトコールを基に作製した．黄色で記したブロックは，日本ブレインバンクネット(https://jbbn.ncnp.go.jp/)のブレインバンクマニュアル第1版の切り出し部位に相当する．他に筆者の施設は，前頭葉眼窩面を作製している(点線部)．
#7. 前頭極，#8. 上前頭回，#9. 側頭極，#10. 前部帯状回，#11. 中前頭回，#12. 直回，#13. 線条体，側坐核，#14. 扁桃体，#15. 扁桃体を含む面の側頭葉，#16. 前交連を含む面の基底核，#17. 前頭弁蓋，#18. 乳頭体を含む面の基底核，#19. 前方海馬，#20. 視床・視床下核，#21. 後方海馬，外側膝状体，#22. 赤核を含む面の視床，#23. 中心前回，#24. 頭頂間溝，#25. 脳梁膨大部，後部帯状回，#26. 鳥距溝を含む後頭葉，#27. 楔前部．
Scale bar: 1 cm

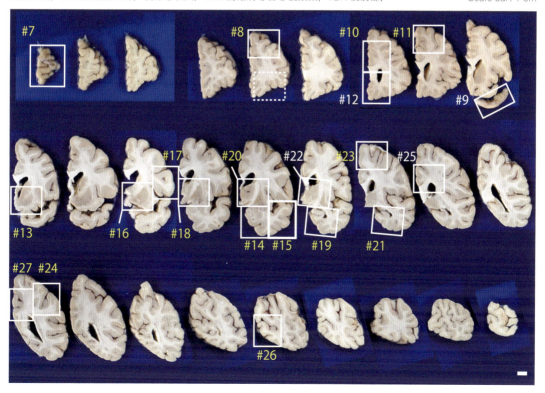

- 各ブロックに含まれる解剖学的構造と病理学的な評価因子に関して，代表的なものを表4.1 にまとめた．必要に応じて，原著論文を参照されたい．加齢性変化のスクリーニングに，延髄（①，#1）や扁桃体（⑩，#14），海馬（⑪，#19；⑫，#21）の汎用性が高い．

参考文献

全般

1) 清水道生（編）：徹底攻略！病理解剖カラー図解．金芳堂，pp.114-123, 2015
2) 調輝男：カラーアトラスによる神経病理診断 改訂 2 版．金芳堂，pp.1-33, 1996
3) 新井冨生（編）：図解病理解剖ガイド．文光堂，pp.32-35, 2018
4) 船田信顕：病理解剖の進め方，切り出し方法など A．一般的な進め方，検査手技 2．脳・脊髄の摘出（成人）．病理解剖マニュアル．病理と臨床（臨時増刊号）Vol 30．文光堂，pp.28-33, 2012
5) Iwasaki Y: Brain cutting and trimming. Neuropathology 42: 343-352, 2022

表 4.1 の文献

1) Thal DR, et al: Phases of Aβ-deposition in the human brain and its relevance for the development of AD. Neurology. 58: 1791-1800, 2002
2) Thal DR, et al: Vascular pathology in Alzheimer disease: correlation of cerebral amyloid angiopathy and arteriosclerosis/lipo-hyalinosis with cognitive decline. J Neuropathol Exp Neurol. 62: 1287-1301, 2003
3) Braak H, et al: Stages of the pathologic process in Alzheimer disease: age categories from 1 to 100 years. J Neuropathol Exp Neurol. 70: 960-969, 2011
4) Braak H, et al: Staging of Alzheimer disease-associated neurofibrillary pathology using paraffin sections and immunocyto-chemistry. Acta Neuropathol. 112: 389-404, 2006
5) Braak H, et al: Neuropathological stageing of Alzheimer-related changes. Acta Neuropathol. 82: 239-259, 1991
6) Saito Y, et al: Staging of argyrophilic grains: an age-associated tauopathy. J Neuropathol Exp Neurol. 63: 911-918, 2004
7) Kovacs GG, et al: Distribution patterns of tau pathology in progressive supranuclear palsy. Acta Neuropathol. 140: 99-119, 2020
8) Braak H, et al: Staging of brain pathology related to sporadic Parkinson's disease. Neurobiol Aging. 24: 197-211, 2003
9) Brettschneider J, et al: Stages of pTDP-43 pathology in amyotrophic lateral sclerosis. Ann Neurol. 74: 20-38, 2013
10) Nelson PT, et al: Limbic-predominant age-related TDP-43 encephalopathy（LATE）: consensus working group report. Brain. 142: 1503-1527, 2019

表 4.1　切り出しの代表的な部位と病理学的評価因子

ブロック*	部位	Aβ phase [1]	CAA stage [2]	NFT/AT8 stage † [3-5]	AG stage [6]	PSP stage ‡ [7]	PD stage [8]	ALS pTDP-43 stage [9]	LATE stage [10]
Ob	嗅球						1		
#1, ①	迷走神経背側核						1		
	舌下神経核							1	
	下オリーブ核	4						2	
#2	顔面神経核							1	
	三叉神経運動核							1	
#3, ②	青斑核	5		a-b †			2		
#4, ③	黒質	4					3		
	動眼神経核								
	赤核	4						2	
#6, ④	小脳皮質	5	2						
	小脳白質					2-4 ‡			
	小脳歯状核					2-4 ‡			
#7	前頭極	1	1						
#9	側頭極	1	1		II				
#10, ⑬	前部帯状回	2	2		III		5		
#11, ⑤	中前頭回					2-4 ‡			3
#12	直回				III		3		
#13	側坐核				III		3		
	透明中隔				III				
#14, ⑩	扁桃体	2	2		I		4		1
	迂回回				I				
#15, ⑦	上側頭回	1	1	V				3	
	中側頭回	1	1	IV			5	3	
#16, ⑭	被殻	3	3			1		3	
	マイネルト基底核	3	3	c			3		
#18, ⑮	被殻	3	3			1		3	
	淡蒼球					1			
#19, ⑪	前方海馬	2	2	III	I (CA1)			4	
	海馬支脚			IV	II				
	嗅内野	2	2	II	I			4	
	移行嗅内野	2	2	I	I		4		
	紡錘状回	1	1	III	II				
#20, ⑯	視床下核					1			
#21, ⑫	後方海馬 CA1	2	2	II				4	2
	CA2			II			4	4	
	CA3			III				4	
	CA4	4		III				4	2
	歯状回	2	2	IV				4	
	嗅内野	2	2	I			4		2
#23, ⑥	中心前回						6	1	
	中心後回							3	
#24, ⑧	下頭頂小葉	1	1				6		
#26, ⑨	一次視覚野	1	1	VI		5-6 ‡			
	二次視覚野	1	1	V		5-6 ‡			

* ブロックは「#」はブレインバンクのプロトコール，丸数字は minimal requirement に対応している．
† Pretangle stage a は細胞突起のみの AT8 陽性像，Stage b は細胞体にも陽性像を認める．
‡ リチャードソン症候群の場合．Stage 2-4 および 5-6 の区別は，タウ病理の細胞種や量的評価による．
Aβ：Amyloid β，AG：Argyrophilic grain，ALS：Amyotrophic lateral sclerosis，CAA：Cerebral amyloid angiopathy，
LATE：Limbic-predominant age-related TDP-43 encephalopathy，NFT：Neurofibrillary tangle，PD：Parkinson's disease，
PSP：Progressive supranuclear palsy，pTDP-43：Phosphorylated 43kDa TAR DNA-binding protein.

5 各論：脊髄

- 原則としてすべての臓器を採取した後に施行する．ノミ，ストライカーなどを用いるため，血が放散する可能性があり，可能な限り，体腔内は清拭してから行うべきである．
- 使用する道具：メス，ハサミ，ハンマー，T字ノミ，ストライカー，ガーゼ（図4.59）

> **Memo**
> **ストライカーについて**
> - ストライカー（Striker）は，アメリカの医療機器メーカー Stryker Corporation が開発した電動鋸「ストライカーソー（Stryker saw）」が一般名詞化したものである．
> - 日本では病理解剖で脳を摘出する際に，頭蓋骨を切開するための電動鋸としてその名称が定着したと考えられる．
> - なお，ギプスカッターも電動鋸の一種ではあるが，石膏ギプスを切るための小型機器であり，ストライカーソーは骨の切断に特化している点で若干異なる．

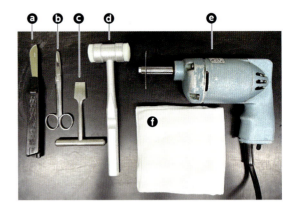

図4.59 使用する道具
ⓐメス．ⓑハサミ．ⓒT字ノミ．ⓓハンマー．ⓔストライカー．ⓕガーゼ．

5.1 椎体の採取方法

❶ 椎体の切除（ストライカー法）

手順

①腸腰筋を脊椎から切離し腰神経叢を露出させる（図4.60）．この際，尾側からメスを入れるとやりやすい．腰神経叢部は後のストライカーによる切離開始線の目安となる．

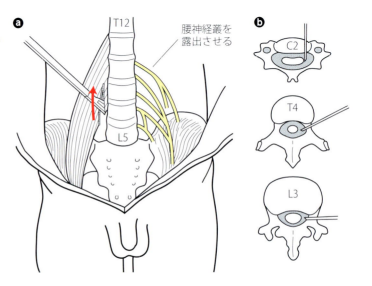

図4.60
ⓐ腸腰筋を脊椎から切離し腰神経叢を露出させる．
ⓑ頸椎，胸椎，腰椎でストライカーを入れる角度．

②①の腰神経叢が出る部位を最初の目安として，ストライカーを入れるラインを決め，あらかじめメスで切離線の目安を入れておく（図 4.61）．この際，なるべくメス先で軟部組織を上下に削ぐように除去し，骨を露出させるようにする．

図 4.61

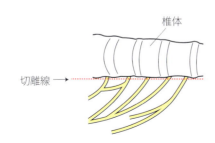
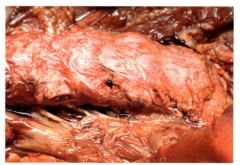

露出した腰神経叢

③②で決めたラインにそってストライカーを入れる（図 4.62）．この際，自分の手前側を切るのではなく，対側から手を伸ばし，反対側を手前方向に切るようにするとやりやすい．髄腔まで達すると，抵抗が抜けるので，この感覚を身につける必要がある．上方から下方へ向かって切離を進める施設と，下方から上方へ向かって切離を進める施設がある．

また，ストライカーは骨に垂直に切り進め，抵抗がなくなれば手前に引き抜き，次の切離部に移動させるようにする．横方向に切るべきではない．

図 4.62

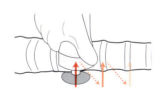
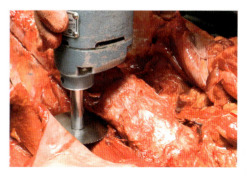

まっすぐ押し込み，横にずらしてまた，まっすぐ押し込む

Memo　ストライカーは本来ギプスカッターであり，細かな往復運動で硬いものを切るよう設計されている．振動幅は狭く，軟部は切れないよう安全設計されている．従って，厚い軟部が骨を覆っていると極めて切りにくくなる．

④切離する部位全体にしっかりとストライカーを入れれば，仙骨部から上方に，T字ノミを使用し，椎体部を持ち上げる（図 4.63）（施設によっては頸椎から下方へ行う場合もある）．正しい位置でストライカーを入れれば，硬膜に覆われた脊髄が露出する．ここで持ち上がらない場合は，切離不十分と思われる部分に再度ストライカー

図 4.63

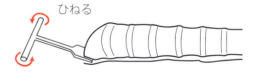

ひねる

を入れる，T字ノミをハンマーでたたき込む等の方法で切離をさらに十分にする．
⑤ある程度持ち上がれば椎体をしっかりと把持し，上方へ持ち上げ，鈍的に切離し，脊柱管および脊髄を露出させる．この際，切離線が不適切で，脊髄が露出されていない部位がある場合や，持ち上げた脊椎内に入ったまま持ち上がってしまう場合があるが，適宜ストライカーで修正の切離を入れ，脊髄の全周が露出するようにする．
▶ 頸椎まで切離可能であるが，どこまで行うかは施設によって異なる．

❷ 椎体の切除（ノミを用いる方法）
- 第5腰椎よりノミとツチで上方に向かい切っていき，採取する．どのレベルまで採取するかは施設によって異なるが，頸椎までの切除も可能である．

❸ 脊髄の観察
- 採取した脊椎は，ノコギリ，あるいはストライカーを用い，正中にて矢状断を行う（図4.64）．
- 観察ポイント
    ▶ 赤色髄・脂肪髄の割合
    ▶ 骨粗鬆症の有無：粗鬆症があれば，指で押すと，グズッという感触とともに指が食い込まれる．
    ▶ 転移などの有無
    ▶ 脊椎は半分を保存すればよい．対側の椎体の代表部を標本としておく．この際，椎間板をメスで切り，一椎体レベルを選び，古いメスをハンマーで叩き込むようにして骨髄を切り，カセットに入る大きさとし，これを早回し標本とすれば効率がよい．

図4.64

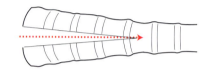

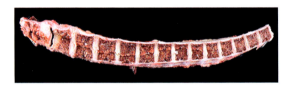

5.2 脊髄を採取する方法

手順
①馬尾をなるべく下方で切り，下方から脊髄を挙上させつつ，適宜側方に伸びる前根・後根神経をハサミやメスで切りながら摘除を進めていく．
②開頭していない場合：なるべく上方で切り，硬膜ごと摘除する．
③開頭している場合：なるべく上方で硬膜をハサミにて全周を切離する．なるべく上方を広く乾いたガーゼで包み，両手の手のひらで大きく包み込み，一部のみに圧を加えないよう全体で把持し，ゆっくりと下方に引き抜けば，開頭した際に切離した延髄まで引き抜くことができる（図4.65）．

図4.65

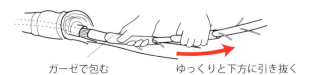

ガーゼで包む　　　ゆっくりと下方に引き抜く

④固定：ガーゼに包み，急な折れ曲がりをさせないようにゆったりと固定する．場合によっては長い板にピンで留めて固定してもよい．

5.3 神経根を採取する方法

手順

①椎体を切除した部の神経根・後神経節を取り出すことも可能である．上下に切離線がずれた場合，適宜ストライカーなどで神経根部を開き，採取する．
②神経根，後神経節は，技術は求められるものの脊髄につけたまま採取することも可能であるが，その場で位置を決定し，「L1（左）」などとラベルした瓶に個々に採取してもよい．
③頸髄の神経根の採取方法：大後頭孔から脊髄上端の硬膜を完全に切離し，さらに上下から周囲の軟部組織を十分に清掃する（あるいは取り除く）．

5.4 神経根の固定・切り出し方法

手順

①神経根の同定：理想的には，解剖時に位置を同定し，ラベルしておくべきである．これをしてない場合，脊髄レベルの同定には前根・後根の太さを指標にするとよい．すなわち，後根は上方からTh1まで太くなっていき，C8とTh1が最大である．その下方は細くなり，L2から再び太くなっていく．前根はL5，S1が最も太くなり，その下方は細くなって行く．
②脊髄の切り出し：特別な理由がなければ固定後に行えばよい．
  ▶ ルーチンで全脊髄の作製などを行う必要はない．筆者は胸部および腰部の膨大部を中心として標本を作製している．
  ▶ 馬尾は必要に応じて標本とするが，バラバラになるので糸で縛って標本とするなどの工夫を行う．

5.5 脊髄割面の観察

- 脊髄液の性状は，椎体を取り外し，脊髄を露出した時点で確認する．脊髄を脊柱管から硬膜ごと取り出したあと，ハサミを用いて慎重に硬膜を全長にわたり前方で切り開く（図4.66）．
- 割面は膨大部のレベルを代表とすることが多いが，神経疾患など症例によっては全割を行ってもよい．割面は前後左右を確認し，形状をよく観察した上で，十分に拡大した写真を撮影し，標本とする．

図4.66

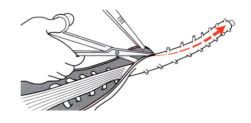

6 各論：眼球

- 眼球は通常の剖検で採取する必要はない．必要な場合は下記の方法で採取を行う．
- なお，開頭の有無によって方法が異なるが，開頭せず，全面から採取する場合は特別な道具が必要となる．また，慣れない作業となるため，施設の眼科医の協力を仰ぐことも望まれる．

6.1 開頭せず，前面から採取する場合

- 使用する道具：開眼器，有鉤ピンセット，ハサミ，斜視鈎，視神経剪刀

手順

① 開眼器（図 4.67）を用い，眼瞼を大きく開く．
② ピンセットで眼瞼を牽引し，眼球との間をなるべく開き，ハサミにて全周切離する．
③ 斜視鈎にて眼球に付着する筋群を切っていく．
④ 視神経剪刀を用いて視神経を切離する．
⑤ 眼球を摘出する．
⑥ 整復を行う：眼球とほぼ同じ大きさに丸めたガーゼあるいは綿球を作り，平滑な面を前面にして眼窩に入れ，上下のまぶたの内側を細い糸で縫合する．

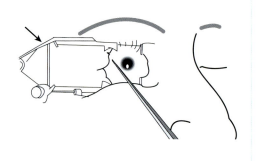

図 4.67 眼球の取り出し
矢印は開眼器．

6.2 開頭後，頭蓋内からアプローチする方法

手順

① 眼球直上の頭蓋底を小型のノミで開窓する（図 4.68 ⓐ）．
② 脂肪の多い部位であるので，これを摘除すると眼球へアプローチできる（図 4.68 ⓑ）．
③ 周囲の筋，視神経などを切離する．
④ 結膜に付着した状態となるので，これを慎重に全周切離し，眼球を摘出する．
⑤ 前面からのアプローチと同様に整復を行うが，組織欠損が大きいので，適宜ガーゼ・綿球の大きさや形を併せて充填する．

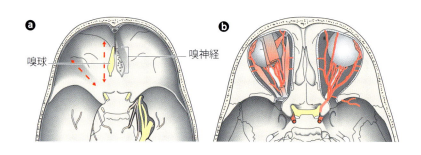

図 4.68 眼球の取り出し
ⓐ 前頭蓋窩の骨を切る部位を破線で示す．
ⓑ 骨を取り除くと眼球がみえる．

病理解剖とは　1

病理解剖の手技　2

未熟児・新生児・小児の病理解剖　3

臓器別取り出し方・切り出し方　4

最終剖検診断の書き方　5

主要臓器の肉眼所見　6

病理解剖で知っておくべき肉眼所見　7

病理解剖で知っておくべき組織所見　8

法医学的知識　9

128 5 最終剖検診断の書き方

1 剖検診断書作成までの流れ

- 病理解剖とは，個体に生じた病的現象の全体像を統合的に分析し，死に至るプロセスを解明する重要な医学的手法である．
- 剖検診断書の作成は病理業務の中でも最も高い構成力を求められる作業のひとつである．全身を俯瞰的に捉えつつ，時間軸の情報も加えた思考が必要である．
- 解剖依頼を受けてから表5.1にあるような事項を積み上げ式に確実に実行しなくては，剖検診断書の作成というゴールに到達できない．

表5.1　病理解剖の行程表

① 臨床経過の把握
② 病理解剖の執刀
③ マクロ所見の観察
④ マクロ診断のまとめ
⑤ 切り出し
⑥ ミクロ所見の観察
⑦ マクロとミクロの対比
⑧ 臨床像・検査データと病理所見の対比
⑨ 直接死因の考察
⑩ 剖検目的に対する回答
⑪ CPC プレゼンテーションの作成
⑫ 剖検診断書の作成

2 病理解剖の習得までの道のり

2.1 基本的事項

- 筆者は病理学の学習者に対して階層性（次元）を意識した学び方を説いている（表5.2）．

表5.2　学習者の視点からみた病理学の階層性

① 専門用語を覚える，疾患概念を理解する	一次元：文字列の情報
② 病理組織像を理解する	二次元：平面的な情報
③ 個体の病的現象を理解する	三次元：立体的な情報
④ 病的現象の経時的変化を理解する	四次元：立体＋時間軸の情報

- 病理学総論において病理学の専門用語や疾患概念を理解するところから学び始める．
- 総論から各論へと進む過程で代表的疾患の病理組織像を学んでいくが，ここでの急激な情報量の増加に学生はしばしば困惑する．
- 臨床医学を学ぶ段階に入り，個々の患者さんの病態と関連付けた形で病理学的知識を広げていく．
- 初期研修医になって受け持ち患者さんを担当するようになり，そこで学生時代に学んだ静止画のような知識では大して役に立たないことを実感し，継続して患者さんと向き合うことで病態が経時的に変化する様子を理解できるようになる．
- その後めでたく病理専攻医になってくれれば，病理学の階層性を念頭に置きつつ，それぞれを一段と深めて学んでいくことになる，というのが筆者の理屈であり願望である．
- これを病理解剖に置き換えてみると，病理解剖の習得にもほぼ同様なマイルストーンを設定することが可能であると考える．病理解剖のゴールである剖検診断書の作成には，当該患者さん

のすべての病的現象を経時的変化も含めて統合的に理解し，説明することが求められる．つまり表 5.2 の考えに基づくと，病理解剖とは，一次元から三次元の病的現象の諸事項を踏まえた上で，四次元的な理解が求められる作業であると言える．
- 病理解剖の時点で，病理医の眼前に現れた患者さん（ご遺体）の病態はかなり複雑なものとなっているはずである．それを図 5.1 に模式的に表した．これを読み解いて剖検診断書を完成させる必要がある．

図 5.1　病理解剖の時点で体内に生じている事象の概念図

全身には多種類の臓器・組織（構造）があり，それぞれが固有の機能を担っている．亡くなった患者さんにおいて病的要因が複数あるのは一般的であり，様々な病因が複数の臓器や機能系に影響を及ぼし，それが時期を変えて繰り返すこともある．通常，そこに治療による修飾も加わっている．その過程で病因や治療に対する生体側の修復反応が生じ，経時的変化も追加される．このように病理解剖の時点では，様々な病変が様々な時相で折り重なっていると考えられる．

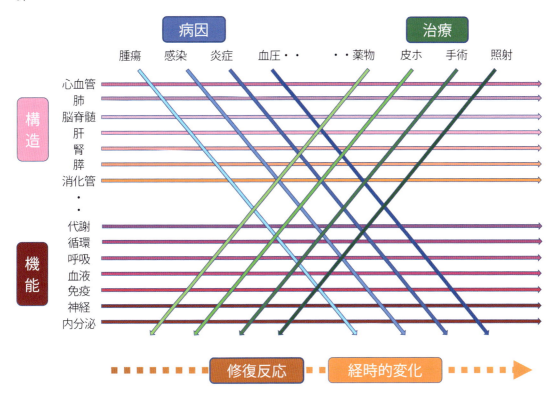

130   5 最終剖検診断の書き方

2.2　実践的な留意点

- 表 5.1 の概念的なところから少し踏み込んで，病理解剖における実践的な留意点を表 5.3 にまとめた．

表 5.3

剖検診断書の作成に向けた実践的な留意点

① 心臓，肺，脳の病理学的所見に注意を払う
② 死亡診断書における病理解剖の役割を知る
③ 診療記録（電子カルテ）を積極的に参照する
④ 病理医も自ら臨床経過サマリーを作成する
⑤ 医学的事項を言語化する知識・技能を育成する

- 病理医は死亡判定をする立場にないが，病理解剖は死亡判定に引き続いて行われる行為であり，同一線上に位置している．
- 死の三兆候である心拍停止，呼吸停止，瞳孔散大は，心臓，肺，脳が生命維持に不可欠な臓器であることを物語っており，病理解剖における重要な検索対象でもある．
- 死因の究明は病理解剖の主要な目的であり，これら 3 つの臓器の器質的および機能的異常，並びにそれらと関連を有する他臓器の異常は，症例検討を進めていく上で軸となる部分であり，特に注意を払う必要がある．
- 一連の臨床経過を病理医が理解するために，主治医からの説明や病歴要約はもちろん重要であるが，現在ではほとんどの医療機関が電子カルテを導入しているので，主治医を介した情報だけでなく，病理医自らが当該症例の臨床情報を参照できる．
- 患者さんの様々な問題について時系列に留意しつつ理解する上で，病理医自らも臨床経過サマリーを作成することは有意義である．
- 病理解剖の手技の習得には，数少ない経験を最大限に生かすべく，解剖の手順を頭の中で反復するイメージトレーニングを日頃から行うことを勧める．
- 剖検診断書の作成には情報収集力，構成力，要約力，説明力など，様々な医学的事項を言語化するリテラシーが求められるので，その能力を高める努力も大切である．

3　剖検症例のまとめ方

3.1　臨床的事項

- 病理医は解剖開始前の臨床医による経過説明や臨床推論を聞き，理解に努める．筆者の施設では病理解剖室に電子カルテ端末が設置してあり，検査データや画像所見を提示してもらいながら説明を受けている．
- 臨床医に剖検目的や臨床上の問題点を挙げてもらう．
- 解剖の手順や肉眼所見の観察の要点とも密接に絡むので，病理医の視点からも臨床推論を立てて，解剖を進めながら病態の解釈を精密化していく．
- 臨床的事項で不明な点は解剖中であっても積極的に臨床医に質問する．

3.2　剖検時の作業

- 外表所見（体格，骨格，栄養状態，死後硬直，死斑，皮膚，表在リンパ節，眼球，鼻腔，口腔，体幹部，四肢，外陰部，肛門など）を観察して記録する．
- 手順に沿って臓器を摘出する．摘出した順に臓器重量を測定し，外表ならびに割面を観察して写真撮影を行う．体腔液が貯留していれば測定する．
- 臓器の摘出がひと通り済んだら，臨床推論を念頭に置きつつ改めて各臓器の肉眼所見を観察する．あらかじめ立てた臨床推論では説明のつかない所見に遭遇したら，観察事実に即して自らの臨床推論を再構築していく．
- 新鮮材料で検討すべき事項があると判断した場合，必要部位から検体を採取して，凍結保存ないし培養に回すなどの対処を行う．
- 執刀作業が終了したら，病理医は臨床医と病理解剖の全体を振り返り，討論する時間を設ける．ここで問題点の整理，肉眼所見に基づく剖検目的への回答，新規に判明した事項の確認などを行う．
- 病理医は主病変，副病変の順で肉眼所見のまとめを箇条書き形式で口述し，直接死因や死に至る過程についても考察を述べて，記録者に記載してもらう．
- 肉眼所見の検討結果を踏まえて検体保存部位を決定し，ホルマリン固定する．
- 肉眼観察と写真撮影ならびに適量の切り出し材料があれば病理解剖の目的が達成できると判断した臓器については，すべてをホルマリン固定に回す必要はなく，残余分は適宜ご遺体に戻す．

3.3　死因の特定

- 死因を特定することは病理解剖の主要な目的のひとつである．
- 一般的に死因に直接的に関与する臓器は**心**，**大血管**，**肺**，**脳**である．また，**肝**や**腎**の病変も心，肺，脳の機能不全に深く関与しうる．
- 死に至るまでのプロセスを臨床経過と肉眼所見から推定する．その際，病変の因果の序列性に注意を払う．
- 終末期には複数の臓器に様々な病変が形成され，ときに死因の特定が困難になるが，安易に多臓器不全の診断名を用いず，臨床経過と病理解剖所見を総合的に判断して死因を見極めていく．
- 死亡診断書（死体検案書）（図 5.2）には解剖実施の有無について記載する欄があり，解剖によって判明した事項を記載内容に反映できる．

> **Memo**　臨床医は病理解剖の肉眼所見をもとに死亡診断書の記載を行うので，病理医は剖検終了時に的確な言葉でマクロ診断を伝える必要がある．

3.4　固定後の作業

- 固定期間が長いと抗原性の低下やホルマリン色素の沈着をおこすので，日頃から速やかな切り出しに努める．
- 固定後に臓器を取り出して水洗し，肉眼所見の観察と写真撮影を行う．その際，解剖に立ち会わなかったスタッフも交えてマクロ所見の検討会を行うことは，剖検数が減少している昨今ではとても重要な学びの機会である（図 5.3）．
- 肉眼所見の観察を踏まえて，組織標本を作製する部位を切り出す．病変を組織学的に確認する

図 5.2　死亡診断書（死体検案書）（一部抜粋）

解剖実施の有無に関する項目（赤の四角）がある．Ⅰ欄（直接死因とその原因，赤丸），Ⅱ欄（経過に影響を及ぼした傷病，赤丸）の記載にも解剖にて明らかになった事項を反映させることが可能である．

死亡診断書（死体検案書）

この死亡診断書（死体検案書）は，我が国の死因統計作成の資料としても用いられます。楷書で、できるだけ詳しく書いてください。

氏　名　｜1男 2女｜生年月日｜明治　昭和　大正　平成　令和　年　月　日（生まれてから30日以内に死亡したときは生まれた時刻も書いてください）午前・午後　時　分

死亡したとき｜令和　年　月　日　午前・午後　時　分

死亡したところ及びその種別｜死亡したところの種別｜1病院　2診療所　3介護医療院・介護老人保健施設　4助産所　5老人ホーム　6自宅　7その他

死亡したところ｜番地　番　号

（死亡したところの種別1～5）施設の名称｜（　）

死亡の原因

◆Ⅰ欄，Ⅱ欄ともに疾患の終末期の状態としての心不全，呼吸不全等は書かないでください

◆Ⅰ欄では，最も死亡に影響を与えた傷病名を医学的因果関係の順番で書いてください

◆Ⅰ欄の傷病名の記載は各欄一つにしてください

ただし，欄が不足する場合は（エ）欄に残りを医学的因果関係の順番で書いてください

Ⅰ　（ア）直接死因

（イ）（ア）の原因

（ウ）（イ）の原因

（エ）（ウ）の原因

Ⅱ　直接には死因に関係しないがⅠ欄の傷病経過に影響を及ぼした傷病名等

発病（発症）又は受傷から死亡までの期間

◆年，月，日等の単位で書いてください　ただし，1日未満の場合は，時，分等の単位で書いてください（例：1年3ヵ月，5時間20分）

手術｜1無　2有｜部位及び主要所見｜手術年月日｜令和　平成　昭和　年　月　日

解剖｜1無　2有｜主要所見

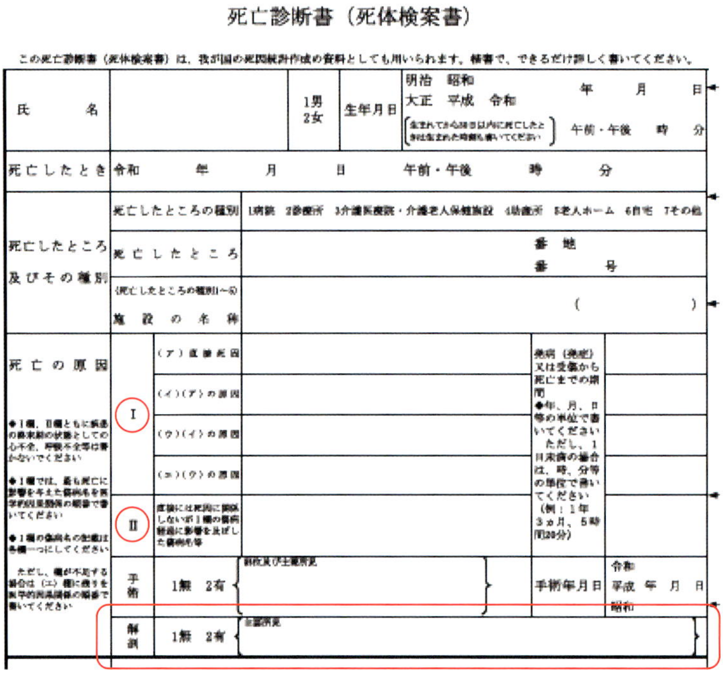

図 5.3　マクロ検討会の様子

固定後の臓器を並べて，マクロ所見の取り方や，臨床経過とマクロ所見の対比について議論する．

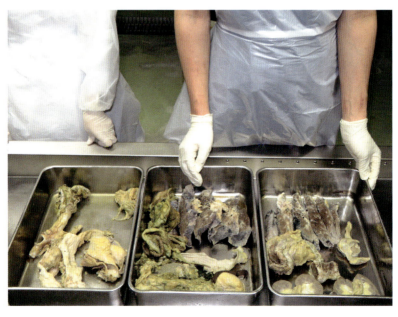

ことはもちろんのこと，病変がないことを確認することも大切な作業である．

- 一般にパラフィンブロックはそれぞれの施設において長期にわたり保管されるが，切り出しの残り検体についてはいずれ廃棄されることを踏まえ，切り出しが不十分とならないよう部位と個数を決定していく．
- "剖検診断の8割は肉眼所見で決まる"といっても過言ではないので，日頃から観察眼を高める訓練をしておく．

3.5　組織学的検索

- HE染色標本一式を臨床検査技師に作成してもらい，標本1枚ごとの組織学的所見を箇条書き風にまとめていく．
- 標本観察に際して，常に肉眼所見との対比に留意する．さらに臨床推論との整合性にも注意を払う．これらとの不一致がある場合，理由を考察して解釈に修正を加えていく．場合によってはホルマリン貯蔵材料からの再切り出しも考慮する．
- すべての組織標本を観察したら，各臓器の病変が他の臓器にどのような影響を及ぼしていたかを考察し，病変の因果関係について合理的な解釈を突き詰めて考察する．
- 臨床推論のブラッシュアップと並行して組織標本を再度観察することで，より深い標本の見方が可能となり，当初は気づかなかった所見を見出すこともよくあるので，標本観察と推論を繰り返しながら両者の整合性の向上に努める．

3.6　剖検診断書にまとめる

- 剖検診断書は当該症例の臨床経過と病理学的所見を総括した文書である．
- ひとつの剖検例における臨床および病理学的情報は極めて膨大である．しかし，たとえ内容が正確であったとしても，情報を整理せずに羅列する形式の剖検診断書は適切とは言えない．情報を精査し，簡潔かつ要点を押さえた記載を心がけることが重要である．
- 剖検診断書をまとめる病理医は，当該症例の全体像を前もって検討し，全体をわかりやすく説明するために必要な情報を選択し，結論への明快な道筋を描くことが大切である．
- 死に至るまでの一連の経過において中心的な役割を演じた病態を主病変とする．
- 主病変に続いて副病変を記載するが，**副病変は主病変や死因に関連の深いものから配列する**ことで，診断者の考え方や意図を相手に伝えやすくすることができる．
- 適切な考察を行って，剖検診断書を締めくくる．

4 剖検診断書の作成

4.1 剖検診断書の基本構成

- 剖検診断書に記載する事項を表 5.4 にまとめた．
- 病理医以外の関係者（臨床医，ご遺族など）にも読まれることを念頭に，わかりやすい記載を心がける．

表 5.4 剖検診断書に記載する事項

属性情報	・剖検番号，患者氏名，ID 番号，年齢，性別 ・診療科，担当医（主治医） ・死亡日時，剖検日時，死後経過時間 ・病理医（執刀医） ・臨床診断
病理診断	・主病変，合併症 ・副病変，偶発病変 ・身長，体重，臓器重量などの計測値
総括	・臨床経過の概要 ・剖検目的，臨床上の問題点 ・剖検によって明らかになった主要事項 ・主病診断の考察 ・各病変の相関 ・剖検目的や臨床上の問題点に対する病理学的見解 ・剖検しても解明できなかった事項 ・死因および死に至るまでの過程の考察 ・文献的考察

> **Memo**
> - 我が国の剖検症例のほぼ全例が日本剖検輯報（一般社団法人日本病理学会編）に登録されている．
> - 剖検診断書を作成するにあたって，剖検輯報への登録に必要な情報（表 5.4）を記載しておくよう努める．

4.2 主病変の考え方

- 主病変とは，その症例の経過の中心あるいは発端となった基礎疾患である．
- 主病変が必ずしも最終的な死因を意味しているわけではない．
- 主病変が局在する臓器について，マクロ所見，ミクロ所見，臓器重量などの計測値を記載して説明する．
- 主病変が悪性腫瘍の場合，剖検輯報の記載ルールを念頭に，原発部位，組織型，進展度，術後状態，機能性，分化度，細胞区分（リンパ腫），浸潤転移とリンパ節転移の有無ならびに部位を記載する．

> **Memo**
> ラテント癌は，日本剖検輯報の扱いに従い，慣習的に「主病変」として記載する．

4.3 副病変の考え方

- 副病変が複数ある場合，死因に密接に関連したものから順に列挙する．
- 主病変を基盤にして発生した副病変が直接死因になることもよくある．
- 副病変の記載は箇条書き形式が一般的である．
- 剖検においては著変がないことも重要な情報であるため，併せて記載するとよい．例として「著変のない臓器：膵，甲状腺……」のように箇条書きの1行として記載する形式が考えられる．
- 身長，体重，臓器重量，体腔液などの計測値を記載する．

> **Memo** 日本剖検輯報では副病変は通し番号を付けて列挙し，直接死因となった副病変については番号を○で囲むルールとなっている．

4.4 総括のまとめ方

- 総括には，「ここを読めばこの症例のエッセンスがわかる」ことを念頭に表5.4に挙げたような項目を記述する．
- 総括の冒頭部分において，臨床経過を簡潔に1つの文章または1つの段落に要約する．
- 次いで剖検目的や臨床上の問題点を簡潔に記載する．
- 病理解剖によって明らかになった主要事項を列挙する．
- 剖検目的や臨床上の問題点に対する回答をまとめる．
- 剖検目的に挙げられていながらも，明らかにできなかった事項があれば，それについても言及する．
- 最後に死に至るまでのプロセスや直接死因についての見解をまとめる．
- 必要に応じて成書や論文を引用する．

5 CPC（clinicopathological conference, 臨床病理検討会）

- 個々の剖検症例に対して病理医が作成するプロダクトとして，剖検診断書とCPCプレゼンテーションがある．
- 剖検診断書は必要な情報が文字化されて記載されるのに対して，CPCプレゼンテーションは映像的な情報を中心に，簡潔な文字による説明と発表者の口頭説明で構成される．
- 筆者はCPCプレゼンテーションを先にまとめつつ，それを文字化して剖検診断書を完成させる順序を基本としているが，両者を行き来しながらまとめることで，それぞれの記述の的確性を高めていく．
- CPCでは主治医が臨床経過を説明し，病理医は病理学的所見を説明するのが一般的であるが，経過説明を臨床医に任せきりにするのではなく，病理医も臨床経過を説明するまとめスライドを独自に作成しておくことを筆者は強く勧める．
- CPCプレゼンテーションの最後に，主病変，副病変，死因の相互関係を1枚のスライドにフローチャートとして提示するとよい．

> **Memo**
> - 病変の因果関係を視覚的に表すフローチャートは，理解の促進に役立つ．
> - フローチャートの作成は病理専門医試験の定番の設問でもある．

136　　5　最終剖検診断の書き方

6 具体的な例から学ぶ

6.1　症例提示

【症例】　　74歳，男性

【主訴】　　意識障害

【家族歴】　特記すべきことなし

【職業歴】　不明

【生活歴】　独居，日常生活動作は自立

【既往歴】　難治性潰瘍にて胃・十二指腸切除術（40年前）

【現病歴】　9年前にタンパク尿を指摘され，腎生検の結果，膜性腎症と診断された．腎機能異常は比較的軽症であったため保存的に加療されていた．3年前より浮腫が増悪し，ネフローゼ症候群と診断された．プレドニゾロン（PSL）40mg/日の投与が開始され，22.5mg時にシクロスポリンの併用を開始した．投薬開始後3か月でタンパク尿が陰性化し，以降はPSL 15mgとシクロスポリンで寛解を維持していた．

　　死亡3か月前に尿蛋白および全身の浮腫が出現し，ネフローゼ症候群の再燃と診断された．PSLを30mg/日に増量して外来で経過観察していたが，3週間を経過しても浮腫の改善がなかった．死亡2か月前に強化治療の目的で前医に入院し，翌日より水溶性PSL 50mg/日の点滴静注を開始した．死亡1か月前に両上肢と顔面の振戦が出現し，徐々に活動性の低下，尿失禁，ふらつきが出現した．死亡10日前より被害妄想的になり，医療行為に対して拒否的な態度を示し始めた．死亡5日前には飲食および内服が不能な状態となり，不穏で易怒的かつ暴力的な行動がみられ，バイタルサインも測定できない状態であった．死亡3日前の早朝より体動の減少と意識レベルの低下がみられ，某大学病院に転院した．

【入院時現症】

● バイタルサイン

体温37.7℃，脈拍72/分，収縮期血圧60mmHg台，SpO_2 98%（room air），呼吸回数15/分，意識レベルJapan Coma Scale 30 ～ 300

● 身体所見

頭頸部：眼瞼結膜貧血あり，眼球結膜黄染なし，頸部リンパ節触知せず，頸静脈怒張なし．

胸部：心音整，明らかな心雑音なし，呼吸音清，Cheyne-Stokes呼吸様．

腹部：腸蠕動音正常，肝臓脾臓を触知せず，心窩部正中に手術痕あり．

直腸診：大量の下血あり．

四肢：明らかな麻痺なし，末梢冷感あり．

皮膚：turgorの低下あり．

【入院時尿検査所見】　蛋白30mg/dL，糖（-），ケトン体（-），亜硝酸塩（-），白血球（-）

【入院時血液検査所見】（括弧内は施設基準値）

● 血算：

赤血球数$228×10^4/\mu L$（420-570），ヘモグロビン7.1 g/dL（13.2-17.3），

ヘマトクリット23.5%（40-52），白血球数$15.2×10^3/\mu L$（4.0-9.6），

好中球％93.0％（42.2-73.2），血小板数$186×10^3/\mu L$（160-350）

- 生化学：
  TP 4.2 g/dL（6.3-7.9），Alb 2.0 g/dL（4.1-5.1），T-Bil 1.5 mg/dL（0.3-1.2），
  CRP 3 mg/dL（0.1 未満），AST 961 U/L（13-33），ALT 623 U/L（8-42），
  LDH 1498 U/L（119-229），ALP 279 U/L（115-359），γ-GTP 18 U/L（10-47），
  アンモニア 48 μg/dL（47 以下），ChE 81 U/L（213-501），CK 819 U/L（62-287），
  CK-MB 33.9 U/L（0-10），troponin I 1.23 ng/mL（0-1.0），UA 14.5 mg/dL（3.2-7.0），
  BUN 129 mg/dL（8-20），Cre 4.37 mg/dL（0.7-1.1），Na 154 mEq/L（137-145），
  K 5.2 mEq/L（3.5-4.8），Cl 104 mEq/L（100-107），無機リン 8.8 mg/dL（2.5-4.1），
  Ca 7.6 mg/dL（8.9-10.5），血糖 155 mg/dL（70-105），HbA1c 5.6%（4.6-6.2），
  CH50 19 U/mL（30-46），C3 40 mg/dL（65-135），C4 17 mg/dL（13-35）
- 凝固系：
  fibrinogen 272 mg/dL（150-330），PT 活性 % 50 %（70-130），APTT 26.1 秒（27-39），
  FDP 3.9 μg/mL（4.0），D-dimer 3.1 μg/mL（1.0）

【入院時画像所見】
- 頭部 MRI（図 5.4）：両側大脳，小脳，脳梁膨大部，脳幹に拡散低下域が多発．

図 5.4　入院時の頭部 MRI（拡散強調画像）
両側の大脳ならびに小脳半球に拡散低下域が多発している．

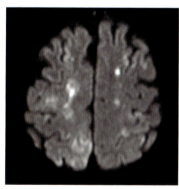
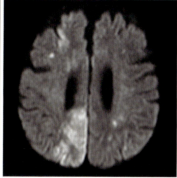
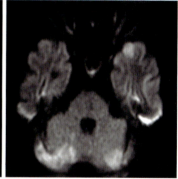

- 頭部 CT：橋左側にやや目立つ低吸収域あり．両側大脳基底核に小さく明瞭な低吸収域あり．
- 体幹 CT：明らかなリンパ節腫脹や占拠性病変なし．前立腺腫大あり．

【入院時神経学的所見】　瞳孔 3/3 mm，両側対光反射あり，左共同偏視あり．

【入院後経過】　入院時（死亡 3 日前，第 1 病日）における収縮期血圧は 60mmHg 台で，RBC および Hb は前医の数値から急激に低下していた．一方，WBC と好中球は上昇し，AST と ALT は著明に上昇していた．臨床的に脱水症，失血，敗血症などが疑われ，輸液，濃厚赤血球 2 単位の輸血，ドーパミン，プロトンポンプ阻害薬，抗菌薬などが投与され，血圧は 90/75 mmHg に回復した．第 2 病日には Hb 8.3 と反応したが，第 3 病日には Hb 7.7 と再び低下した．BUN やクレアチニンは高値が持続したが加療により電解質や酸塩基平衡はおおむね問題なく維持され，20-30 mL/時の尿量が得られていた．入院中，意識状態が改善することはなかった．死亡当日早朝に突然 SpO$_2$ が 60% 台に低下し，続いて脈拍が低下して約 30 分後に心肺停止に至った．

6.2 臨床経過のまとめ

- 9年前より膜性腎症の既往があり，3年前にネフローゼ症候群と診断され，ステロイドとシクロスポリンの服用を続けていた．
- 死亡3か月前より腎機能障害が再燃した．
- 死亡1か月前より精神神経症状が出現した．
- 死亡3日前より意識レベルが低下し，その後改善しなかった．
- 頭部MRIで多発性の拡散低下域が指摘された．
- 左共同偏視が出現した．
- 大量下血，末梢の冷感，皮膚turgorの低下を認めた．
- 高度の貧血，白血球値の上昇，腎機能異常，肝機能異常，凝固系異常を指摘された．
- 死亡直前に急激なSpO_2低下をきたした．
- 全経過をまとめると，死因に関連した異常は3か月前に始まり，特に3日前から急激に出現していたと考えられる．

6.3 剖検目的，臨床上の問題点

- 意識障害の原因精査
- 肝機能異常の原因精査
- 感染症合併の有無

6.4 肉眼的所見

- 死後5時間30分で剖検を開始した．身長164 cm，体重54 kg．
- 主要臓器の重量：心臓480 g，左肺480 g，右肺590 g，肝臓1260 g，膵臓110 g，脾臓48 g，左腎臓140 g，右腎臓135 g，左副腎6 g，右副腎5 g，甲状腺16 g，脳1350 g．
- 体腔液：左胸腔150 mL，右胸腔200 mL，心嚢80 mL，腹腔90 mL．いずれも黄色透明．
- 眼瞼結膜に浮腫と貧血あり，眼球結膜に黄染なし．瞳孔径は左右ともに6 mm．右頬部に8×5 cm，左上腕に3 cmの皮下出血斑あり．腹部正中に14 cmの手術瘢痕あり．表在リンパ節は触知せず．肛門から黒色便の流出あり．
- 開胸時に胸膜癒着なし．開腹すると胃と小腸が腹壁と癒着しており，胃は空腸と吻合されていた．上部消化管に出血源はなかった．
- 脳は外表的に著変なし．脳ヘルニアの所見なし．固定後の割面で，大脳，小脳，脳幹に最大1.5 cm程度の軟化巣が多発していた（図5.5）．
- 心臓の割面で左室の求心性肥大を認めた．弁膜に著変なし．左右冠状動脈には軽度に粥状硬化性病変を認めるも有意な狭窄なし．
- 両肺は胸膜平滑で含気はおおむね良好，両肺の背側に血液就下を認めた．
- 肝臓の表面は平滑で，割面にて5 cm大の嚢胞と暗赤色で点状の小葉紋理を認めた（図5.6）．
- 腎臓は左右ともに皮質が萎縮し，被膜面に微小嚢胞形成と顆粒状の変化を認めた（図5.7）．
- 下部直腸に出血を伴う不整形で地図状の潰瘍を認めた（図5.8）．
- 大動脈に中等度の粥状硬化を認めた．
- 副腎はやや萎縮していた．
- 前立腺に肥大を認めた．

図 5.5

固定後の脳の割面

脳梗塞による軟化巣（丸印）が多発している．

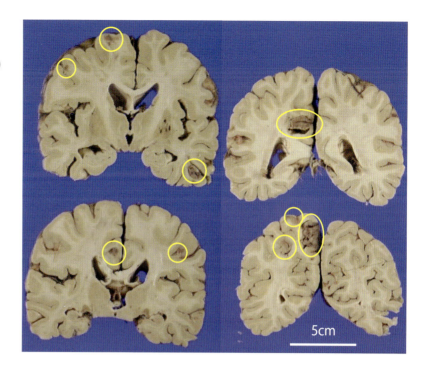

図 5.6

未固定の肝の割面

右葉に直径約 5 cm の肝嚢胞を認める．挿入図は四角で囲った部分の拡大像であり，暗赤色で点状の小葉紋理が明瞭である．

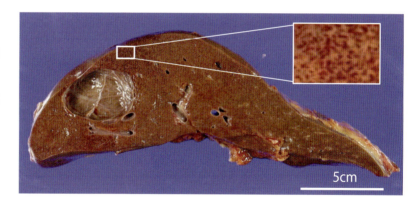

図 5.7

未固定の腎の表面と割面

微小な嚢胞が多発し，皮髄境界が不明瞭になっている．

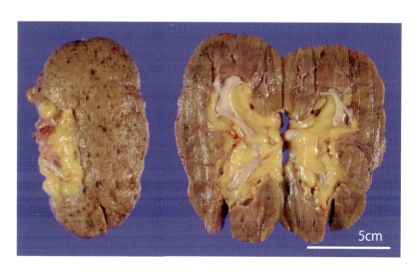

図 5.8
未固定の下部直腸

剖検時の操作により分割されている．出血を伴う不整形で地図状の潰瘍が広く形成されている．

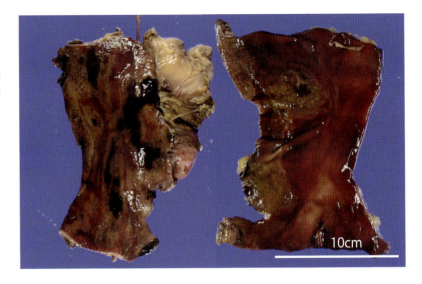

- 腋窩，縦隔，傍大動脈，腸間膜など，全身のリンパ節に明らかな腫大なし．
- 膵臓，脾臓，甲状腺，膀胱，精巣に著変なし．
- 椎体骨髄は赤色髄であり，著変なし．

6.5　肉眼的所見のまとめ

- 大脳，小脳，脳幹に多発性の軟化巣が形成されていた．
- 下部直腸に出血を伴う不整形の潰瘍が認められた．
- 肝割面の暗赤色点状の小葉紋理は臨床経過を踏まえて**ショック肝**と考えられた．
- 肺の含気は良好で肺炎の合併は明らかではなかった．
- 肉眼所見をまとめると，意識障害の原因は多発性脳梗塞，下血と貧血の原因は直腸潰瘍，肝機能異常の原因はショックの関与が疑われれた．一方で肺に明らかな感染の所見はなく，急激な呼吸状態の悪化を説明できるマクロ的な病変は見出せなかった．

6.6　主な組織学的所見

- 脳梗塞（図 5.9）の病変は脳の構築を比較的保った急性期のものから，壊死が進行してマクロファージ浸潤の豊富な亜急性期のものまで観察された．空洞形成に至っているものはなく，いずれも形成されてからおおむね1か月以内の脳梗塞と考えられた．
- 右前頭葉（図 5.10），右側頭葉，右海馬，右帯状回，両側小脳，橋において，脳梗塞の内部あるいは近傍を走行する小動脈内に，N/C 比が高く，腫大した不整形の核を有する異型細胞が充満していた．
- 延髄から脊髄のクモ膜下腔に分布する小動脈内にも異型細胞が充満していたが，この領域に虚血性変化は明らかではなかった．
- 肺は肉眼的に病変が明らかではなかったので，定型的に両側肺の各肺葉から切り出しを行って観察したところ，小動脈および肺胞毛細血管の中に異型細胞が充満していた（図 5.11）．
- 肺炎の所見は認められなかった．
- その他の臓器として下垂体，前立腺，精巣の小血管内に異型細胞を認めた．脳や肺を含むすべての部位において，血管外に浸潤する異型細胞は見出せなかった．

> **図 5.9** 脳梗塞病変のルーペ像
>
> 右前頭葉白質に不規則形の淡明な領域が出現している(HE染色).

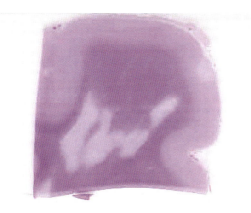

> **図 5.10** 脳梗塞病変の強拡大
>
> 脳梗塞病変内を走行する血管内に孤立性の有核細胞が充満しており,形態学的に異型リンパ球と考えられる(HE染色).

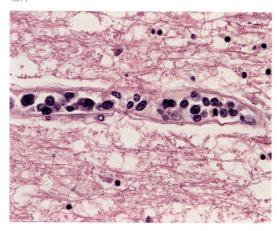

> **図 5.11** 右肺上葉の組織像
>
> 肺内の血管内に異型リンパ球が充満している.肺胞の含気は良好で,肺水腫や肺炎の所見は認められない(HE染色).

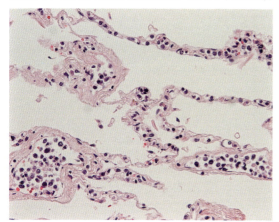

> **図 5.12** 脳血管内の異型リンパ球に対する CD20 免疫染色
>
> 異型リンパ球は CD20 陽性であり,B リンパ球の免疫形質を発現している.

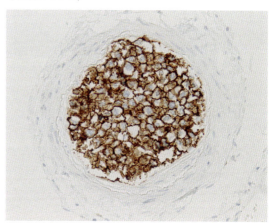

- 異型細胞に対する免疫染色の結果,CD20(図 5.12),MUM-1,bcl-2,bcl-6 が陽性で,CD3,CD5,CD10,HHV8 は陰性であった.EBER の *in situ* hybridization も陰性だった.
- 肝臓には**小葉中心性の壊死**を広範に認めた(図 5.13).拡大を上げて観察すると,肝細胞は凝固壊死に陥っており,うっ血の所見は欠いていた.
- 類洞を含めた肝内を走行する血管内に異型リンパ球は同定されなかった.
- 腎糸球体はびまん性全節性に係蹄壁が肥厚し(図 5.14),PAM 染色でスパイク形成を認めた.糸球体を含む腎臓の血管内に異型リンパ球は同定されなかった.急性尿細管壊死の所見は明らかではなかった.
- 糸球体を含めて腎内を走行する血管内に異型リンパ球は認められなかった.
- 直腸潰瘍部には広範な上皮の脱落,出血,壊死,および反応性炎症細胞浸潤を認めたが,異型リンパ球の関与は明らかではなかった.
- 全身の諸臓器に敗血症を示唆する所見は得られなかった.

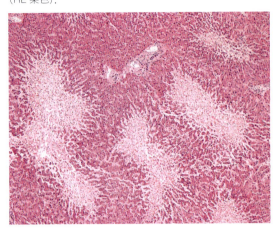

図 5.13　肝臓の弱拡大像
小葉中心性に淡明な領域が多発性に形成されている．病変部の肝細胞は凝固壊死に陥っており，うっ血の所見を欠いている．小葉中心性壊死の所見で，ショック肝に相当する（HE 染色）．

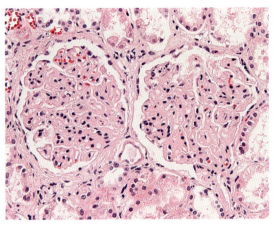

図 5.14　腎臓の組織像
糸球体係蹄壁が全節性に肥厚している．異型リンパ球の関与や急性尿細管壊死の所見は明らかではない（HE 染色）．

6.7　論点整理

- 組織学的検索によって脳，肺，下垂体，前立腺，精巣の小血管内に血管内大細胞型 B 細胞性リンパ腫が見出された．臨床経過中に血管内リンパ腫は鑑別診断として考慮されていなかった．
- 直腸病変は**急性出血性直腸潰瘍**と考えられた．本症は様々な基礎疾患や服薬状況のもとで発生することがあり，本例でもそうした可能性が示唆された．直腸潰瘍に血管内リンパ腫の関与は認められなかった．
- 肝の組織像は**ショック肝**（☞ 306 頁）に合致するものであり，直腸潰瘍からの大量下血が直接的な引き金と考えられるが，精神神経症状の悪化で死亡 5 日前から飲食不能となって脱水状態に陥っていたことも循環血漿量の減少に関与していた可能性がある．
- 終末期の循環動態は輸血や補液で管理されており，安定した状態を維持していた．心臓も求心性肥大の他は病変に乏しく，心臓や大血管が直接死因に関与した可能性は低いと考えられた．
- 精神神経症状は脳の血管内リンパ腫による脳循環障害や多発性脳梗塞に加えて，ショックによる脳循環虚脱が関与したと考えられた．
- 呼吸や循環を調節する延髄に死に直結する病変は認められず，脳病変が死因に直接的に関与した可能性は低いと考えられた．
- 全身の諸臓器に敗血症を示唆する所見は得られなかった．
- 死亡直前の SpO_2 の急激な低下は，肺の小動脈および肺胞毛細血管内に異型リンパ球が充満して腫瘍塞栓となった結果，肺換気血流比不均衡が生じ，ガス交換が著しく阻害されたためと考えられた．
- 本例には長期にわたる免疫抑制剤の服用歴があり，医原的な免疫不全状態が悪性リンパ腫の発生に関与した可能性が示唆された．

6.8 病理解剖診断書の例

病理解剖診断書

剖検番号 8XXX	201X 年 Y 月 5 日 死後 5 時間 30 分	執刀医：群馬一太 副執刀医：前橋晶子
榛名 昇 74 歳男性 （194X 年 7 月 7 日生） 死亡：201X 年 Y 月 5 日 AM5:30 （□新生児 □死産児 出生 日 胎齢 週）		ID：123-456-78
		住所：高崎市 職業：元会社員（事務）
		既往生検番号：P1X-0XXXX
臨床診断： ショック，意識障害，膜性腎症 臨床的死因：呼吸不全 全経過：9 年		治療 □手術 ☑輸血 □放射線照射 □化学療法 □透析 □移植 ☑副腎皮質ステロイド

主病変
血管内大細胞型 B 細胞リンパ腫
　肉眼像：異型リンパ球による腫瘍塞栓によって大脳および小脳に多発性脳梗塞が形成されていた．脳以外に肉眼
　　　　　的所見は認められなかった．
　組織像：脳，脊髄，肺，前立腺，精巣の小血管内に異型リンパ球が充満していた．異型細胞は CD20，MUM-1，
　　　　　bcl-2，bcl-6 が陽性で，CD3，CD5，CD10，HHV8 は陰性であった．EBER の in situ hybridization も陰
　　　　　性だった．

副病変
1）多発性脳梗塞
　　肉眼像：外表的には著変なし．固定後の割面において両側の大脳および小脳に最大で 1.5cm の多発性軟化病巣
　　　　　　を認めた．
　　組織像：脳梗塞病変の内部あるいは近傍を走行する小動脈内に異型リンパ球による腫瘍塞栓が形成されていた．
　　　　　　梗塞病変の時相は急性期から亜急性期（おおむね 1 か月以内）であった．延髄から脊髄のクモ膜下腔
　　　　　　に分布する小動脈内にも異型細胞が充満していたが，この領域に虚血性変化は明らかではなかった．
2）急性出血性直腸潰瘍
3）膜性腎症（加療中）
4）肝小葉中心性壊死（ショック肝），肝嚢胞
5）求心性心肥大
6）大動脈粥状硬化
7）副腎萎縮
8）前立腺結節性過形成
9）腔水症：左胸腔 150 mL，右胸腔 200 mL，心嚢 80 mL，腹腔 90 mL．いずれも黄色透明．

臓器重量など：身長 164 cm，体重 54 kg，脳 1350 g，心臓 480 g，左肺 480 g，右肺 590 g，肝臓 1260 g，
　　　　　　　膵臓 110 g，脾臓 48 g，左腎臓 140 g，右腎臓 135 g，左副腎 6 g，右副腎 5 g，甲状腺 16 g．

総括
　本例は 74 歳男性で，9 年前に膜性腎症の診断を受け，3 年前からネフローゼ症候群を発症し，薬物治療によって
寛解を維持していた．3 か月前にネフローゼが再燃し，1 か月前からは精神神経症状が出現して，3 日前には意識障
害，大量の下血，ショックをきたした．諸症状に対して保存的に加療したが意識障害は改善せず，死亡直前に急激
に呼吸状態が悪化して死亡した．意識障害および肝障害の原因精査，敗血症合併の有無を明らかにする目的で，死
後 5 時間 30 分に病理解剖が施行された．
　剖検の結果，血管内大細胞型 B 細胞性リンパ腫が脳と肺を中心に認められた．中枢神経系の血管内の異型リンパ
球は腫瘍塞栓となって多数の梗塞巣を形成しており，不可逆的な意識障害の要因となったと考えられた．肺の小動
脈および肺胞毛細血管内にも異型リンパ球が充満しており，死亡直前の SpO$_2$ の急激な悪化との関連が示唆された．
　肝は小葉中心性壊死，すなわちショック肝の像を呈しており，消化管出血（直腸潰瘍）および脱水による循環血
液量減少性ショックが原因と考えられた．直腸潰瘍の原因としては組織学的に病変部に異型リンパ球の関与は認め
られず，組織学的検索によって原因は特定できなかったが，重症基礎疾患を有する高齢者に発生しやすいとされる
急性出血性直腸潰瘍の臨床病理像に矛盾しないものであった．
　敗血症合併の有無については，全身の諸臓器に敗血症を示唆する所見は得られなかった．
　医原性免疫不全状態の患者に発生する悪性リンパ腫は WHO 分類では other iatrogenic immunodeficiency-associated
lymphoproliferative disorders に分類され，近年報告例が増加している．メトトレキサート関連が多く知られているが，
ステロイドやシクロスポリン投与下で血管内リンパ腫をきたした報告は稀であり，今後の症例の蓄積が待たれる．
　本例の直接死因としては，膜性腎症や血管内リンパ腫を基盤に急性出血性直腸潰瘍や脱水に起因するショックを
併発し，最終的には肺血管内の腫瘍塞栓による呼吸不全によって死に至ったと考えられる．

診断日：201X 年 Z 月 10 日	CPC 開催日：201X 年 Z 月 13 日	診断医： 群馬一太

6.9 フローチャート

- 臨床所見と病理解剖所見に基づいて，本例の各病変・病態の関係をフローチャートとして示す（図 5.15）．

図 5.15 発症から死に至るまでのフローチャート

各病変の関係を因果の順序性を踏まえて図示したもの．関連の強いものは実線の矢印で，関連の弱いものは破線の矢印で示している．病変は多彩であったが，直接死因は経過の最終段階で顕在化した肺血管内の腫瘍塞栓による呼吸不全と結論した．

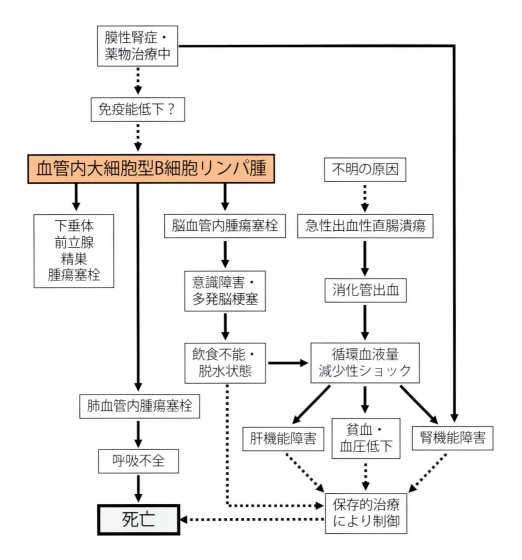

7 まとめ

- 剖検診断書を完成させるために何か特別な方法があるわけではない．的確な解剖技術，丹念な肉眼所見の観察，適切な切り出し，詳細な標本観察，マクロとミクロの対比，臨床経過と病理所見の対比を重ねて総合的に最終診断を下す作業は，二つとして同じ症例が存在しないがゆえに，何例経験しても新たな気づきに満ちた奥深さがある．

- 筆者は本項の冒頭で病理学の学習における階層性の考え方を述べた．病理学を学習する過程では一次元から四次元へと段階的に知識や理解を深めていくが，病理解剖の実務においては，四次元的な対象である剖検症例を三次元あるいは二次元的に分解して検討を進めて，各病変の成り立ちや相互関係に対して合理的な解釈を加えて考察し，最終的には一次元的な文字表現に落とし込んで剖検診断書にまとめることで，一連の作業が完結する．

- 病理解剖が内包するこうした特質こそが，"剖検は病理業務の中で最も高い構成力を求められる作業"と力説される所以である．

- 病理解剖を単なる業務として行うだけではなく，診断や治療の過程を振り返り，知的推論作業の愉しさを実感していただきたい．そして，同僚の臨床医，病理医，臨床検査技師，学生らと共有して，それぞれの施設において病理解剖の灯を絶やさぬように努められたい．

Column 4 日本の三大死因の変遷

　厚生労働省が公表した2023年の人口動態統計によると，男女を合わせた日本の三大死因は，第1位：悪性新生物，第2位：心疾患，第3位：老衰で，それに続いて第4位：脳血管疾患，第5位：肺炎となり，第8位に新型コロナウイルス感染症が入っている．死亡数では男女間に大差はないものの，「悪性新生物」は男性に多く，「老衰」は圧倒的に女性に多い．1980年までは「脳血管疾患」が死因の第1位であったが，1981年以降は「悪性新生物」が首位となり，現在もその状態が続いている．1981年は私が医師国家試験を受験した年で，公衆衛生の問題で三大死因の順位の入れ替わりが問われる可能性があったため記憶したのを今も鮮明に覚えている．一方，「老衰」は1950年代まで現在と同じ第3位であったが，それ以降は順位を下げていた．しかし，2001年以降に増加に転じ，2018年には「脳血管疾患」を抜いて第3位となっている．その理由の一つは，1960年以降，医学の進歩に伴い，直接的な死因となる病気もなく，純粋な老化だけで死亡に至る「老衰死」はありえないと考える傾向が強かった点が挙げられよう．もう一つの理由は，日本人の平均寿命が延び，特に女性では90歳以上の超高齢者数が増え，「老衰死」とせざるを得ない症例が増加したためと思われる．

病理解剖とは　1

病理解剖の手技　2

未熟児・新生児・小児の病理解剖　3

臓器別取り出し方・切り出し方　4

最終剖検診断の書き方　5

主要臓器の肉眼所見　6

病理解剖で知っておくべき肉眼所見　7

病理解剖で知っておくべき組織所見　8

法医学的知識　9

148   6　主要臓器の肉眼所見

1　観察のアプローチ

1.1　肉眼的観察の概要

- 正確な肉眼的観察および肉眼的診断は，疾患の病態や死因の把握に重要で，かつ適切な組織標本の採取（切り出し）に不可欠である．
- 肉眼的観察にあたってまず大切なことは，正常の解剖を理解しておくことである．すなわち，正常における各臓器の位置，大きな脈管との関係，重量，大きさ，表面の色調，割面における内部構造，割面の色調を知っておくことが重要である．
- 剖検時の固定前および固定後（組織標本採取時）の両方の状態を観察する．固定により病変が明瞭になることもある．
- 肉眼的観察は，巨視的所見およびルーペなどを使った微視的な所見の両方の観察が必要である．
- 観察の順序を決めることによって，見落としや観察し忘れることがなくなる．
- 臓器の割の入れ方は，臓器の最大面で入れることが多いが，CT などの臨床画像あるいは病変の存在部位など，臓器や症例によって肉眼的観察が容易になるよう臨機応変に変えてよい．

1.2　肉眼的観察の手順

❶ 臓器の観察

- 体重・身長および各臓器の大きさや重量を測定する．
- 成人では体重・身長から栄養状態を推定する．
- 胎児や新生児では，体重が週数に合致しているかで，発育遅延の有無の指標とする．
- 各臓器の正常重量は，年齢や性別によって異なる．女性の臓器は男性の同臓器のおよそ 90 〜 95% 程度である．
- 正常臓器の重量は報告によって差がみられるが，日本人成人のおよその重量を（表 6.1）に記載する．また，体重からの換算法もある．例えば，肝臓重量は体重の約 2 %，左右肺重量の合計は体重 1 kg 当たり 10 〜 12 g とされている．
- 胎児・新生児・乳幼児，小児の各臓器のおよその重量を（表 6.2）に記載する．発育遅延や栄養状態の指標となる．
- 臓器の重量は，臓器内に何らかの病的状態が存在するか否かの簡便な客観的指標となる．少なくとも正常値の ±20% 以上の偏りを示すものは異常と考えられる．
- まず臓器の表面，続いて割面を観察する．割面では臓器内の構造物（脈管，気管，導管など）についても観察する．

❷ 病変の観察の基本

- 病変の肉眼的観察の基本は，病変の①存在部位，②性状，③広がりについて所見をとることにある．すなわち，どこに（where），どのようなものが（what），どのように（how）存在するかを観察することにあり，頭文字から 2W1H といわれる（図 6.1A）．
- 先天性病変については，臓器の形状，位置，他の臓器との位置関係，脈管等の走向などを中心に観察する必要がある．よって，新生児等の先天性病変が存在する可能性のある病理解剖については Rokitansky 法による執刀が望ましい．

表 6.1 各臓器の正常重量の目安（成人日本人）

臓器	およその重量（g）	対体重比（%）
脳	1,200（1,100〜1,400）	2
心臓	300（250〜350）	0.5
肺：左	350（250〜400）	0.6
右	400（300〜450）	0.7
肝臓	1,000（900〜1,000）	2
膵臓	90（80〜110）	0.2
脾臓	80（60〜110）	0.2
腎臓	100（80〜130）	0.25
甲状腺	13（10〜15）	0.03
副腎	6（5〜7）	0.01

＊参考資料により数値が異なるため，複数の参考資料から男女の区別なく概算を求めた．

表 6.2 各臓器の正常重量（g）と身長（cm）の目安（胎児・新生児・乳幼児, 小児）

臓器	胎性20週	胎性30週	新生児	1歳	10歳
体重	300	1,500	3,200	10,000	35,000
身長	25	40	50	70	130
脳	50	200	400	900	1200
心臓	5	10	20	45	120
肺（左右合計）	7	35	60	120	350
肝臓	20	50	130	300	850
膵臓	1.5	3	5	20	—
脾臓	1.5	4	10	25	80
腎臓（左右合計）	4	15	30	70	90
甲状腺	0.5	1.3	2.0	2.5	—
副腎（左右合計）	2	4.5	8	2.5	—

＊参考資料により数値が異なるため，複数の参考資料からから男女の区別なく概算を求めた．

図 6.1

肉眼的観察と診断の手順

まず，病変の①存在部位，②性状，③広がり（いわゆる2W1H）を観察する(A)．次にその観察所見に基づいて，肉眼的診断を行う(B)．
肉眼的診断では，先天性・後天性の区別と腫瘤嚢胞形成性の有無を認識した上で，

　ⅰ）大きさ
　ⅱ）形状
　ⅲ）色
　ⅳ）硬さ
　ⅴ）その他

など病変の性状に基づいて，
　①形態異常性病変
　②退行性病変
　③循環障害性病変
　④炎症性病変
　⑤非腫瘍性増殖病変
　⑥腫瘍性病変
のどれに相当するかを病理総論的に推定する．

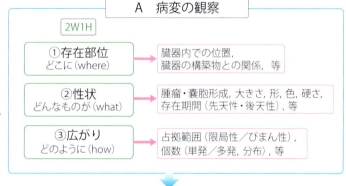

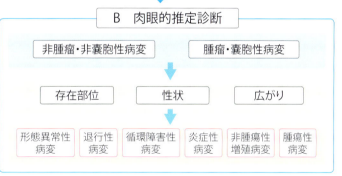

❸ 病変の存在部位
- 臓器内の存在位置（解剖学的位置）を特定する．複数の臓器にまたがっている場合は，どちらを主座としているかについても観察する．

❹ 病変の広がり
- 病変の局在性を観察する．局在性は，臓器のどの程度を占めるかによって，限局性あるいはびまん性に分ける．
- 病変の個数を数える．個数は単発病変か多発病変かを観察する．多発の場合は分布パターン〔（主・娘）結節／均等結節，均等／不均等など〕について観察する．

- 臓器内の構造物との関係（組織構築的位置関係）について観察する．すなわち，臓器の一定領域に限局しているか，あるいは動静脈や気管や胆管などの臓器内構造物との関係が存在するかなどについて検察する．

❺ 病変の性状

- 病変の i）腫瘤・囊胞形成性の有無，ii）形状，iii）大きさ，iv）内部の性状，v）色，vi）硬さ，vii）個数，viii）存在期間，ix）その他について観察や計測を行う．
- まず，腫瘤・囊胞形成性病変か非腫瘤・非囊胞形成性病変かの判別をする．
- 形状：
  - ▶ 腫瘤・囊胞形成性病変であれば，外形，境界の明瞭さ・不明瞭さ，被膜の有無，囊胞の有無を含めた形状観察を行う．外形は，円形，楕円形，三角形（楔型），方形，などと表現する．囊胞があればその内容物の性状（粘液，漿液，血液，壊死物質など）を観察する．
  - ▶ 非腫瘤・非囊胞形成性病変の場合は，境界不明瞭なため形状の表現は困難なことが多いが，斑状，地図状，楔状などと表現する．
  - ▶ その他の形状として，外表や粘膜面では隆起性／潰瘍（びらん）性，平滑状，粗造状，顆粒状，結節状，ちりめん状，緊満状などと表現し，割面ではビロード状，花むしろ状，スポンジ状，粘状などの表現がある．
- 大きさの測定は可能な限り 3 次元的に行う．単位は mm か cm かに統一する方が混乱しない．なお，粟粒大や三横指などの不正確な半定量的表現は避ける．
- 色調は，構成要素の色調（表6.3）とそれぞれの構成要素の量で決まる（図6.2）．例えば，急性炎症では壊死や出血が主体であるため，褐色が混じった黄色を呈し，慢性化するに従い，壊死や出血が減少し線維化が起こるため白色化する．腫瘍の色調は，腫瘍が含む物質（グリコーゲンや脂肪，メラニン，胆汁など）に加えて，壊死，出血，線維性間質の多寡に影響を受ける．
- 硬さは，正常部位と比較して，軟あるいは硬と表現される．弾力がある場合は弾性軟あるいは弾性硬という場合もある．その他，脆弱（もろい），石様，ゴム様などの表現もある．

表6.3 病変の構成要素の色調

基本的構成要素	色調の目安
充血・うっ血，貧血	鮮紅色（充血），暗紫赤色（うっ血），正常より白色（貧血）
出血	新鮮出血から古くなるに従い，赤色，黄色，黄褐色，褐色，暗褐色
壊死	濁った黄色〜暗黄色
グリコーゲンや脂肪	黄色
ビリルビン	黄暗緑色
メラニン	黒色
ヘモジデリン	暗褐色
リポフスチン	褐色〜暗褐色
線維性病変	真白色
腫瘍性病変	灰白色
硬癌	白色
髄様腫瘍（未分化癌・悪性リンパ腫など）	ぬめりを伴った不透明な灰白色（魚肉様）
紡錘形非上皮腫瘍	線状模様を伴った白色
粘液産生腫瘍	粘つきを伴った灰白色
グリコーゲンや脂肪を含む腫瘍	黄色
角化型扁平上皮癌	ぱさついた黄白色

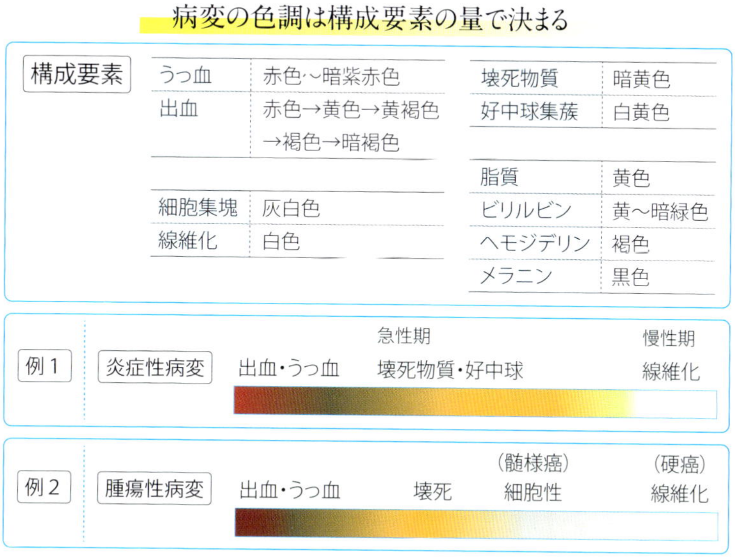

図 6.2

病変の色調の考え方

病変の色調は，表6.3 に示した構成要素の色調と，その経時的変化および各構成要素の量(比)によって決定される．

病変の色調は構成要素の量で決まる

構成要素	うっ血	赤色〜暗紫赤色	壊死物質	暗黄色
	出血	赤色→黄色→黄褐色→褐色→暗褐色	好中球集簇	白黄色
	細胞集塊	灰白色	脂質	黄色
	線維化	白色	ビリルビン	黄〜暗緑色
			ヘモジデリン	褐色
			メラニン	黒色

例1　炎症性病変　出血・うっ血　急性期　壊死物質・好中球　慢性期　線維化

例2　腫瘍性病変　出血・うっ血　壊死　(髄様癌) 細胞性　(硬癌) 線維化

● その他の性状として，外表面では隆起性／潰瘍（びらん）性，平滑，粗造，顆粒状，結節状，ちりめん状，緊満などと表現し，割面ではビロード状，花むしろ状，スポンジ状，粘状などの表現がある．

1.3　肉眼的推定診断

● 上述の手順で観察した肉眼的所見に基づいて肉眼的推定診断を行う．最終的な診断は組織学的所見に基づく確認が必要であるが，肉眼的所見に基づいた肉眼的推定診断を行うことは重要である．

● まず，臨床所見より，先天性病変か後天性病変かを念頭に置く必要がある．先天性病変の場合は，臓器の形状，位置，他の臓器との位置関係，脈管等の走向など，どこにどの様な異常が存在するかについて正常を念頭において詳細な観察することが必要である．

● 次に腫瘤・嚢胞形成性病変か否かに分ける．すなわち，腫瘤性病変（充実結節状，嚢胞状あるいはその混在），あるいは非腫瘤性病変に分ける（図6.1B）．

● さらに病変のⅰ）形状，ⅱ）大きさ，ⅲ）色，ⅳ）硬さ，ⅴ）その他，などの性状に基づいて，①形態異常性病変，②退行性病変，③循環障害性病変，④炎症性病変，⑤非腫瘍性増殖病変，⑥腫瘍性病変のどれに相当するかを病理総論的に推定する（図6.1B）．

● 腫瘤・嚢胞形成性病変については，（図6.3）のように，結節の数，被膜の有無を含めた病変周囲との関係，嚢胞の有無，線維性間質の有無等について，分類すると病理総論的推定が容易になる．

● 腫瘤性病変の中で，割面が均一な病変は間質成分の乏しい腫瘍であることが多く，不均一なものは多彩な組織像や間質成分が多い腫瘍あるいは炎症性腫瘤であることが多い．

● 腫瘍の中で，白色の線維性間質で境界された結節を認める場合は上皮性腫瘍，割面が均一で間質成分の乏しい場合は未分化癌や悪性リンパ腫などの髄様の腫瘍，線状や束状の構造を認める場合は紡錘形細胞型の非上皮性腫瘍であることが多い．

● 腫瘍では，割面の色調や硬さなどを参考に，線維成分の量，壊死の有無，特殊な成分（粘液，グリコーゲンや脂質，メラニンなど）の有無を推察する（表6.3，図6.2）．

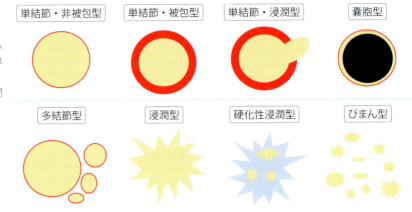

図6.3 腫瘍・嚢胞性病変の所見

腫瘍・嚢胞性病変については，数，広がり，境界の明瞭性，被膜の有無，浸潤性，嚢胞の有無，間質成分の量で分類する．

- 境界所見，細胞成分の量，壊死や出血の有無などから良悪性の鑑別を推定する．
- 上皮性腫瘍の中で，線維性間質で境界された結節が大きい場合は扁平上皮癌や未分化癌が，小さい場合は腺癌が多い．また，顆粒状の割面を示す場合は乳頭状腺癌であることが多い．

1.4 肉眼所見や肉眼的推定診断の記載方法

- 肉眼所見の記載方法にはチェック式（図6.4）と記述式（図6.5）がある．いずれも下記のような長所・短所があるので，両者を適切に合わせた方法をとることが実際的と思われる．
- チェック式では，観察する所見がまとめられているため，見落としが少なくなる．病理学的知識が十分でない記述者でも記載が可能である．
- 記述式では，症例に合わせて適切な記録をとることができる．記述者が必要であるが，録音機を使えば，術者一人で所見を記録することも可能である．ただし，所見のとり忘れを防止するために，予めどのような順序でどの様な所見を観察するか決めておく必要がある．
- チェック式と記述式のいずれにおいても必要に応じて図示を加える．
- 症例の肉眼的所見に基づいた病態のまとめを箇条書きにし，肉眼的推定診断を行うことが重要である．

> **Memo** 血栓と死後凝血塊の鑑別
>
> 剖検時に血栓と死後凝血塊の鑑別に苦慮することが多い（表6.4）．死後凝血塊には赤血球を多く含むもの〔イチゴゼリー状死後凝血塊（currant jelly）〕と含まないもの〔豚脂様死後凝血塊（chicken fat）〕（☞171頁，Memo）があり，しばしば1つの凝血塊内に混在する．

表6.4 血栓と死後凝血塊の鑑別表

特徴	血栓	死後凝血塊 イチゴゼリー状型（currant jelly）	死後凝血塊 豚脂様型（chicken fat）
表面	やや灰色で，光沢なく，線状，波紋状や顆粒状	表面は平坦で，滑らかで光沢あり	
割面	白色と暗赤色の領域が線状に混在（Zahn線条）	均一で，赤いゼリー状 凝血塊の重力下方向に存在	均一で，黄色で脂肪様 凝血塊の重力上方向に存在
性状	やや固い	柔く弾性	
壁への癒着	癒着あり．ピンセットで引っ張っても剥がれにくい	癒着なし．ピンセットで容易に剥がれる	
赤血球含有量	多量	多量（血栓との鑑別困難）	少量（白血球が多い）
組織像	線維芽細胞が少数でも存在	線維芽細胞は存在せず	

図 6.4 肉眼所見の記載方法（チェック式プロトコール）

心囊	心囊液：色，黄　量：　mℓ　明・濁・濃・淡・血性	
	心囊膜：　□平滑，□混濁，□線維素性，□線維性，□癒着，□出血斑	
心臓	位置：正常，左　，右	重量：　g
	大きさ：屍者の手拳（同大，より大，より小）	左室筋層　厚：　mm
	形：　尋常，滴状，巾着型，	右室筋層　厚：　mm
	心尖：左・右・両室，円錐形・半球形	大動脈弁口周径：　mm
	心外膜：	肺動脈弁口周径：　mm
	心外膜下脂肪組織発育　□貧，□中等度，□過多	僧帽弁口周径：　mm
	出血斑□有□無　腱斑□有（　）□無	三尖弁口周径：　mm
	右心房　腔の拡張□有□無	
	右心室　腔の拡張□有□無　心内膜	心奇形：有・無
	右心室肉柱乳頭発育　□貧，□中等度，□過多	
	卵円孔　□開存，□閉鎖　動脈弁注入試験　□完全閉鎖	
	左心房　腔の拡張　□有□無	
	左心室　腔の拡張　□有□無　心内膜	
	肉柱乳頭発育　□貧，□中等度，□過多	
	筋肉　□暗褐色，□褐色，□赤褐色，□褐色	
	出血　□有□無　壊死□有□無	
	その他限局性病巣　□有（　）□無	

図 6.5 肉眼所見の記載方法（記述式プロトコール）

胆管・胆囊	胆汁排出試験：　ファーター乳頭部	
	総胆管	
	胆囊 ｛漿膜面：　大きさ（　×　mm） 内容： 粘膜：	
肝臓	形：　硬度：　辺縁：	大きさ　上下 × 左右 × 前後　mm
	色：	重さ　g
	表面：	
	割面：	
	肝門部リンパ節：	

肉眼所見を自由に記載する

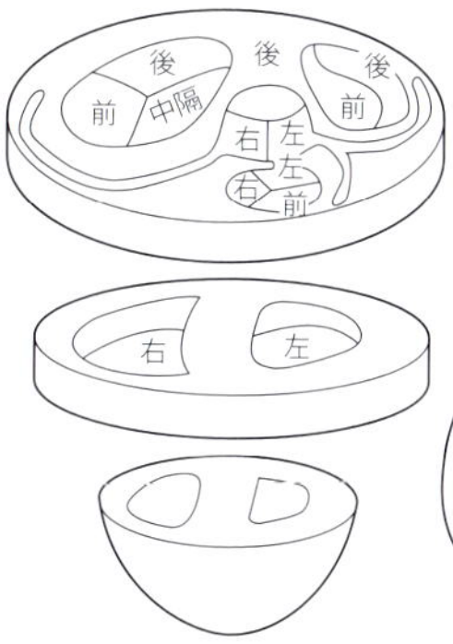

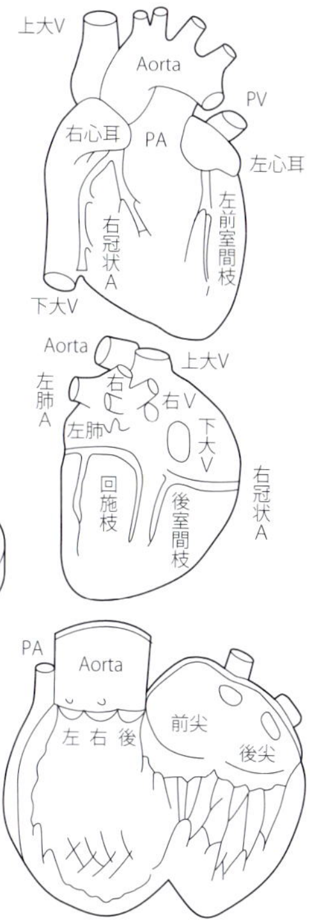

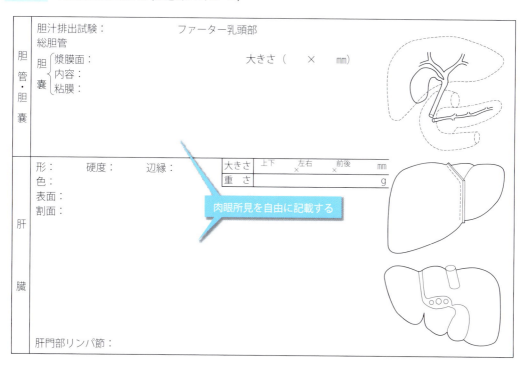

2 臓器別各論

2.1 外表および骨格

❶ 観察の要点

a 概要

- 外表や骨格は，頭頸部，体幹，体肢に大別される．頭頸部は頭蓋部，顔面，頸部に，体幹は胸部，背部，腹部に，体肢は上肢と下肢に分けられる．さらに，それぞれが，細分類され，例えば，上肢は，肩，上腕，肘，前腕，手掌・手背，手指等に分けられる．
- 頭部，頸部，上肢，胸部，腹部，背部，臀部，下肢へと一定の順序で観察することによって，所見のとり忘れを防止する．
- 外表および骨格の観察では，表6.5（1）外表および骨格（☞156頁）に記載された要点について観察する．

b 外表および骨格の観察

- 身長と体重は必ず測定し，成人では栄養状態の，胎児では発育遅延の指標とする．
- 骨格の異常と共に，死後硬直を含めて各関節の動きを確認する．
- 各部位での皮膚の色，皮疹，浮腫，うっ血，出血，手術創，腫瘍等の有無を観察する．
- 胎児や新生児では，表6.6（☞157頁）に記載される外表所見が未熟性の指標となる．
- 胎児や新生児では，外表奇形や顔貌の異常の有無および胎盤を観察することが重要である．特に表6.6に示される未熟児徴候がある場合には注意深く観察する必要がある．

❷ 代表的および偶発的病変

a 炎症性病変

- 潰瘍（褥瘡を含む）では，その部位と大きさを記載する．褥瘡は長期臥床や栄養状態の指標となる（☞Memo）．

> 🔍 **Memo** **褥瘡と敗血症**
> 褥瘡が筋肉や骨にまで達すると，骨髄炎や敗血症を併発することがある．敗血症性ショックの症例などでは，仙骨部の褥瘡が重要な所見となることがあるので，背部の観察の際には死斑とともに必ず褥瘡をチェックする必要がある．

- 中毒性表皮壊死症（toxic epidermal necrolysis, TEN）やスティーブンス・ジョンソン症候群（Stevens-Johnson syndrome）では，表皮や粘膜の壊死をきたし，広範な水疱・びらんの形成が認められる（図6.6 ⓐ）．
- 手術創を認めた場合は，過去の手術歴と照らし合わせながら，その部位と大きさを記載する．

b 循環障害性病変

- 皮下浮腫の有無は，下腿前面，足背，背部を指圧した圧痕の有無で判定する．
- 皮下出血・血腫は，形状によって点状出血，紫斑，斑状出血，血腫などに分類し，出血の原因を推定する（図6.6 ⓑ）．

図 6.6　外表病変・外表奇形・骨格異常の所見

ⓐ 中毒性表皮壊死症の皮膚所見．**ⓑ** 皮膚点状出血．**ⓒ** 口唇口蓋裂．**ⓓ** 先天性四肢短縮症．
ⓔ 21 trisomy に認められた猿線．**ⓕ** 多指症．**ⓖ** 関節リウマチにおける関節変形．

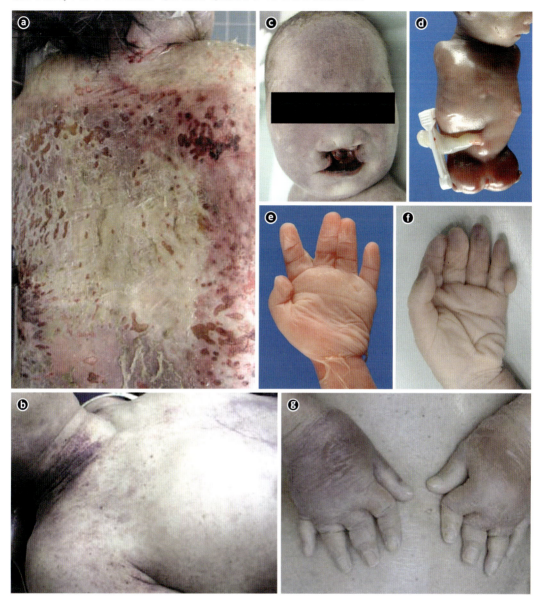

c　腫瘍性病変
- 腫瘍の，①存在部位，②性状（大きさ，外形，境界の明瞭さ・不明瞭さ，被膜の有無，囊胞の有無などを含めた形状，色，硬さなど），③広がりについて観察する．
- 腫瘍の発生部位が，表皮病変か真皮・皮下病変かを識別する．

d　形態異常性病変
- 外表奇形や骨格異常には様々なものがある（図 6.6ⓒⓓⓔⓕ）．外表奇形や骨格異常を多発性に認めた場合は，染色体異常が存在する可能性があり，心囊血や皮膚線維芽細胞の培養から染色体解析を行うとよい．染色体異常の存在が判明している場合は外表奇形の有無を詳細に観察す

表 6.5　各臓器の観察の要点（次頁に続く）

(1) 外表および骨格	全身所見		①体重　②身長　③体格　④栄養状態　⑤死後硬直，外表奇形，側弯症の有無
	皮膚		①色調　②皮疹，浮腫，うっ血，出血，手術創，腫瘍などの有無
	毛髪		①色調　②量　③分布
	眼		①瞳孔の大きさ・形　②結膜の貧血・黄疸
	耳・鼻		浸出液・血液の流出
	口腔		①粘膜の色　②浮腫，うっ血，出血，腫瘍などの有無　③舌の大きさ
	頸部		①左右対称性　②静脈怒張，頸部リンパ節腫脹の有無
	胸部・乳房		①胸郭の状態・左右対称性　②鎖骨上リンパ節腫脹の有無　③乳頭の状態　④乳腺病変の有無
	腹部		①平坦／膨隆　②鼠径部リンパ節腫脹の有無
	背部		①褥瘡の有無　②死斑の有無
	四肢		浮腫，うっ血，静脈瘤，チアノーゼ，ばち状指などの変形の有無
	外性器		①びらんなどの有無　②陰嚢水腫の有無
(2) 中枢神経	脳底部血管		①各血管や交通枝の分布・走行異常　②形成異常　③状態
	硬膜		上矢状静脈洞内血栓，膿瘍，血腫，骨化，肥厚，腫瘍性病変の有無
	脳外表		1) 脳重量の測定 2) 大脳・小脳・脳幹の形状，脳回・脳溝，くも膜・軟膜の状態を観察 3) 以下の病変の有無や局在・広がりを観察：①萎縮性病変　②出血・軟化など循環障害性病変　③色調変化病変　④膿瘍などの炎症性病変　⑤嚢胞や腫瘍形成病変　⑥奇形
	脳割面		1) ①左右の対称性　②脳室の拡大・狭小化 2) ①皮質・白質あるいは基底核のどの部位に局在するか，②血管支配と関連があるか，を念頭に，以下の病変の有無を観察：①萎縮性病変　②出血・軟化など循環障害性病変　③色調変化病変　④膿瘍などの炎症性病変　⑤嚢胞や腫瘍形成病変　⑥奇形
(3) 呼吸器	肺外表		1) 左右肺の重量 2) 胸膜と肺門部の所見を観察 a 胸膜：①色調・癒着・肥厚・混濁・炭粉沈着　②嚢胞・腫瘍性病変や分葉異常の有無 b 肺門部：気管支や血管の性状や内容物，およびリンパ節を観察
	肺割面		1) 病変の存在部位：末梢域と肺門域 2) 気道域・移行域・呼吸域（Miller 二次小葉）と関連させた病変の観察 3) 病変の性状（硬結，嚢胞，腫瘍の有無，色調の異常）について観察
(4) 泌尿器	腎臓	外表	①腎の重量　②大きさや形状　③表面の性状　④嚢胞，陥凹病変，腫瘍性病変の有無　⑤色調　⑥被膜剥離の容易性
		割面	1) 腎盂腔：①拡張　②形状　③腫瘍性病変　④結石などの有無　⑤粘膜の色調 2) 腎皮質・髄質：①皮質の厚さ　②皮髄境界の明瞭性　③色調　④膨隆の有無　⑤病変（出血，梗塞，嚢胞や腫瘍など）の存在部位，広がり，性状を観察
	尿管		①本数　②走行異常，拡張，結石，腫瘍性病変の有無
	膀胱		①内容液の性状　②粘膜面の性状　③尿膜管遺残（膀胱頂部）・憩室の有無　④結石の有無
(5) 内分泌臓器	甲状腺		①甲状腺の重量　②外表・割面で，色調，嚢胞を含む腫瘍性病変や線維化の有無　③ルーペによる微視的観察から濾胞の小嚢胞的拡大や乳頭状構造の有無
	副甲状腺		①位置異常　②数的異常　③腫大の有無
	副腎		①副腎の重量　②形状　③割面では，皮質と髄質の色調や結節性病変の有無

表 6.5 各臓器の観察の要点（前頁の続き）

(6) 心臓・血管	心臓	①心臓の重量，②各弁の周径，③心室壁の厚さ ④出血斑，⑤腱斑，⑥心外膜下脂肪織，⑦冠状動脈の状態（硬さ，走行，狭窄の程度），⑧心房・心室の拡張，⑨心筋の出血・壊死，⑩卵円孔（開存，閉鎖） ⑪弁の状態（肥厚，癒合，狭窄，疣贅の有無）
	大動脈	①大動脈の幅の測定，②壁の弾力性，③脂肪線条，④動脈硬化の程度，⑤潰瘍，⑥壁在血栓，⑦傍大動脈リンパ節腫脹の有無
(7) 消化管	食道	①びらん，潰瘍，②静脈瘤の有無，③白斑，⑤腫瘍性病変の有無
	胃	①胃内容の性状（血性，胆汁性）および量，②発赤，③びらん，潰瘍，④粘膜出血，⑤腫瘍性病変の有無
	小腸	①胆道開通試験（十二指腸），②小腸内容の性状（血性），③リンパ管腫，④異所性膵，⑤メッケル憩室，⑥ポリープ，⑦腫瘍性病変の有無，⑧腸間膜の検索
	大腸	①虫垂の確認，②大腸内容の性状（糞便の有無，血性），③メラノーシス，④びらん，⑤潰瘍，⑥出血，⑦憩室，⑧ポリープ，⑨腫瘍性病変の有無，⑩腸間膜の検索
(8) 肝・胆・膵・脾	肝臓	①大きさ（萎縮，腫大），②重量，③色調，④硬度，⑤表面（平滑，顆粒状，結節状），⑥割面（色調，硬度，小葉構造の確認，ニクズク肝・脂肪肝・肝硬変・腫瘍の有無），⑦肝門部リンパ節の腫大の有無
	胆管	①粘膜の性状，②胆石や腫瘍の有無（特に黄疸が強いときには狭窄について検索）
	胆嚢	①胆汁の性状，②胆砂・胆石の有無，③びらん・コレステローシス・腫瘍の有無
	膵臓	①大きさ（萎縮，腫大），②重量，③色調，④硬度，⑤小葉構造（明瞭か否か），⑥脂肪沈着（脂肪浸潤）の程度，⑦脂肪壊死，⑧自己融解の程度，⑨主膵管（狭窄，拡張），⑩嚢胞性・腫瘍性病変の有無，⑪脾静脈血栓の有無
	脾臓	①大きさ，②重量，③色調，④硬度（うっ血では硬い），⑤表面（平滑，糖衣様など），⑥割面（平滑，膨隆，脾粥量）
(9) 生殖器	男性 前立腺	①大きさ，②色調，③硬度，④割面（結節性・腫瘍性病変の有無）
	男性 精巣 精巣上体	①陰嚢水腫の有無，②重量，③精細管の牽引性
	女性 子宮	①大きさ，②重量，③硬度，④出血，⑤結節性・腫瘍性病変の有無
	女性 卵巣	①重量，②嚢胞の有無
	女性 卵管	卵管水腫
(10) その他	脊椎骨	①骨折，②骨髄（赤色髄，黄色髄（脂肪髄），混合髄），③骨粗鬆症，④腫瘍性病変（特に転移性腫瘍）

表 6.6 胎児・新生児における未熟徴候

体格	体重＜ 2,500 g（未熟児の定義） 身長＜ 47 cm，最大頭囲＜ 33 cm，胸囲＜ 30 cm，頭囲－胸囲＞ 3 cm
皮下脂肪の発達	胎齢 36 週を過ぎても脂肪組織が少ない．
爪長	胎齢 30 週を過ぎても指頭に達していない．
胎児性生毛	広範囲に密である．
乳房腫脹や結節	胎齢 33 週を過ぎても乳房腫脹や結節をまったく認めない．
胸骨剣状突起	スプーン状に反り返っている．
睾丸の下降	胎齢 36 週を過ぎても腹腔内に留まっている．
大陰唇	胎齢 36 週を過ぎても小陰唇が大陰唇で覆われていない．

る必要がある．

- **ポッター症候群（Potter sequence）**では，腎の形成不全のため羊水過少となり，胎児が圧迫により，発育障害や四肢の変形および皺を持つ特有の顔貌を示す．
- 関節リウマチに伴う強直や肺疾患，チアノーゼ性心疾患，肝硬変に伴うばち指など関節の変形にも注意が必要である（図 6.6**g**）．

2.2 　中枢神経

❶ 観察の要点

a 概要

- 中枢神経は，脳と脊髄に分けられる．脳は，大脳，小脳，間脳（視床と視床下部），脳幹（中脳，橋，延髄）で構成され，脊髄は，頸髄，胸髄，腰髄，仙髄，尾髄で構成される．また，大脳は，前頭葉，頭頂葉，側頭葉，後頭葉の領域に分けられる．
- 大脳は，皮質，髄質，基底核および脳室で構成される．基底核には，線条体（尾状核と被殻），淡蒼球，視床下核，黒質が含まれている．
- 大脳表面には，"溝（sulcus）"と"回（gyrus）"の構造がみられる．前頭葉と頭頂葉を分ける中央溝，前頭葉と側頭葉や頭頂葉と側頭葉を分ける**外側溝**（☞ Memo）は病変の存在する領域を認識する上で重要である．また，中央溝の前方に位置する**中心前回**には一次運動野が存在する．脳に割を入れる前に，これらの溝や回を確認し，墨など印を付けておくとよい．

> **🔍 Memo**
>
> **シルビウス裂（Sylvian fissure）**
>
> 外側溝のこと．前頭葉，側頭葉，頭頂葉を分ける境界部であるのみならず，その周辺には，言語機能に関連するウェルニッケ野やブローカ野，一次聴覚野が存在するヘシュル回などが存在する．よって，この領域の傷害は，失語症などの言語機能障害につながり，また，てんかんの原因巣ともなっている．傍シルビウス裂症候群では，言語機能障害，麻痺，知能障害，てんかんなどの複数の症状を併発する．

- 脳の正常重量は成人で 1,100 〜 1,400 g 程度である．
- 脳が小型あるいは軽重量の場合は，脳溝・脳回の所見や頭囲を参考に先天的な低形成か後天的な萎縮であるかを鑑別する．
- 中枢神経では，未固定の状態で脳外表の大まかな観察を行った後，固定後に脳底血管，硬膜，脳外表，大脳・小脳・脳幹の割面について，表 6.5（2）中枢神経（☞ 156 頁）に記載した内容について観察する．

b 脳底血管の観察

- 脳底血管の観察では，各血管や交通枝の分布・走行異常，形成異常，および動脈硬化や動脈瘤，血栓・塞栓形成など動脈の状態を調べる．

c 硬膜の観察

- 硬膜では，上矢状静脈洞内を後方から開けて血栓の有無を調べる．また，硬膜外／下の膿瘍，血腫，骨化，肥厚，髄膜腫や播種および転移を含めた腫瘍性病変の有無を観察する．
- 硬膜の肥厚は感染症，自己免疫性疾患，頭蓋内圧低下症などの可能性がある．

d 脳外表の観察

- 大脳・小脳・脳幹に分けて，形状，脳回・脳溝の状態，軟膜の状態を観察する．その際，軽く触れ，軟化部位の有無を調べる．
- テント切痕ヘルニアや小脳扁桃ヘルニアなどの脳ヘルニアの有無，脳回の腫大，萎縮性病変，出血・梗塞など循環障害性病変，色調変化病変，膿瘍などの炎症性病変，嚢胞や腫瘤形成病変，奇形の有無を調べる．
- 脳幹・小脳の萎縮や腫大あるいは大脳との大きさのバランスをみる．萎縮を認めた場合はどの葉（部位）に強いかを観察する．
- 脳回が肥厚している場合は浮腫や腫瘍浸潤を，細い場合は萎縮を考える．皮質形成異常や**福山型筋ジストロフィー**（Fukuyama type congenital muscular dystrophy）の場合は脳回の走向異常がみられることがある．
- くも膜・軟膜の観察では，くも膜下出血や浮腫，くも膜・軟膜の充血・肥厚・混濁，くも膜嚢胞および腫瘍性病変の有無を調べる．
- **くも膜下出血**の場合は固定前に動脈瘤の検索を行った方が発見しやすい．
- くも膜・軟膜の肥厚・混濁は，髄膜炎，白血病などの浸潤，慢性脳浮腫などを示唆する．脳底部の軟膜の白濁肥厚は結核や梅毒などによる髄膜炎のことが多い．
- 腫瘍性病変では，脳内腫瘍の浸潤，転移性腫瘍（**髄膜癌腫症**），白血病浸潤などがみられる．

e 脳割面の観察

- 脳割面では，まず，左右の対称性（偏位），脳室の拡大や狭小化を観察する．
- 皮質の幅は最も厚い運動野で 6 〜 8 mm 程度である．
- 続いて，①皮質・白質あるいは基底核のどの部位に局在するか，②血管支配と関連があるかを念頭に，萎縮性病変，出血・軟化など循環障害性病変，色調変化病変，膿瘍などの炎症性病変，嚢胞や腫瘤形成病変，奇形の有無を観察する．軟化部位の観察の際には，軽く触れる．
- 脳幹部では，中脳黒質や橋青斑核の色調（年齢とともに濃くなる），小脳萎縮の有無を観察する．

❷ 代表的および偶発的病変

a 循環障害性病変

ⅰ）脳出血

- 通常の出血性病変は，高血圧や動脈硬化を背景に起こる．中大脳動脈のレンズ核線条体動脈領域が好発部位である．
- **Duret 出血**（Duret hemorrhage）は，高度な鈎ヘルニアに伴う脳幹部の静脈性出血である．T字型や十字型を呈することが多い．

ⅱ）脳梗塞

- 脳動脈硬化症を基盤とした血栓あるいは心・血管疾患を基盤とした塞栓による．梗塞部の支配血管の状態を観察し，組織標本化する．全身の血液循環動態不全の場合は，各大脳動脈の境界部位を観察する．
- 初期は中心部が柔らかく，周辺が出血や充血による暗赤色を呈する．時間経過とともに中心部は融解し，陳旧化すると内容が吸収され，嚢胞化する（図 6.7 ❹）．

b 炎症性病変

- 髄膜炎の原因はウイルス性が最も多い．結核性は脳底部に，非特異的化膿性のものは穹窿部に多い．軽度な病変では軟膜・くも膜の混濁が，重篤病変では膿の付着などがみられる（図

図 6.7　脳病変の所見
ⓐ 陳旧性脳梗塞．**ⓑ** 髄膜炎．**ⓒ** 膠芽腫．**ⓓ** 急性骨髄性白血病の軟膜浸潤．

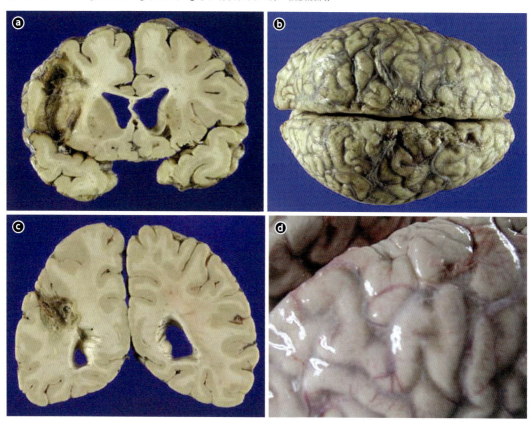

　　6.7**ⓑ**）．脳溝血管のうっ血や脳の腫大を伴う．
- 脳膿瘍は，脳外傷，近傍臓器からの炎症の波及あるいは敗血症に伴うことが多い．

c 変性・退行性病変
- 疾患ごとに系統的に病変が分布することが多いので，その特徴を把握した上で神経核を含めて各部位を観察する．
- 脱髄疾患では，髄鞘の多い脳梁，脳室周囲白質，視神経，脊髄，末梢神経を観察し，組織標本化する．
- 脳萎縮では脳回の狭小化と脳溝の拡大が目立つ．前頭葉や側頭葉の萎縮は**アルツハイマー病**（Alzheimer's disease）や**ピック病**（Pick's disease）などを示唆するなど疾患に優位な萎縮部位がある．

d 腫瘍性病変
- 腫瘍の①存在部位，②性状（大きさ，外形，境界の明瞭さ・不明瞭さ，被膜の有無，嚢胞の有無などを含めた形状，色，硬さなど），③広がりについて観察する．
- 原発性腫瘍の中で**神経膠腫**（glioma）は境界不明瞭な病変であることが多い．**膠芽腫**（glioblastoma）は出血や壊死を伴い，黒色から黄白色と多彩な像を呈する（図 6.7**ⓒ**）．
- 偶発的に発見される原発性腫瘍としては，**髄膜腫**（meningioma）（剖検症例の約 0.8％）や第四脳室や側脳室壁にみられる**上衣下腫**（subependymoma）（稀）がある．

2 臓器別各論　　**161**

- **転移性腫瘍**（☞ 247 頁）は，皮質白質境界部への転移，境界明瞭な腫瘤，多発性病変であることが多い．結節形成性のものは，肺癌，乳癌，絨毛癌，悪性黒色腫が多い．非結節形成性のものとしては，白血病や悪性リンパ腫が血管周囲性あるいは髄膜に浸潤することがあり，血管周囲性の出血や髄膜の混濁として認められる（図 6.7 **ⅾ**）．

e 形態異常性病変

ⅰ）脳ヘルニア

- **テント切痕ヘルニア（鉤ヘルニア）**（transtentorial herniation, uncal herniation）は脳内占拠病変によりテント上腔圧が上昇し，側頭葉鉤回・海馬回がテント切痕を越えて下方に嵌頓した状態である．高度なテント切痕ヘルニアでは，脳幹に虚血，浮腫，出血を伴うことがあるので，脳幹の割面の観察も重要である．
- **小脳扁桃ヘルニア**（tonsillar herniation）は，小脳の占拠病変あるいは高度なテント切痕ヘルニアによりテント下腔圧が上昇し，小脳扁桃が大孔内に嵌入した状態である．延髄の呼吸中枢が障害されるため直接死因になる．
- その他の脳ヘルニアとして，大脳鎌下ヘルニアや蝶形骨縁ヘルニアがある．

ⅱ）透明中隔嚢胞（cyst of septum pellucidum）

- 胎生期の嚢胞の遺残で，側脳室前部の透明中隔部に認められる．多くは，剖検時の偶発病変（約 1.3 %）として発見される．**第五脳室**ともいう（☞ 242 頁）．

> **🔍 Memo**　**レスピラトリー脳（respiratory brain）**
> 一定期間（12 時間〜1 週間）レスピレーターを装着していた場合，脳は，自己融解を起こし，どろどろとした"とろけた"ような状態になる．特に小脳でその変化が目立つ．

6

2.3　呼吸器

❶ 観察の要点

a 概要

- 肺は，大葉（左肺 2 葉，右肺 3 葉），気管支および胸膜の構造で構成される．さらに，大葉は，右側は 10 区域に，左側は 8 区域に分けられる．
- 肺の正常重量は成人で，左側は男性で 300 〜 400 g，女性で 250 〜 350 g，右側は男性で 350 〜 450 g，女性で 300 〜 400 g 程度で，左側がやや軽量である．
- 肺表面には，3 縁（前縁，下縁，後縁）と 3 面（肋骨面，横隔面，内側面）が見られる．
- 気管支は，主気管支，葉気管支，区域気管支，細気管支と分枝し，それぞれの直径はおよそ 15-20 mm，10 mm，5 mm，2 mm 程度である．主気管支は左側が右側よりもやや細くかつ長い．
- 肺外表および肺割面について，観察すべき要点を表 6.5（3）呼吸器（☞ 156 頁）に記載する．
- 肺外表と割面のいずれも軽く指圧して硬い部分がないかを調べることが，微小病変を発見することにつながる．

b 肺外表の観察

- 肺外表では，胸膜と肺門部を観察する．
- 胸膜では，色調・癒着・肥厚・混濁・炭粉沈着，嚢胞・腫瘤性病変，分葉異常の有無を観察する．
- 胸膜の癒着は，性状により線維素性，線維性，腫瘍性に分ける．

162　6　主要臓器の肉眼所見

- 肺門部では，気管支や血管の性状や内容物およびリンパ節を観察する．
- 肺を圧迫することによって，気管支からの圧出液の有無を観察し，浮腫の指標とする．

c 肺割面の観察

- 肺割面では，肺構造を念頭に病変を観察する．その際，触診することも重要である．
- まず，病変の主座が，左右肺あるいは両側性の上（中）下葉のどの葉に存在するか，末梢域（胸膜下）か肺門域か，さらに区域性分布か非区域性分布かを観察する．
- 次にさらに細かく，病変が，①気道域・移行域における気管支〜細気管支や血管の走向に関連した病変か，②呼吸域（Miller の二次小葉）における肺胞構造と関連した病変か，③肺構造とは無関係な病変かを観察する．

> **🔍 Memo**
>
> ### Miller の二次小葉
>
> 肺胞構造を考える上で肺小葉は重要な単位である．一次肺小葉（肺細葉）は，呼吸細気管支，肺胞管，肺胞を含む肺胞道で構成される呼吸域である．二次肺小葉は一次小葉に細気管支を加えた構造である．特に Miller の二次小葉と呼ばれるものは小葉間隔壁に境界された約 1 〜 2 cm 大の構造であり，肉眼的に可視できる大きさであることから，肉眼や画像による診断の基本単位とされている．

- さらに病変の性状，すなわち，硬結，嚢胞，腫瘤の有無，色調の異常について調べる．
- 気道域・移行域における気管支〜細気管支や血管の走向に関連した病変では，気管支の拡張・閉塞，粘膜の性状，誤嚥物などの異物や粘液，血管内の塞栓・血栓などを観察する．
- 呼吸域（Miller の二次小葉）における肺胞構造と関連した病変では，肺胞腔と間質の量的異常や肺胞内の物質の存在について，ルーペを使って詳細に観察する．
- 肺胞腔と間質の量的異常に関連した疾患には気腫性変化を伴う慢性閉塞性肺疾患や間質性肺炎が，肺胞内に物質を伴う疾患には浮腫（組織液），出血（血液），気管支肺炎（好中球と壊死物質）がある．
- 嚢胞や腫瘤や硬結を認めた場合は，その①存在部位，②性状（大きさ，外形，境界の明瞭さ・不明瞭さ，被膜の有無，嚢胞の有無などを含めた形状，色，硬さなど），③広がりについて観察する．
- 肺割面の色調は，うっ血，浮腫，出血，炎症の有無を知る重要な指標となる．

❷ 代表的および偶発的病変

a 循環障害性病変

- **肺うっ血**は，左心負荷の状態では肺全体に，腫瘍や炎症など肺内病変に伴う場合は局所性に起こる．急性期では赤色調，慢性期では褐色調でやや硬い．ルーペなどを使った観察で肺胞腔が保たれていることが確認できる．
- **肺出血**は，赤色，黄色，黄褐色，褐色，暗褐色と時間とともに変化する．また，ルーペを使った詳細な観察では肺胞内に血液が充満するため肺胞構造が不明瞭化する．梗塞と異なり硬くない．
- **肺塞栓**の多くは下肢からの静脈血栓による．肺動脈の幹部に起こった場合（サドル型）は致死的である（図 6.8ⓐ）．
- **梗塞**は，急性期では出血性（暗赤色）で，膨隆し，やや硬い．末梢型では，胸膜を底辺とした楔状を示し，右下葉に多発することが多い．慢性期では線維化をきたし，肺胞構造が不明瞭化

する.
- 肺水腫（浮腫）は，うっ血よりも明るくみずみずしい．高度な場合，肺外表の圧迫で，液体成分が圧出される．

b 炎症性病変
- 気管支肺炎（bronchopneumonia）（☞259頁）は，肺小葉と関連し，境界不明瞭な地図状の限局性病変である（図6.8 b）．病変はやや堅く，触診することによって認識しやすい．急性期，治癒期，瘢痕期など各時期の好中球・壊死，うっ血・出血，線維化の割合で，病変の色調や硬さは異なる．
- 大葉性肺炎（lobar pneumonia）（☞209頁）は，肺胞内の線維素を多く含む急性炎症性反応が肺葉全体に及ぶ．肺炎双球菌によるものが多い．充血期，赤色肝変期，灰白色肝変期，融解期と変化する．現在では抗生剤の進歩により稀な病変となっている．
- 間質性肺炎（interstitial pneumonia）（☞261頁）は，肺胞間質を主座とする肺炎である．ルーペを使った詳細な観察で，間質の炎症細胞浸潤や線維化による肥厚と肺構築の改変が認められる．部位による病変の多彩性がある．末期には蜂巣肺となる．特発性では，下肺から外側，上肺野へと進行し，終末期には，胸膜直下や下葉底部を中心に嚢胞が形成される〔蜂巣肺（honeycomb lung）〕（図6.8 c）．特発性以外にも感染症，放射線，過敏性炎症，膠原病などが原因になる．
- 肺膿瘍は好中球と壊死を中心とした急性炎症反応で，肺胞構造の破壊を伴う．
- 真菌性肺炎は，アスペルギルス，カンジダ，放線菌，クリプトコッカスなどを起因菌とすることが多い．結節状病変（fungus ball）では中央部は壊死性・膿瘍性で黄色調，辺縁はうっ血性・出血性で赤色調を示す．
- 結核性肺炎における結核結節は，黄色調を帯び，チーズ様の外観（乾酪壊死）を呈する（☞215頁）．粟粒結核では粟粒大の結節が肺全体にみられる（☞268頁）．陳旧性結核では線維化や石灰化を伴う結節性病変や胸膜肥厚として認められる．
- 胸膜プラーク（pleural plaque）は，壁側胸膜にみられる白色の扁平斑状隆起で，横隔膜のドー

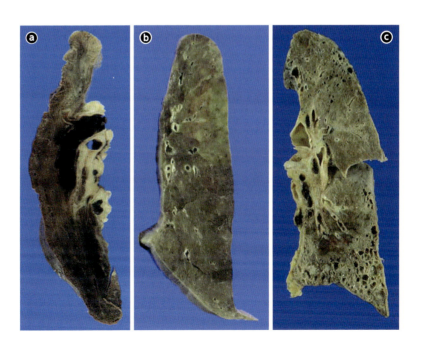

図6.8 肺病変の所見
ⓐ サドル型肺塞栓と出血性梗塞.
ⓑ 気管支肺炎.
ⓒ 間質性肺炎.

ム部に偶発的に発見されることが多い．硝子化線維化巣で asbestos の吸引との関連がいわれている．

c 腫瘍性病変

ⅰ）概要

- 腫瘍の①存在部位，②性状（大きさ，外形，境界の明瞭さ・不明瞭さ，被膜の有無，嚢胞の有無などを含めた形状，色，硬さなど），③広がり（面積，限局性／びまん性，数，気管支や血管との関係など）について観察する．
- 癌性リンパ管症（lymphangitis carcinomatosa）（☞218頁）は，腫瘍がリンパ管内に充満する状態で，胸膜下の灰白色網目状模様や血管・気管支の壁肥厚として認められる（図6.9ⓐ）．
- 癌性胸膜炎（pleuritis carcinomatosa）は，胸膜への浸潤で，胸膜の肥厚を呈する．中皮腫との鑑別が必要なこともある．

ⅱ）原発性腫瘍

- 腺癌は，末梢に位置し，胸膜嵌入を伴うことが多い．ルーペを使った詳細な観察で，乳頭状構造がみえるものや粘液を産生するものは肉眼でも診断が可能である．細気管支肺胞上皮癌では，腫瘤形成が不明瞭で，粟粒状や気管支肺炎様にみえることがあるので注意を要する．
- 扁平上皮癌は，肺門部に位置し，気管支の狭窄をきたし，その末梢に無気肺や肺炎を伴うことが多い．灰白色で，壊死を伴い，もろいことが多い．
- 小細胞癌も，肺門部に位置し，気管支をとりまくように増殖することが多いが，著明な気管支の狭窄を伴わないことが多い．
- 偶発的に発見される原発性腫瘍としては，カルチノイド，テューモレット（tumorlet）（☞274頁），肺軟骨性過誤腫，異型腺腫様過形成などがある．

図 6.9 肺腫瘍性病変の所見
ⓐ癌性リンパ管症．ⓑ転移性腫瘍（腎癌）．

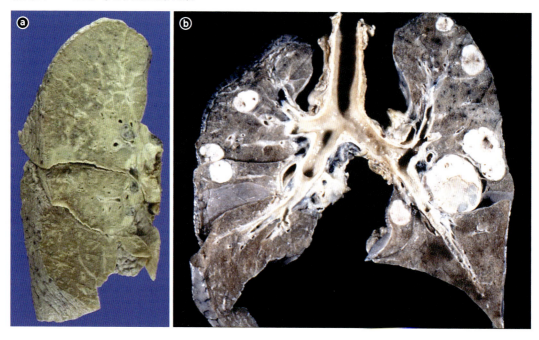

ⅲ）転移性腫瘍
- 肺は転移の好発臓器であり，左右肺に多発結節性病変として認められることが多い（図6.9❺）．

d 形態異常性病変
- 肺分葉異常は，葉の増加や減少がみられる状態である．葉間胸膜の癒着を誤認しないように注意する．
- 気管支分枝異常は，肺分葉異常に伴うものや3つ以上の気管支が直接気管支から発生することがある．

2.4 　泌尿器

❶ 観察の要点

a 概要
- 1つの腎臓の正常重量は，成人男性で100〜130g，成人女性で80〜110g程度である．左側が右側よりもやや重いことが多い．
- 腎臓は腎実質，腎盂および腎洞で構成されている．腎実質は，外側の皮質と内側の髄質で構成されている．正常の腎実質の皮髄境界は通常明瞭である．
- 皮質の厚さは成人では4〜6mmである．皮髄境界から表面へ放射状にのびる尿細管を含む領域を髄放線という．
- 腎髄質には，複数の腎錐体が存在する．腎錐体の腎盂側の先端は腎乳頭と呼ばれる．
- 腎盂は，小腎杯で構成された大腎杯が合流して形成される．
- 腎洞には，尿管，動静脈および脂肪組織が含まれている．
- 腎門部では，前方から静脈，動脈，尿管の順に存在することが多い．血管の走向の異常，動脈硬化や血栓等の有無を観察する．
- 尿管は，成人では，直径は約5mmで，長さは約20〜30cm程度で，腎盂から膀胱の後壁上方につながる．
- 膀胱は，頸部，三角部，頂部，前壁，側壁，後壁に領域が分けられる．
- 腎外表，腎割面，尿管および膀胱について，表6.5（4）泌尿器（☞156頁）に観察すべき要点を記載する．

b 腎外表の観察
- Gerota筋膜（腎臓，副腎，腎周囲の脂肪組織を包んでいる膜状の結合組織）を認識し，腎周囲脂肪織の量や異常を調べる．
- 腎外表では，まず，左右差を含めて，大きさや形状の異常，被膜の性状，表面の性状，色調および被膜剥離の容易性について検討する．
- 表面の性状では，星芒静脈，顆粒状変化，囊胞，陥凹病変，腫瘍性病変の有無を観察する．
- 表面が微細顆粒状の場合は**良性腎硬化症**（細動脈硬化）が，粗大顆粒状の場合は**糖尿病性腎症**の可能性がある．
- 外表に浅く平たい陥凹を認める場合は**慢性腎盂腎炎**を，深い陥凹を認める場合は**陳旧性梗塞**を考える．
- 被膜剥離が困難な場合は，**慢性腎盂腎炎**が示唆される．

c 腎割面の観察

- 腎盂腔に関しては，拡張，形状異常，腫瘍性病変，結石などの有無および粘膜の色調を観察する．
- 腎実質では，皮質の厚さ，皮髄境界の明瞭性，色調，膨隆の有無を観察する．
- ついで，皮質・髄質に分けて，出血，梗塞あるいは嚢胞や腫瘍など，病変の存在部位，広がり，性状を調べる．
- 髄放線をルーペを用いて観察する．髄放線の不明瞭化は尿細管壊死などを示唆する．
- 正常の腎皮質割面の色調は，血圧が消失するためやや白色調である．褐色調は血流障害を，黄白色調は壊死を，黄色調は急性炎症を示唆する．
- 腎割面の膨隆は尿細管障害（急性尿細管壊死など）に基づくことが多い．

d 尿管・膀胱・尿道の観察

- 尿管の本数や走向異常，拡張，結石，腫瘍性病変の有無を観察する．
- 膀胱の内容液の性状（血性尿や膿尿など）や結石の有無とともに，領域を踏まえて，粘膜面の性状（発赤，潰瘍形成や腫瘍性病変など），尿膜管遺残（膀胱頂部）や憩室の有無について観察する．

❷ 代表的および偶発的病変

a 循環障害性病変

- **うっ血腎**では，重量が増加し，皮質の赤色調が増し，皮髄境界が不明瞭化する．糸球体に相当する部分が淡赤色の微細点としてみられることもある．
- **良性腎硬化症**（benign nephrosclerosis）では，表面が顆粒状で，凹凸がみられる．貯留嚢胞（循環障害や炎症による尿管閉塞により形成）や星芒静脈が目立つ．
- **腎梗塞**は，急性期では，貧血性梗塞の形状を示し，中心部が灰白色で，周辺が暗赤色である．形は，乳頭〜皮質の楔状（腎動脈分岐部），梯状（弓状動脈），皮質の楔状（小葉間動脈）など，閉塞する動脈によって異なる．慢性期では，表面に大きな陥凹を伴い，割面では楔状の線維化巣を認める．
- **急性尿細管壊死**（☞306頁）や**皮質壊死**では，皮質が黄白色調で膨隆し，髄放線が消失している（図 6.10ⓐ）．

b 炎症性病変

- **急性腎盂腎炎**（acute pyelonephritis）では，割面は膨隆し，黄色の地図状病変や微小膿瘍がみられる．
- **慢性腎盂腎炎**（chronic pyelonephritis）では陥凹を伴う萎縮，皮質の幅の減少および髄質の小黄赤色斑を認める．
- **腎乳頭壊死**（renal papillary necrosis）は，乳頭部の黄白色の三角形病変として認められる．重篤な糖尿病に伴った腎盂腎炎やフェナセチンなどの薬剤投与症例にみられる．
- **水腎症**（hydronephrosis）は，結石，腫瘍，奇形などに伴う下部尿路の狭窄・閉塞をきたし，腎盂腔が拡張した状態で，腎実質が萎縮する（☞234頁）．
- **結石**は，尿中のリン酸塩や蓚酸塩の濃度上昇に伴い形成される．腎盂内結石は，腎盂腔の形状に合わせて形成（**珊瑚状結石** staghorn calculi）されることがある（図 6.10ⓑ）．
- **尿管炎**や**膀胱炎**では，肉眼的に著変を認めないことが多い．一部の症例では，発赤やびらん，あるいは肉眼的に微小乳頭状変化や嚢胞形成を認めることがある（図 6.10ⓒ）．

図6.10 腎病変の所見
ⓐ急性尿細管壊死．皮質全体に黄色調変化が目立つ．ⓑ腎盂結石（矢印）．ⓒ囊胞性尿管炎（ureteritis cystica）．

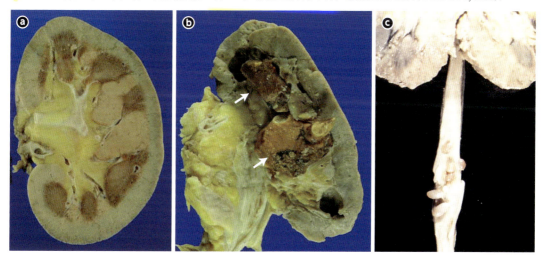

図6.11 腎腫瘍性病変の所見
ⓐ線維腺腫．
ⓑ腎血管筋脂肪腫．

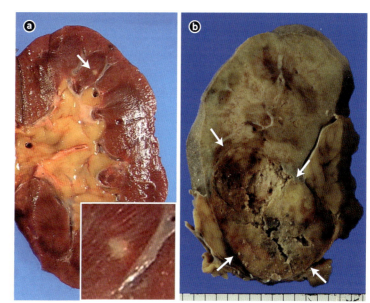

c 腫瘍性病変

- 腫瘍の①存在部位，②性状（大きさ，外形，境界の明瞭さ・不明瞭さ，被膜の有無，囊胞の有無などを含めた形状，色，硬さなど），③腎静脈や腎外脂肪組織への浸潤を含めた広がりについて観察する．
- **腎細胞癌**の中で，**明細胞型**では，腫瘍細胞が脂質やグリコーゲンを含むため黄色にみえ，さらに出血・壊死による暗赤色の領域が混在する．**嫌色素性型**では，褐色（マホガニーブラウン色）を呈し，出血や壊死を伴うことは少ない．**乳頭状型**では，暗赤色，灰白色，黄色など多彩である．
- 偶発的に発見される原発性腫瘍としては，**腎髄質間質細胞腫瘍（腎髄質線維腫）**（図6.11ⓐ）や**腎血管筋脂肪腫**（図6.11ⓑ）がある．腎髄質間質細胞腫瘍は髄質に境界がやや不明瞭な白色調の小結節（多くは5 mm 以下）として認められる（☞237頁）．
- 腎盂・尿管・膀胱では，乳頭型，結節型，潰瘍型などに分類する．

d 変性・退行性病変
- **腎萎縮**は，小型で軽量化した腎臓であり，様々な疾患の終末像としてみられる．
- **アミロイドーシス**では，腎の硬度が増し，割面では光沢のある暗赤色蝋様変化（wavy change）がみられる．また，血管壁への沈着に起因する循環障害を伴うため，顆粒状や凹凸のある表面を呈する（☞236頁）．

e 形態異常性病変
- **馬蹄腎**は，左右の腎下極（90%）あるいは上極（10%）が融合する先天性病変で，約600〜800人に1人の割合で発生する（図6.12ⓐ）．一般に，腎は下位に存在し，大動脈分岐部や第3〜5腰椎の高さで認められる．
- 腎臓に囊胞性変化を認めることは少なくない．多くは**貯留囊胞**と呼ばれる小囊胞である．一方，両側の腎臓に無数の大小の囊胞が生じる疾患には，長期透析患者にみられる後天性多発性囊胞と遺伝性疾患である**多発性囊胞腎**（図6.12ⓑ）がある．

図6.12

腎形態異常性病変の所見

ⓐ馬蹄腎．
ⓑ多発性囊胞腎．

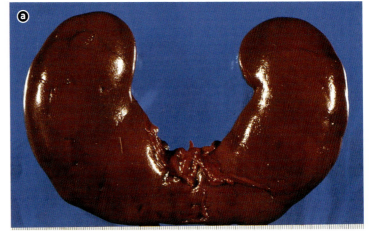
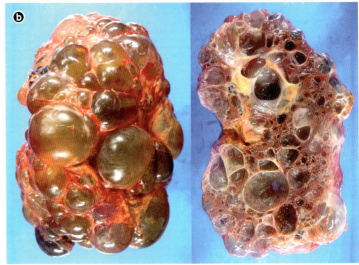

2.5 内分泌臓器

❶ 観察の要点

ⓐ 概要

- 甲状腺の正常重量は，成人で 10 〜 15 g 程度である．
- 副甲状腺は，甲状腺の左右の後面に接して 4 腺が存在する．形状は楕円形で，成人でも 5 mm 程度と小さく，肉眼的にリンパ節との区別を含めて認識することが困難なことが少なくない．
- 副腎の形状は，右は三角錐型，左は半月型のことが多い．正常重量は，成人で 5 〜 7 g 程度である．重量の測定には周囲の脂肪組織を丁寧に除くことが望まれる．
- 内分泌臓器において観察すべき要点を表 6.5（5）内分泌臓器（☞ 156 頁）に記載する．
- 内分泌臓器では機能を反映することが多いため，各臓器の重量，大きさ，結節性病変の有無，色調を中心に観察する．

ⓑ 甲状腺の観察

- 甲状腺外表および割面について，色調，嚢胞を含む結節性病変や線維化の有無を観察する．線維性胞巣は**乳頭癌**を含む可能性があるので，必ず組織標本を作製する必要がある．
- ルーペによる観察にて濾胞の小嚢胞的拡大の有無を調べる．

ⓒ 副甲状腺の観察

- 可能であれば，甲状腺後面の上下左右に存在する副甲状腺を確認し，数異常，位置異常，腫大がないかを調べる．

ⓓ 副腎の観察

- 副腎の割面では，皮質と髄質を認識し，色調，結節性病変の有無やリポイド量を観察する．

❷ 代表的および偶発的病変

- **びまん性甲状腺過形成**（diffuse hyperplasia）や**結節性甲状腺過形成**（nodular hyperplasia）を偶発的に認めることは少なくない．ルーペによる詳細な観察では小嚢胞的拡大した濾胞を観察できる．偶発的にみつかる症例では甲状腺ホルモン亢進状態であることは少ない．
- **橋本病**（Hashimoto disease）は肉眼的には左右非対称性に腫大し，ゴム様の硬さを伴うことが多い．割面ではリンパ濾胞に相当する白色顆粒がみえる（図 6.13ⓐ）．
- **ラテント甲状腺癌**（latent thyroid cancer）は，剖検例の 5 〜 35% で認められ，その多くが**乳頭癌**である．その約 50% は 1.0 〜 3.0 mm 以下の大きさである．ルーペによる観察で乳頭状構造を認識できる症例も多い．
- **黒色甲状腺**（black thyroid）は，甲状腺全体が黒色を呈する状態で，**ミノマイシン**（テトラサイクリン系抗生物質）服用患者に多い（図 6.13ⓑ）．
- **アミオダロン性甲状腺障害**は，amiodarone（抗不整脈薬）服用患者における甲状腺の破壊や変性（lipofuscin 沈着や脂肪変性）である．
- 副腎が萎縮性の場合は，皮質の幅が狭く黄色調に乏しい．一方，過形成性の場合は，皮質の幅が厚いあるいは小結節状で，黄色調が目立つ（図 6.13ⓒ）．
- **副腎皮質腺腫**の多くは，淡明細胞と緻密細胞からなり黄色を呈するが，lipofuscin を多く含む暗細胞からなる場合は黒色（black adenoma）を呈することがある（図 6.13ⓓ）．
- **骨髄脂肪腫**（myelolipoma）（☞ 233 頁）は，副腎皮質に好発し，正常骨髄細胞を含む成熟した

図 6.13　内分泌臓器病変の所見
ⓐ 橋本病．ⓑ 黒色甲状腺．ⓒ 副腎の萎縮性変化（上段）と過形成変化（下段）．ⓓ 黒色副腎皮質腺腫（black adenoma）．

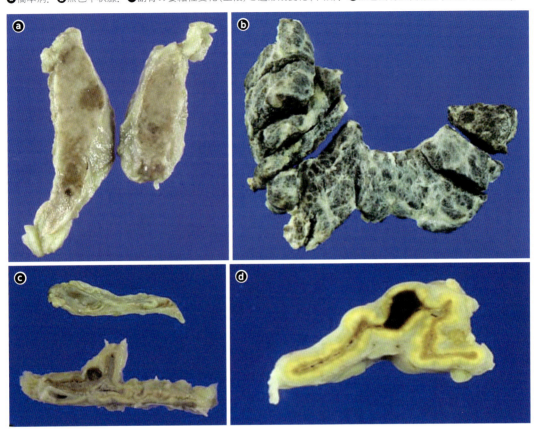

脂肪組織からなる良性腫瘍である．
- **副腎出血**は，外傷，褐色細胞腫，感染症，分娩時外傷（新生児）などに伴うことが多く，剖検で 1% 弱の頻度でみられる．特発性のものは稀である．細菌（髄膜炎菌が多い）によって引き起こされる重篤な急性副腎出血は**ウォーターハウス・フリードリヒセン症候群**（Waterhouse–Friderichsen syndrome）といわれ，重症の副腎皮質不全を引き起こす（☞ 232 頁）．

2.6　循環器

❶ 観察の要点

▶ 心臓

ⓐ 概要
- 心嚢は，心臓を包む心膜間の袋状の空間で，少量の心嚢液（正常では 30 ml 以下）が貯留している．
- **心嚢の切開**：ハサミで心嚢を逆 Y 字型に切開し，心嚢の内面（平滑，混濁，癒着，肥厚など），心嚢液の量および性状（淡黄色透明，赤褐色など）を観察する．心タンポナーデになっている場合には in situ の状態で写真を撮っておく（図 6.14）．心嚢液が血性の場合は出血部位（心筋の裂け目など）を確認する．なお，心膜の線維性癒着が強固な場合には，癒着をはがさずに心臓を取り出すこともある．

> **Memo**
>
> **心嚢血腫（hemopericardium）**
>
> 心嚢内に多量の液体が急速に貯留し，心臓が十分に拡張できない状態は心タンポナーデ（cardiac tamponade）と呼ばれ，しばしば致死的となる．貯留する心嚢液は，心膜炎などによる炎症性であれば淡黄色の滲出液であるが，大動脈解離の破裂，急性心筋梗塞による心破裂，外傷性穿孔，悪性腫瘍の浸潤による血管侵襲などでは血性となる．そして，心嚢内に多量の血液が貯留した状態は心嚢（心膜）血腫（hemopericardium）．と呼ばれる．図 6.14 は近位部の大動脈解離の破裂により，心嚢血腫が生じ，心タンポナーデを発症し，剖検となった症例である．

図 6.14　心嚢血腫
心嚢を開けると，大量の血液の貯留が認められる．

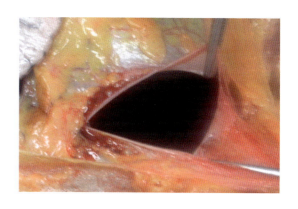

- 心臓は右心房と右心室，左心房と左心室からなり，上大静脈と下大静脈は右心房に，肺静脈は左心房に連結している．また，右心室から肺動脈が，左心室から大動脈が出ている．
- 心臓の取り出し：*in situ* の状態での心臓の位置を確認後，心臓に出入りする大血管を切断し，心臓を取り出す．その方法としては，心臓の前面から後面にかけて大動脈・肺動脈，左肺静脈，上大静脈，右肺静脈，下大静脈の順に血管を切断する方法と，後面から前面にかけて血管を切断する方法がある．前者は 42 頁の心臓の摘出に記載している．また，後者の方法は 49 頁に記載している．なお，肺動脈血栓（塞栓）の有無は必ず確認する．また，洞房結節の検索がしやすくなるように，上大静脈を右房に少なくとも 1 cm ほどつけて切断する．
- 小児で心血管系の奇形が疑われる場合には，心臓と肺を切り離さずに en bloc で取り出す．また，肺癌や前縦隔腫瘍などが心膜に癒着している場合は，それらと心臓を含めて取り出す．
- 心臓の大きさ・重量：心臓の大きさは屍者のほぼ手拳大に相当する．心重量の測定はホルマリン固定前に行うが，その前に各房室内に死後凝血塊があるかを確認し，あれば可能な限り除去し，その後重量を測定する．心臓の重量は，成人男性で平均 300 g，女性では平均 250 g である．心臓の形態は，成人の心尖部は左心室よりなるが，新生児では左室が非常に大きく，心尖部は右室からなる．

> **Memo**
>
> **死後凝血塊**
>
> 死後に形成される血液の塊のことで，赤血球を多く含むもの，含まないもの，両者が混在するものなど様々な形態・性状を示す．このうち肉眼所見が黄白色で軟性ゼリー様のものは豚脂（とんし）に類似することから豚脂様凝血（turtle fat clot）と呼ばれる．慢性疾患など緩徐な経過で死亡した際，すなわち死戦期が長い場合にみられることが多く，死戦期血栓とも呼ばれる．血栓との鑑別を要するが，心内膜との癒着はみられないことから，肺血栓塞栓症などをきたすような生前の血栓との区別は容易である（☞ 152 頁, Memo）．

b 心臓外表の観察

- **心外膜の性状**：線維素の付着，心外膜下脂肪織の発育（貧，中等度，過多），出血斑や腱斑の有無，さらに冠動脈（右冠状動脈，左冠状動脈前下行枝，左冠動脈回旋枝）の走行・硬さなどを観察する．
- **線維素性心膜炎（fibrinous pericarditis）**：線維素の付着が高度になると心膜表面はビロード状ないしは絨毛状を呈するため，**ビロード心ないし絨毛心（hairy heart）**（☞203頁）と呼ばれる．
- **腱斑（tendinous plaque，fibrous plaque）**：右心室前面の心外膜にみられる乳白色の線維化巣で，心外膜の限局性の線維性肥厚に相当する．光沢があり腱様であることから腱斑と呼ばれる．中高年の心臓で時々みられるが，病的意義はほとんどない．乳白色斑（milk spots），兵士斑（soldier's patch）とも呼ばれる．
- **膠様萎縮（gelatinous atrophy）**：脂肪組織が萎縮し，脂肪細胞の減少とともに漿液が貯留し，肉眼的に褐色半透明となりゼラチン様を呈する．同義語として**漿液性萎縮（serous atrophy of the fat）**がある（☞255頁）．全身の栄養状態の低下した状態（重症の神経性食欲不振症など）や，癌の末期患者が悪液質に陥った場合にみられる．

c 切開面・割面の観察

- 切開あるいは割を入れる前に，心臓前面と後面の写真をとっておく．心房，心室を開いて心房中隔欠損，心室中隔欠損，卵円孔の開存・閉鎖，大血管転位などの奇形の有無を検索する．また，各房室の内腔の拡張の有無を観察する．心室腔が広い時は，乳頭筋は長く伸び，肉柱は扁平となる．一方，心室腔が狭い時には乳頭筋は短く丸くなり，肉柱も丸く，索状に膨隆する．
- 心臓の切開については，①血流に沿って房室腔を切開する方法，②心臓を横断切開（輪切り）する方法，の2つがある（☞86～87頁）．通常，①の方法（図6.15）が行われるが，心筋梗塞や肺性心（cor pulmonale）などの際には②の方法が行われる．輪切りの割面では，梗塞巣や真菌などの感染巣を捉えやすい．

図 6.15 血液の流れに沿って心臓を開いた状態
左心室腔が認められる．

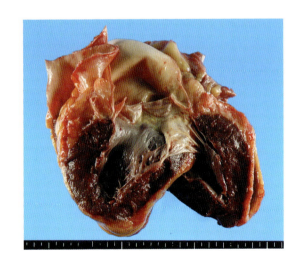

- ①の場合は，まず冠状動脈の観察を行う．右冠状動脈は大動脈の右前面より出て，肺動脈幹と右心耳の間を前方に走行する．一方，左冠状動脈は大動脈の左後面より出て，肺動脈幹と左心耳の間を前方に向かって走行する．右冠状動脈，左冠状動脈本幹，前下行枝，回旋枝の順にメスで5 mm間隔で割を入れ，冠状動脈内腔の動脈硬化，狭窄，血栓などを観察する．この際，冠状動脈の分布が左心室後壁で右優位か左優位かをみておく．冠状動脈の狭窄が最もよくみられ

るのは，左冠状動脈前下行枝の基幹部で，ついで右冠状動脈の起始部，左冠状動脈回旋枝の起始部，左冠状動脈主幹部の順である．

> **Memo　冠状動脈**
> - 冠状動脈の内腔の狭窄の程度は，内腔面積の狭窄比率を目分量で 0 〜 25%，25 〜 50%，50 〜 75%，75% 以上，100% の 5 段階で判定するのが簡便である．
> - 冠状動脈の硬化が目立たない場合は，眼科用の細いハサミを用いて冠状動脈を長軸方向に開けることもある．

- 心筋梗塞は，冠動脈の内腔閉塞がどの枝に生じたかにより発生領域が異なる．**左冠状動脈前下行枝**（left anterior descending coronary artery, LAD）の閉塞では，左心室前壁と心室中隔の前 2/3 の心筋梗塞が生じる．**右冠状動脈**（right coronary artery, RCA）の閉塞では，左心室の後下壁と心室中隔の後ろ 1/3 の心筋梗塞を生じる．そして**左冠状動脈回旋枝**（left circumflex coronary artery, LCX）の閉塞では，左心室の側壁の梗塞がみられる．上記で述べた主な冠状動脈の支配領域を，心室のほぼ中央の高さの横断面で図示したものが図 6.16 であるので参考にされたい．

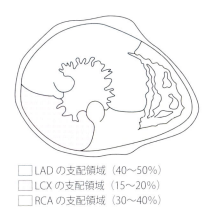

図 6.16 主な冠状動脈の支配領域
LAD：左冠状動脈前下行枝
LCX：左冠状動脈回旋枝
RCA：右冠状動脈

☐ LAD の支配領域（40〜50%）
☐ LCX の支配領域（15〜20%）
☐ RCA の支配領域（30〜40%）

- 心内膜に関しては，肥厚，心内膜下出血，壁在血栓について観察する．
- 弁膜に関しては，各弁膜の周囲径を測定する．肺動脈，大動脈の起始部にはそれぞれ肺動脈弁，大動脈弁という半月弁が存在し，心房と心室の間には房室弁（右心系は三尖弁，左心系は僧帽弁）が存在する．三尖弁と僧帽弁は腱索によって心室の乳頭筋とつながっている．弁周囲径の正常値は，三尖弁（tricuspid valve）10 〜 12 cm，肺動脈弁（pulmonary valve）7 〜 9 cm，僧帽弁（mitral valve）8 〜 10 cm，大動脈弁（aortic valve）6 〜 8 cm である．弁が硬化している場合には糸を利用して測定するとよい．ついで弁膜の肥厚・癒着・狭窄・変形・疣贅の付着など，さらに腱索の肥厚・短縮・断裂などについて観察する．
- 大動脈弁ではしばしば**窓**（fenestration）が認められる．また，弁尖の自由縁の中心部に**アランチウス結節**（Arantius nodule）と呼ばれる小結節を認めることがある．中高年で大動脈のみに狭窄をきたす単独の石灰化大動脈弁狭窄（calcific aortic stenosis）を認めた場合には，**先天性二尖弁**（congenital bicuspid valve）の存在を念頭に置く必要がある．**リウマチ性大動脈弁狭窄症**（rheumatic aortic stenosis）では交連部の癒合がみられ，石灰化は閉鎖縁部，すなわち自由縁の外側 1/3 に多い．

🔍 Memo

心臓の各弁について

三尖弁は前尖，中隔尖，後尖の 3 尖からなり，肺動脈弁は 3 つの半月弁（前尖，右尖，左尖）よりなる．僧帽弁は前尖と後尖の 2 尖からなり，僧帽弁輪石灰化（mitral ring calcification）（☞ 254 頁）は 50 歳以上の剖検例の 10% にみられ，女性に多い．大動脈弁は 3 つの半月弁からなり，冠動脈入口部の位置により，左冠尖，右冠尖，無冠尖と呼ばれる．

バルサルバ洞 (Valsalva sinus)

大動脈弁の半月弁と大動脈壁（外側）からなる内腔の膨らんだ部分はバルサルバ洞と呼ばれ，右冠動脈洞，左冠動脈洞，非（無）冠動脈洞からなる．このうち，最も破裂しやすいバルサルバ洞は右冠動脈洞である．

右心房内に認められる遺残弁

右心房内では胎生期の遺残構造物である静脈洞弁を認めることがある．それらは，下大静脈開口部付近に付着するユースタキオ弁（Eustachian valve），冠静脈洞開口部付近に付着するテベシウス弁（Thebesian valve）である．また，下大静脈付近に付着し，右心房内で浮遊する膜様構造物であるキアリ網（Chiari network）を認めることもある．キアリ網は静脈洞弁に多数の穴が開き，網状になり，遺残したもので，剖検例の 1.3 〜 4％ に認められる．

Lambl 疣贅 (Lambl's excrescence)

弁尖の接合部付近に認められる乳頭状構造物で，大きさは 1mm 〜 10 mm 大までで剖検時に偶然発見されることが多い．大動脈弁や僧帽弁に多く，肺動脈弁にみられることもある．肉眼的には乳頭状線維弾性腫（papillary fibroelastoma）との鑑別を要することもある．

● 心筋は，正常では赤褐色であるが，萎縮すると褐色調を帯びてきて**褐色萎縮**（brown atrophy）と呼ばれる（図 6.19 ☞ 176 頁）．ヘモクロマトーシスでは，ヘモジデリンの沈着により黒褐色調となる．

● 刺激伝導系の検索については**4 章 2 心臓の刺激伝導系**（☞ 94 〜 98 頁）を参照されたい．

● 心房中隔では，右心房側にある卵円窩の開存の有無をゾンデで調べる．次いで弁の周径，弁の性状（常，硬化，狭窄，拡張，穿孔，血栓・疣贅の付着），腱索の性状（常，肥厚，短縮，断裂），肉柱乳頭筋の発育（貧，中等度，過多），心房・心室の腔の拡張の有無，右室・左室の壁の厚さなどを測定・観察する．

● 左右心室の壁厚（筋層の厚さ）は，大動脈弁，肺動脈弁のそれぞれ 1 cm 下方で，心外膜下の脂肪，肉柱，乳頭筋を除いて測定する．右心室壁の厚さは 3 mm まで，左心室壁の厚さは 12 mm までが正常で，右心室では 5 mm，左心室では 15 mm 以上であれば**心肥大**と考えられる．なお，心肥大は内腔の状態により，拡張性肥大と求心性肥大がある（図 6.20 ☞ 176 頁）．一般に，心肥大は，心筋細胞の体積の増加を意味し，圧負荷（pressure load）を示唆するのに対し，心内腔の拡張は，容量負荷（volume load）を示唆する所見と考えられている．

● 冠動脈バイパス術（coronary artery bypass grafting, CABG）や弁置換術（valve replacement）などの既往がある場合には，剖検時に病歴を詳細に聞いておくことが大切で，必要に応じて患部の写真を撮っておく．

🔍 Memo

卵円窩 (fossa ovalis)，卵円孔 (foramen ovale)，卵円孔開存 (patent foramen ovale)

卵円窩は心房中隔の右心房面に平らな陥凹として認められる卵円孔の痕跡である．胎児期には右心房と左心房の間に卵円孔が存在し，静脈系から動脈系に血液を流し，胎盤循環が行われる．通常，出生後卵円孔は閉鎖するが，完全には閉鎖せずに小孔（数 mm 程度の隙間）が残存したものが卵円孔開存で，成人の 20 〜 25% で認められる．

弁の閉鎖不全の検索
大動脈弁や肺動脈弁の閉鎖不全を検索する方法として，動脈口へゆるやかに水を注ぐ注水試験がある．閉鎖不全であれば水は心室に落ちるため，動脈内腔にはほとんど溜まらないが，閉鎖不全がなければ，水は動脈内腔に溜まる．この場合，心臓を強く握ると，動脈口が開くことになり，閉鎖不全と誤認する可能性があるため，心臓は軽く握る必要がある．

- 次に，左心室および中隔を2分割し，心筋の出血・壊死・線維化の有無などを観察する（図6.17）．

図6.17 心室中隔に割を入れた状態
白色の線維化巣（陳旧性心筋梗塞）が認められる．

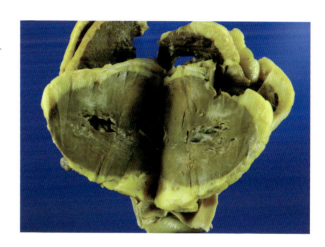

- 肉眼的に心筋梗塞という場合は，通常1cm以上の病変をさし，1cm未満の小さい線維化巣は瘢痕と呼ばれる．ただし，臨床的には病変の大きさは問わず，通常検査データにより心筋梗塞の診断がなされる．また，組織学的には，1cm未満の小さな早期の心筋梗塞の診断がなされることもある．
- 心筋梗塞の経時的な組織所見については症例（☞252頁）を参照されたい．
- 狭心症発作を何回も繰り返した症例では，びまん性の線維化巣や多発性の瘢痕を認めることが多い．

▶大動脈

a 概要・観察

- 大動脈に関しては，幅（弓部，横隔膜貫通部，総腸骨動脈分岐部），内膜，壁の厚さ，動脈硬化（軽度，中等度，高度）（図6.18），弾力性（引っ張ってみる），石灰化，潰瘍，壁在血栓，動脈瘤の有無などについて観察する．
- **大動脈解離**では，解離の範囲，血液の入口部である**エントリー**（entry），還流口である**リエントリー**（re-entry），破裂の有無などを確認する．通常，1から数個の内膜亀裂部位に相当する

図6.18 大動脈粥状硬化症（軽〜中等度）

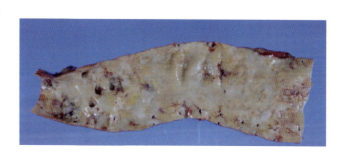

裂孔（tear）がみられ，これにより本来の大動脈腔である**真腔**（true lumen）と，大動脈壁の解離によって形成された**偽腔**（false lumen）が交通するが，裂孔が不明で真腔と偽腔の交通がみられない症例も存在する．
- 大動脈解離でステントグラフトが留置されている場合には，その状態の把握とともに写真撮影をしておく．
- 子宮癌，卵巣癌，消化器癌などで大動脈周囲リンパ節が腫大している症例では，リンパ節を大動脈に付けた状態で写真の撮影や切片の作製を行うとよい．

❷ 代表的および偶発的病変

ⓐ 心褐色萎縮（brown atrophy of the heart）
- 生理的な老化や病的な慢性消耗性疾患（悪液質，低栄養，飢餓など）により，心臓の大きさ・重量がともに減少をきたした状態をいう．心外膜の脂肪は減少し，心筋線維の核周囲での消耗性色素リポフスチンの沈着により，心筋は褐色調を呈するため，**心褐色萎縮**と呼ばれる．
- 症例によっては「心臓外表の観察」の項（☞172頁）で述べた**膠様萎縮**（gelatinous atrophy）が顕著なこともある．図 6.19 は心褐色萎縮の症例で，心重量は 220 g であった．

ⓑ 心拡張性肥大（dilated cardiac hypertrophy）
- 心重量が 400 g 以上，もしくは前述（☞174頁）したように右心室壁，左心室壁の厚さがそれぞれ 5 mm 以上，15 mm 以上の場合には心肥大とみなすのが一般的である．
- 心肥大には，心室壁が肥厚し，内腔が狭小化する**求心性肥大**（concentric hypertrophy）と，図 6.20 に示すように心内腔が拡張する**拡張性肥大**（dilated hypertrophy）がある．
- 求心性肥大は高血圧や大動脈弁狭窄症などの圧負荷によって生じ，拡張性肥大は拡張型心筋症などの収縮不全や大動脈閉鎖不全などでの容量負荷によって起こる．
- 図 6.20 の症例は，心重量が 495 g で，両心室の著明な拡張（特に右心室で顕著）がみられ，心機能不全の状態であったことが示唆される．

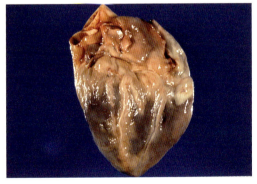

図 6.19　心褐色萎縮

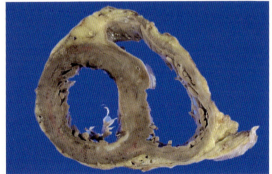

図 6.20　心拡張性肥大

ⓒ 心筋梗塞（myocardial infarction）
- 急性心筋梗塞症例の心臓を輪切りにして，その横断面を並べたものが図 6.21ⓐである．左心室前壁と心室中隔の前 2/3 の領域に梗塞巣が認められる．
- 図 6.21ⓑは発症から 30 日以上経過した陳旧性心筋梗塞の症例で，白色の梗塞瘢痕が認められる．
- 急性と陳旧性の両方の病変が認められる症例も存在する（☞204頁）．

図 6.21　心筋梗塞
ⓐ急性心筋梗塞.
ⓑ陳旧性心筋梗塞.

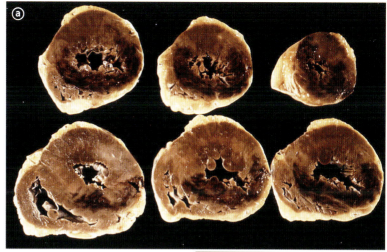
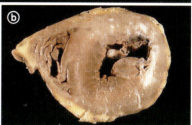

d 非細菌性血栓性心内膜炎 (nonbacterial thrombotic endocarditis, NBTE)(☞202頁)
- 慢性の消耗性疾患や癌患者の末期にみられることが多く，消耗性心内膜炎（marantic endocarditis）あるいは終末期心内膜炎（terminal endocarditis）ともいわれる．
- 正常な心臓の弁に非感染性の血栓である疣贅が認められる．
- 僧帽弁や大動脈弁にみられ，肉眼的には感染性心内膜炎に類似するが，疣贅には細菌は認められず，弁の破壊もみられない．
- 図 6.22 は大動脈弁に認められた非細菌性血栓性心内膜炎の症例である．

図 6.22　非細菌性血栓性心内膜炎

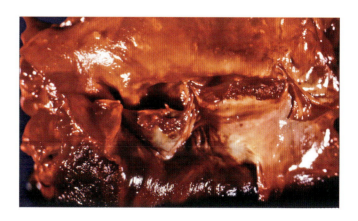

178　6　主要臓器の肉眼所見

e 感染性心内膜炎 (infective endocarditis)
- 多くの場合，細菌（黄色ブドウ球菌のことが多い）が心臓の弁膜に感染し，弁膜が破壊され，急性心不全や敗血症の経過をたどる．真菌やクラミジアなどによる症例もあるが，きわめて稀である．
- 抗生物質治療が行われるようになり，現在ではこのような経過をたどる症例は稀である．
- 大動脈弁と僧帽弁がよく侵され，感染した弁膜には疣贅の形成がみられる．疣贅の一部が剥がれて，脳，腎臓，脾臓など全身に多発性の梗塞や膿瘍を生じることもある．
- 図 6.23 はカンジダによる感染性心内膜炎の症例で，心臓の矢状断でみると僧帽弁に大きな疣贅が認められる．

図 6.23　感染性心内膜炎

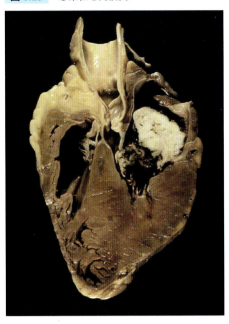

f 拡張型心筋症 (dilated cardiomyopathy, DCM)
- 心筋症は，拡張型心筋症（dilated cardiomyopathy, DCM），肥大型心筋症（hypertrophic cardiomyopathy, HCM），拘束型心筋症（restrictive cardiomyopathy, RCM），不整脈原性右室心筋症（arrhythmogenic right ventricular cardiomyopathy, ARVC）に大きく分類される．
- DCM は収縮能の低下が特徴で，心重量は増加し，正常の 3 倍（900 g 以上）になることもある．両心室は著明に拡張し，球体化する．心室壁は薄くなり，時に壁在血栓を認める．DCM の 1/3 は家族性と考えられている．
- 図 6.24 は典型的な DCM 症例で，組織学的には心筋細胞の萎縮，肥大が種々の程度に混在し，間質では置換性の線維化が認められた．

図 6.24　拡張型心筋症（DCM）
ⓐ 心重量は 1,320 g と著明に増加し，球体化している．
ⓑ 割面では両心室の拡張がみられる．心室壁は薄く，右室壁の一部に壁在血栓がみられる．

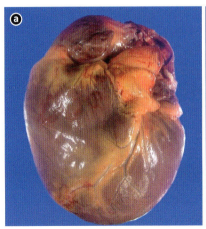
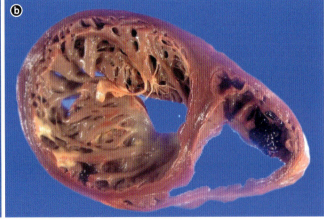

g 肥大型心筋症（hypertrophic cardiomyopathy, HCM）

- HCM は左心室の肥大と左室腔の狭小化を特徴とし，心筋の収縮に関わるサルコメア蛋白をコードする遺伝子の変異が主な原因とされる．
- 約半数は家族性に発症し，**常染色体顕性遺伝**（☞ 78 頁）の形式をとる．
- 高血圧や弁膜症によるものと異なり，左心室壁の肥厚は不均一で，組織学的に**心筋細胞の錯綜配列**（myofiber disarray）が認められる．
- 図 6.25 は HCM 症例で，心室壁の著明な肥大と心内腔の狭小化が顕著である．

h 粘液腫（myxoma）

- 粘液腫は原発性心臓腫瘍の中で最も多く，大部分（約 75%）は左心房に発生する．光沢のあるポリープ状の病変で，しばしば出血を伴う．左心房粘液腫では脳への腫瘍塞栓を起こすことがある．
- 図 6.26 は左心房内にみられた粘液腫（直径 2 cm）である．

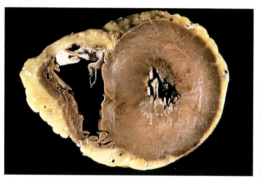

図 6.25　肥大型心筋症（HCM）

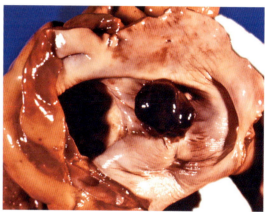

図 6.26　粘液腫

i 大動脈解離（aortic dissection）

- 大動脈の長軸に沿って内膜に裂孔（tear）が生じ中膜内に血流が流入し，中膜のレベルで 2 層に剥離し，大動脈の走行に沿ってある長さをもって 2 腔になった状態が大動脈解離（☞ 256 頁）である．
- 本来の大動脈腔である**真腔**から動脈壁の解離によって形成された偽腔へ血液が流入する部位を**エントリー**（entry）と呼び，偽腔から真腔へ血液が再流入する部位を**リエントリー**（re-entry）と呼ぶ．
- 図 6.27 では偽腔がみられ，偽腔内に血腫が認められる．この症例では大動脈弓部にエントリーが認められ，解離腔は下行大動脈の横隔膜下部にまで及んでいた．

図 6.27　大動脈解離

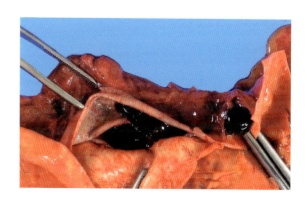

j 腹部大動脈人工血管置換術後 (postoperative status of abdominal aortic graft replacement)

- 以前は瘤形成をした大動脈解離の症例は，「解離性大動脈瘤」と呼称されたが，大動脈解離の急性期には径が拡大した瘤の形成がみられないことが多く，現在では急性期の大動脈解離は「**急性大動脈解離**」と呼ばれている．
- 図 6.28 はやや古い症例で，当時の記録よると，解離性大動脈瘤に対して腹部大動脈人工血管置換術が施行された症例である．このような症例もできるだけ割面の写真を撮るという習慣をつけておくことが大切と思われる．

図 6.28 腹部大動脈人工血管置換術後

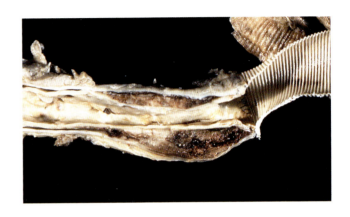

2.7 消化管

❶ 観察の要点

a 概要

- 消化管粘膜は死後変化である自己融解（autolysis）が生じやすいため，剖検時所見の判定は慎重に行う必要がある．

> **Memo** 自己融解を最小限に止める方法として，内腔を開いた消化管（主に腸管）をホルマリンで洗浄する方法がある．

- 臓器の取り扱いや検索に関しては，切除材料に準じて行う．
- 消化管のきれいな標本を作製するには，切除材料と同様，消化管を板などに貼り付けて固定することが推奨される．

b 食道の観察

- 食道とは食道入口部（輪状軟骨の下縁のレベル）から食道胃接合部までをいい，成人の食道は約 25〜30 cm 長で，門歯から噴門までの距離は約 40〜45 cm である．Virchow 法では，通常，胃を取り出す際に食道は下部で切断されるが，Rokitansky 法では食道と胃を連続した形で取り出すことが多い．
- 食道と胃を連続した形で取り出した場合は，胃の大弯切開を延長する形で食道を切開する．図 6.29 はその 1 例で，食道と胃を連続した形で取り出し，大弯側に沿って食道まで切開し，粘膜面を観察したものである．

図 6.29
胃と食道を連続した形で取り出した症例

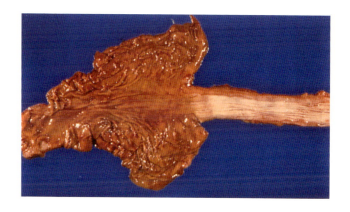

- 食道は，厳密には頸部食道（食道入口部より胸骨上縁，3 cm 長），胸部食道（胸骨上縁から食道裂孔上縁，20 cm 長），腹部食道（食道裂孔上縁から食道胃接合部まで，5 cm 長）に分けられるが，剖検時には大まかに3等分して口側から上部，中部，下部と捉えるとよい．

> **Memo　知っておくべき食道固有筋層の組織所見**
> 食道の粘膜筋板は消化管の中で最も厚く，特に下部で顕著である．また，食道の固有筋層は内輪・外縦の2層からなり，上部は横紋筋，下部は平滑筋で構成され，中部では両者が混在（外縦層は平滑筋，内輪層は横紋筋）している．

- 切開された食道の粘膜を観察し，**グリコーゲンアカントーシス**（糖原過形成，白斑症，glycogenic acanthosis, leukoplakia），びらん，潰瘍，（扁平上皮）乳頭腫，憩室，癌などの有無を調べる．
- 肝硬変などで，食道静脈瘤の検索が必要な場合は，食道を十分に広げて，粘膜を口側から肛門側に指でしごくと静脈の怒張が確認できることがある．また，**食道翻転法**（eversion method）（☞91頁）を試みるのも一法である．

> **Memo**
> - 食道癌症例で気管や大動脈などの隣接臓器への浸潤や瘻孔形成が疑われる症例では，切離や入割は最小限に止め，一塊のまま固定し，その後標本作製するのがよい．
> - 急性白血病，再生不良性貧血，骨髄異形成症候群，多発性骨髄腫などの血液疾患の患者で，血小板減少がみられる症例では，死亡直前の terminal event として，著明な**食道上皮内出血**（intraepithelial hemorrhage of the esophagus）を認めることがある（図6.30）（Shimizu M, et al: J Clin Pathol 51: 838-841, 1998）．

図 6.30
再生不良性貧血症例で認められた食道上皮内出血

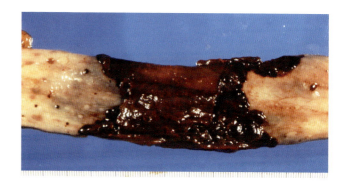

6　主要臓器の肉眼所見

c 胃の観察

- 胃は，食道に接する噴門（cardia）から始まり，胃底（fundus），胃体部（corpus），幽門前庭部（antrum），そして十二指腸に連続する幽門（pylorus）からなるが，剖検時には大まかに3等分して口側から上部，中部，下部と捉えるとよい．胃の長軸方向の長さは小弯で約15 cm，大弯で約45 cmである．
- 胃内容の量，さらに性状が血性か，胆汁を含むか，などを観察する．
- 大弯側に沿って切開し，粘膜の付着物を洗い落とす．この際，少量のホルマリンをガーゼに浸して，擦るのではなく，そっと押しつけるようにして洗い落とすと自己融解を最小限に止めることができる．
- 粘膜面の観察では，点状出血，びらん，潰瘍などに注意する．
- 胃切除などの既往がある症例では，事前に主治医に再建術などについて聞いておくことが大切である．むやみに吻合部で切断すると，吻合部の検索だけでなく，全体の概要がつかめなくなる．
- 癒着が強く，オリエンテーションがつかないときは無理をせず，全体を一塊として取り出し，その後で時間をかけて検索する．
- 胃の固定は，手術材料と同様に，板などに適当な緊張をもって貼り付けたのち，ホルマリンに漬ける．

d 小腸・大腸の観察

- 小腸は胃に続く6〜7 mの管腔臓器で，口側から十二指腸（duodenum），空腸（jejunum），回腸（ileum）に区分される．十二指腸は長さが約25 cmで，C字型で膵頭部を取り囲み，後腹膜に固定され，上部（球部），下行部，水平部，上行部に分けられる．
- 下行部の膵臓に接する部分にファーター乳頭（papilla of Vater）が存在し，総胆管と主膵管が開口する．このため，病理解剖では十二指腸は膵臓と切り離さず一緒に取り出されることが多い．

> 🔍 **Memo**
>
> **輪状ひだ (plicae circulares, Kerckring's folds)**
> 小腸の粘膜面には長軸に対し直角に輪状に走るひだがみられる．遠位十二指腸と近位空腸で最も発達して多数みられ，回腸末端に向かうに従い，その数は減少し高さも低くなり，回腸末端では通常認められない．

- 十二指腸と空腸の境界は**トライツ靱帯**（☞40頁）の部位である．空腸と回腸は解剖学的には明瞭な境界は認めない．通常，空腸は，十二指腸を除いた小腸の近位側約40%を占め，腹腔内の左上方に位置する．一方，回腸は遠位側約60%を占め，腹腔内の右下方に位置する．空腸と回腸は多数のループを作り，可動性である．
- 十二指腸では内容が胆汁を含んでいるか，血性か，などを観察する．
- **胆道開通試験**（☞41頁）にて胆汁がVater乳頭から流出するかを確認する．
- 十二指腸では潰瘍は球部に好発する．また，穿孔は前壁に多い．症例によって肝右葉や胆嚢が穿孔をふさいでいることもある．
- 十二指腸の憩室はVater乳頭の近傍に好発し，空腸・回腸では空腸に多く，大腸の憩室では多発傾向がみられる．
- 小腸は腸間膜付着側で，大腸は自由紐に沿って腸管ハサミで切開する．この際，同時に腸内容の性状を観察する．
- 虫垂は8〜10 cmの長さで，盲腸後方に付着しているが，虫垂先端部は通常固定されておらず，

可動性である．大腸は長さが約 120 〜 170 cm の管腔臓器で，盲腸（cecum），上行結腸（ascending colon），横行結腸（transverse colon），下行結腸（descending colon），S 状結腸（sigmoid colon），直腸（rectum）に区分される．横行結腸と S 状結腸は腸間膜を有し可動性に富むが，盲腸，上行結腸，下行結腸，直腸は後腹膜に固定されているため可動性はみられない．

- 結腸には 3 本の縦に走る，幅 1 cm ほどのすじがみられ，**結腸ひも**（taeniae coli）と呼ばれる．結腸ひも間には数 cm の間隔でくびれと外方への突出である膨らみ〔膨起，**ハウストラ**（haustrum）〕がみられ，外面からは囊状にみえる．また，漿膜側には腹膜に覆われた小脂肪塊である**腹膜垂**（appendices epiploicae）が結腸ひもに沿って垂れ下がるように存在する．これらの所見は，開腹時の小腸と大腸の判別に有用である．

> **Memo** 腸粘膜の観察にあたっては，小腸はホルマリンで軽く洗えばすぐに観察可能であるが，大腸では糞便がみられることがあり，この場合は水で軽く洗い流した後に，ホルマリンで軽く洗うとよい．

- 小腸では，びらん，潰瘍，**リンパ管腫**（☞ 280 頁），メッケル憩室，**異所性膵**（図 6.40 ☞ 187頁）などに注意して観察する．
- 虫垂ではカルチノイドや**神経腫**（neuroma, obliteration of appendiceal lumen，☞ 281 頁）などに注意する．
- 大腸では，ポリープ，粘膜出血，びらん，潰瘍，憩室，**偽膜性腸炎**（☞ 223 頁）などに注意して観察する．特殊な炎症性疾患（潰瘍性大腸炎，クローン病など）は，外科切除材料に準じて，臨機応変に対処する．

> **Memo** 便秘のためアントラキノン系の緩下剤を常用していた中高年の大腸粘膜では，黒褐色の線状斑がみられる．これは**大腸メラノーシス**（melanosis coli）で，下部大腸に好発する．組織学的には，リポフスチンないしはメラニン様の色素顆粒を貪食したマクロファージが認められる．患者の病歴を確認するとよい．

- 病変が認められた場合は，その病変の周囲を含めてある程度の広さで取り，写真を撮った後，板などに張り付けて固定するのがよい．なお，結腸を結腸腸間膜から切り離していく際に，横行結腸に大網（大網はその背側部で横行結腸間膜と癒合）をつけておくと，あとで病変が見つかった場合，そのオリエンテーションがつきやすくなる．
- 虚血性腸炎や癌症例などでは，腸間膜の検索（血管，リンパ節など）は丹念に行っておく必要がある．また，**虚血性腸炎**では，縦走潰瘍が結腸ひも上に認められるのが特徴である．

❷ 代表的および偶発的病変

[a] ヘルペス食道炎 (herpetic esophagitis)

- 悪性リンパ腫や白血病などの悪性腫瘍で免疫能が低下し，剖検となった症例でしばしば認められる．
- 初期には小型で辺縁がやや隆起した浅い潰瘍（volcano-like ulcer）がみられ，進行に伴い癒合し，不整形の潰瘍を形成する（図 6.31）．
- 組織学的には特徴的な核内封入体がみられる．

| 図 6.31 ヘルペス食道炎 | 図 6.32 サイトメガロウイルス食道炎 |

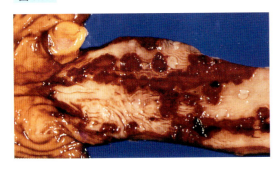 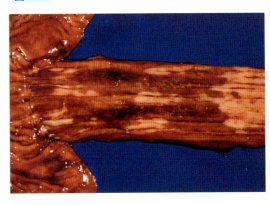

b サイトメガロウイルス食道炎 (cytomegalovirus esophagitis)
- 免疫能が低下した患者においてみられ，びらんや打ち抜き様の比較的境界明瞭な潰瘍が認められる（図 6.32）．
- 組織学的には，サイトメガロウイルスに特徴的な核内封入体を血管内皮細胞や線維芽細胞に認める．

c 食道静脈瘤 (esophageal varix)
- 食道下部 1/3 に発生し，ほぼ全例で肝硬変による門脈圧亢進症が認められる．下部食道のみならず，胃噴門部にも静脈瘤が認められる．静脈瘤の破裂は致死的な出血をきたす．
- 図 6.33 ⓐ は食道静脈瘤症例を**食道翻転法**（☞91頁）により観察したもので，通常に内腔を開いた食道静脈瘤症例（図 6.33 ⓑ）に比べると，静脈瘤がより鮮明である．

図 6.33　食道静脈瘤症例
ⓐ食道翻転法による内腔の観察．ⓑ通常法による内腔の観察．

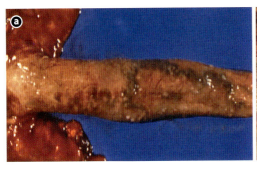 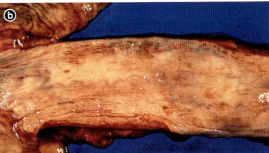

d びらん性胃炎 (erosive gastritis)
- 急性胃炎（acute gastritis）は，ステロイド性抗炎症薬（nonsteroidal anti-inflammatory drugs, NSAIDs）やステロイドの服用，アルコールの過剰摂取，外傷，熱傷，感染症，ショック，敗血症など種々の原因によって引き起こされるが，原因の明らかでない特発性の症例も存在する．
- 肉眼所見としては，粘膜の発赤，浮腫，点状出血，多発性のびらんなどがみられる．
- 中でも多発性のびらんを特徴とするものは，**びらん性胃炎**（erosive gastritis）あるいは出血性びらん（hemorrhagic erosion）と呼ばれる（図 6.34）．

図 6.34　びらん性胃炎

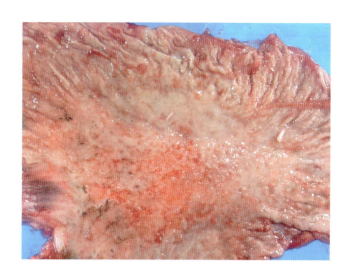

e アミロイドーシス (amyloidosis)
- 全身性アミロイドーシスでは腎臓，脾臓と同様，胃，十二指腸や大腸などの消化管にアミロイドが沈着する．
- アミロイドの沈着が軽度の場合は明らかな変化は認められないが，高度になると胃壁は肥厚し，図 6.35 ⓐ にみられるような**出血性びらん**や浅い潰瘍を形成することがある．
- 長期の血液透析患者では，β2-microglobulin 由来のアミロイドの沈着が手根管や滑膜にみられるが，胃，小腸，大腸などの消化管にも沈着する．その場合，図 6.35ⓑⓒ に示すような，漿膜側にさざ波様の特徴的な肉眼所見（rippled appearance）がみられる．

図 6.35　アミロイドーシス
ⓐ 全身性 AL アミロイドーシス症例に認められた胃の出血性びらん．
ⓑⓒ 長期透析患者にみられた β 2 microglobulin アミロイドーシス．胃の漿膜側に rippled appearance（さざ波様外観）が認められる (Shimizu M, et al: J Clin Pathol 50: 873-875, 1997)．

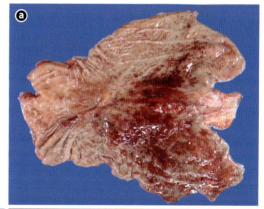

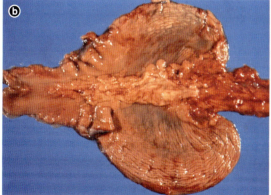

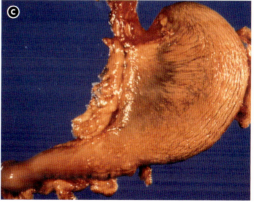

f 進行胃癌 (advanced gastric cancer)

- 図 6.36 は，胃癌取扱い規約の肉眼分類の 4 型（びまん浸潤型）に相当する症例で，病巣と周囲粘膜の境界は不明瞭で，胃壁の著明な肥厚・硬化が特徴である．組織学的には間質結合組織の増生が著明な低分化型腺癌症例で，いわゆる**スキルス癌**である．
- この症例では割面と粘膜面の性状を把握するために固定後に割が入れられたが，広範囲にわたる胃壁の著明な肥厚が明瞭である．

g 消化管間質腫瘍 (gastrointestinal stromal tumor, GIST)

- GIST は，免疫染色にて KIT（CD117）が陽性の腫瘍で，粘膜下腫瘍として認められることが多い．
- 図 6.37 は漿膜側へ突出して腫瘍（直径 8 cm）が認められた症例である．

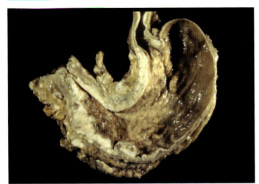

図 6.36　進行胃癌（スキルス胃癌）

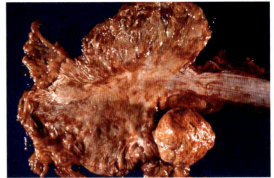

図 6.37　消化管間質腫瘍（GIST）

h 小腸リンパ管腫 (lymphangioma of the small intestine)

- リンパ管腫は十二指腸に好発するが，小腸や大腸でも認められる．肉眼的には白色～黄色調の円形のポリープ状の病変で，多くは広基性で単発である（図 6.38 ⓐ）．
- 組織学的には良性の内皮細胞で覆われたリンパ管が多房性に認められる（図 6.38 ⓑ）．

図 6.38　小腸リンパ管腫

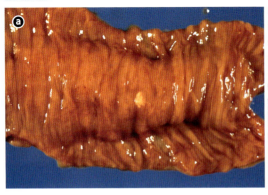
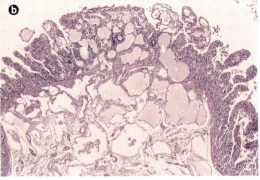

i 回盲弁脂肪過形成
  (lipohyperplasia of the ileocecal valve)
- 一般に回盲部の粘膜下層は脂肪組織が豊富であるが，ときに明らかな腫瘍性病変として認められることがある（図6.39）．
- 回盲弁脂肪過形成と呼ばれ，腹痛や下部消化管出血を呈することがある．肥満患者に多いとの報告もある．
- 剖検症例で回盲弁に割を入れる習慣をつけておくと遭遇する頻度が高い病変である．

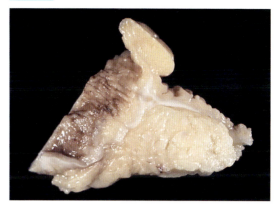

図6.39　回盲弁脂肪過形成

j 異所性膵 (ectopic pancreas)
- 異所性膵とは，本来の膵臓とは血行的にも解剖学的にも離れて異所性に認められる膵組織をいい，迷入膵（aberrant pancreas, heterotopic pancreas, pancreatic rest）とも呼ばれる．
- 主に胃，十二指腸，空腸，メッケル憩室などでみられるが，稀に胆囊，縦隔，胆管，肺などでもみられることがある．剖検例での頻度は0.5〜13%の報告がある．
- 単発で，大きさは0.2〜4 cmで，多くは粘膜下層に認められ，割面では正常の膵とほぼ同様の形態を示す．
- 図6.40は空腸にみられた異所性膵の粘膜面（ⓐ）と割面（固定後）（ⓑ）である．

図6.40　異所性膵

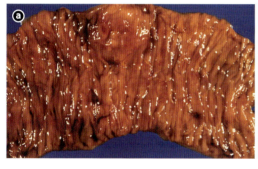 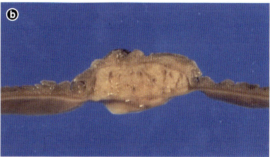

k 巨大結腸症 (megacolon)
- 巨大結腸症では，大腸の内腔が異常に拡張し，ガスが充満することにより，腹圧の急上昇をきたし，稀に呼吸循環不全を引き起こすことがある．
- 図6.41は巨大結腸症の症例で，剖検時に腹部の著明な膨隆が認められ，開腹すると著明に拡張した結腸が腹腔内から飛び出すような形で認められた．
- このような症例では*in situ*の状態で写真を撮っておくのがよい．

図6.41　巨大結腸症

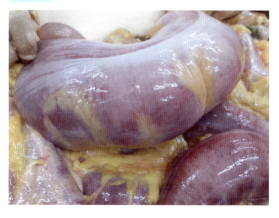

l 憩室症 (diverticulosis)

- 図 6.42 は S 状結腸にみられた大腸憩室症（憩室が多発）で，組織学的には真性憩室（壁全層性で構成される）であった．
- 内腔面（図 6.42ⓐ）では，粘膜に円形の穴状の陥凹がみられ，図 6.42ⓑ はその割面である．

図 6.42　大腸憩室症

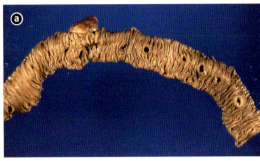
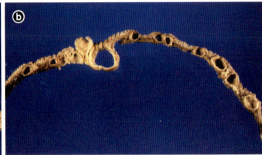

m 大腸カンジダ症 (colonic candidiasis)

- カンジダ症は免疫不全状態の患者などでみられ，小腸では回腸末端，大腸では盲腸〜上行結腸，直腸に好発する．
- 図 6.43 のように白苔，偽膜様あるいは潰瘍の形成などが認められる．

図 6.43　大腸カンジダ症

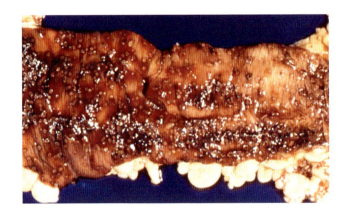

n 直腸 Dieulafoy 病変 (Dieulafoy lesion of the rectum)

- 図 6.44 は直腸にみられた Dieulafoy 病変の症例である．
- Dieulafoy 病変は，浅くて小さな 1 cm 以下の潰瘍性病変（白色矢印）で，粘膜下組織に存在する比較的太い動脈が破綻することで，大量出血をきたす病変である．
- 典型的な潰瘍ではないため，"Dieulafoy 潰瘍" という用語は誤称（misnomer）とされる．
- この症例では，出血が直接死因となった．図 6.44ⓐ の白い矢印の部分の HE 染色（図 6.44ⓑ）および EVG（Elastica-van Gieson）染色（図 6.44ⓒ）による組織像をみると，血管が露出し，そこから出血したのが明瞭に確認できる．
- 英語名としては Dieulafoy lesion が使用されており，WHO 分類では消化管の血管奇形（vascular malformation）の subtype として記載されている．

図 6.44 直腸 Dieulafoy 病変
ⓐ肉眼像．ⓑHE 染色．ⓒEVG 染色．

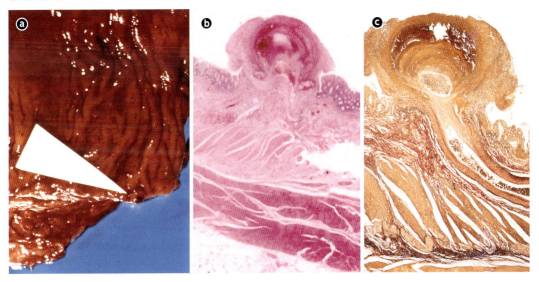

2.8　肝胆膵および脾臓

❶ 観察の要点

ⓐ 肝臓の観察

- 肝臓は右横隔膜下に位置し，肝鎌状間膜により右葉（right lobe）と左葉（left lobe）に分かれ，さらに肝右葉の下面前方に方形葉（quadrate lobe），後方に尾状葉（caudate lobe）がみられる．
- 肝臓の大きさや重量が正常かをみて，萎縮や腫大の有無を判断する．成人の肝臓の重量は平均 1,200 g（1,000〜1,500 g）であるが，患者の体格を考慮して判断する必要がある．
- 肝重量は種々の病態の程度や活動性を反映する．例えば，**劇症肝炎**（☞193 頁）では著明に萎縮する．また，うっ血，白血病細胞の浸潤や脂肪肝（☞285 頁）などでは重量を増し，大きくなるが原形を留める．
- 原疾患にかかわらず，肝表面の性状（硬さ，色調，肝辺縁が鋭か鈍かなど）を観察する．**肝硬変**では表面は顆粒状ないしは結節状を呈する（☞193 頁）．
- 分葉異常や**東洋溝**（☞224 頁）などの絞扼溝がないかも確認する．
- 割面では，小葉構造の性状，結節性病変の有無，黄疸（胆汁染），および脂肪肝などを観察する．小葉構造が不明瞭な場合は肝壊死を疑う．

> **Memo**　黄疸では黄緑色調を呈するが，固定後にはビリルビンがビリベルジンに還元されるため，緑色がより顕著になり観察しやすくなる．

ⓑ 胆嚢の観察

- 胆嚢は長さ約 8 cm，容積約 50 ml で，肝臓下面の右葉と方形葉の間にある胆嚢窩に付着している．剖検時，肝臓からはずしてもよいが，肝臓につけた状態で固定すると切り出し時に肝床部を含めた切片を作製することができ，標本も作製しやすい．
- 胆嚢を開いた後，胆汁の量や胆砂，結石の有無や性状を観察する．

- 好発病変としては，**コレステローシス**（cholesterosis, cholesterolosis）（図 6.45）やポリープがある．コレステローシスは，コレステロール症あるいはコレステロール沈着症ともいわれ，胆嚢粘膜表面に黄色の小斑点ないしは顆粒状病変として認められる．組織学的には泡沫状のマクロファージの集簇がみられる．

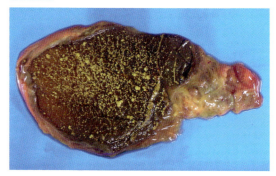

図 6.45　胆嚢コレステローシス

C 膵臓の観察

- 膵臓は，長さ 10～15 cm，重さ 60～100 g で，頭部，体部，尾部に分けられる．胃と小網の後部に位置し，前面は腹膜により覆われ後腹膜内に存在する．胆嚢とともに自己融解をきたしやすい臓器であるため，できるだけ早く所見をとり，ホルマリン固定する必要がある．
- 膵臓の観察ポイントは，萎縮，腫大，脂肪浸潤の程度，脂肪壊死，囊胞などである．
- 割面では，小葉構造を確認し，主膵管の閉塞や拡張，腫瘍性病変の有無などをみる．

> **Memo**　一般的には，膵臓に十二指腸をつけた形で取り出し，主膵管に直交する割（間隔は 1 cm 弱）を入れることが多い（図 6.46 ⓐ）が，膵管内乳頭粘液性腫瘍（intraductal papillary mucinous neoplasm, IPMN）のような症例であれば，膵管の走行がわかるような割を入れると病変を把握しやすい．図 6.46 ⓑ に示すように，膵管の拡張が膵全体に及んでいるのが明瞭に認識できる．

図 6.46　膵臓の割の入れ方
ⓐ 主膵管に直交する割面の作製．
ⓑ IPMN 症例などでは膵管の走行に沿った割面を作製．

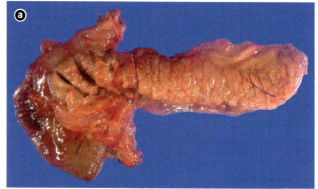

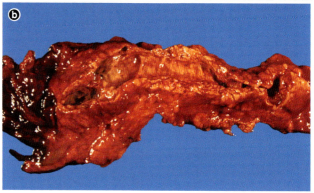

> **Memo** 剖検における転移性脾腫瘍の頻度
> 剖検例での検討では，悪性腫瘍例ではその15％で脾臓への転移がみられ，その多くはcarcinomaの転移で，原発巣としては胃，肺，肝外胆管の順で多くみられた．転移巣の半数は単発性で，1/3の症例では肉眼所見のみでは同定困難であった．組織学的には，腺癌が最も多く，ついで大細胞癌，小細胞癌，神経内分泌癌が多かった．非上皮性腫瘍に関して言えば，白血病，ついで悪性リンパ腫の順に多くみられた（Nakamura E, et al: Pathol Int 51:686-690, 2001）．

d 脾臓の観察

- 脾臓の重量は，70〜120gである．脾臓は加齢とともに萎縮し，被膜に皺がみられるようになる．
- 脾門部や膵尾部では，球状で1〜2cm程度の小さな脾臓，すなわち**副脾**を認めることがある．その頻度は約10％といわれるが，病的意義はない．
- 脾臓が形成されない**無脾**や，大きさの揃ったものが多数みられる**多脾**がみられる場合は，種々の先天性心奇形や他の内臓奇形を合併している可能性があるので注意が必要である．
- 肝硬変による門脈圧亢進症，右心不全などではうっ血がみられ，脾腫を伴う．この**うっ血脾**では，硬度が増し硬くなり，割を入れた際に暗赤色を呈し，血液量が多いため解剖刀に血液が付着する．また，白血病細胞などの浸潤でも重量が増加し，被膜は緊満する．

> **Memo** 陳旧性の腹膜炎や慢性の腹水の後などでは，脾被膜は灰白色調を呈し，肥厚し糖衣様になる．これは脾周囲炎（perisplenitis）の所見である（図6.47）．

図6.47 脾周囲炎

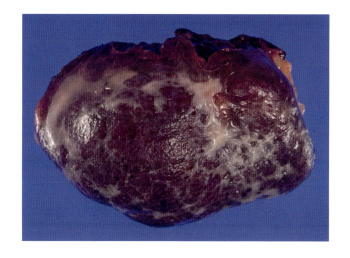

- 解剖刀で割面を擦過した際に，赤色の粥状の液体が刃に多量に付着する場合，「**脾粥量（ひじゅくりょう）が多い**」と称し，**感染脾**（acute splenitis）が示唆される．敗血症などの際にみられ，脾臓は軟化していることが多い．

❷ 代表的および偶発的病変

ⓐ 肝うっ血 (hepatic congestion)

- うっ血性心不全が持続すると，肝臓の慢性うっ血が生じ，肝臓の割面では小葉中心部のうっ血（暗赤色）と小葉辺縁部の脂肪化（黄色）がまだら状になり，"ニクズク（nutmeg）"の割面のようにみえることから**ニクズク肝**（nutmeg liver）とも呼ばれる．
- 肝うっ血は，**うっ血肝**（congestive liver）ともいうが，急性のうっ血と慢性のうっ血があり，ニクズク肝は後者の"慢性のうっ血"をさす．
- うっ血性肝硬変（congestive cirrhosis）と言われる病変は，再生結節の形成は明瞭とはいえず，多くは肝線維症（liver fibrosis）に相当すると考えられる．
- 図 6.48 は剖検時に急性左心不全などでみられることが多い"急性のうっ血"で，割面では小さな赤い斑点がみられる．

図 6.48 肝の急性うっ血

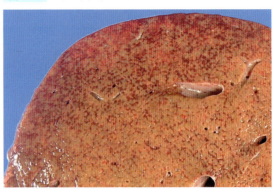

ⓑ 脂肪肝 (fatty liver)

- 種々の原因により，肝細胞に脂肪沈着がみられる．肝全体にみられる場合には脂肪肝と呼ばれ，肝臓は腫大し，割面は黄色調を呈する（図 6.49）．
- アルコールの多飲や高度の肥満などでみられる（☞ 285 頁）．

> 🔍 **Memo**
> 脂肪肝の名称に関しては，2024年8月に日本語の新たな病名として，**脂肪性肝疾患**（steatotic liver disease, SLD）が発表された．そして，SLD の中で，過剰飲酒がなく代謝異常を生じている場合を代謝機能障害関連脂肪性肝疾患（metabolic dysfunction-associated steatotic liver disease（MASLD，マッスルディー）と呼ぶことになった．これは従来の non-alcoholic fatty liver disease（NAFLD）に相当する．また，MASLD に該当し，かつ肝炎が生じている場合は，代謝機能障害関連脂肪肝炎（metabolic dysfunction associated steatohepatitis, MASH）と呼ぶことになった．

図 6.49 脂肪肝
ⓐ 割面．ⓑ 拡大像．

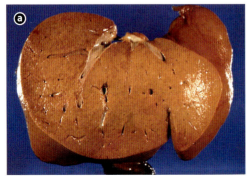 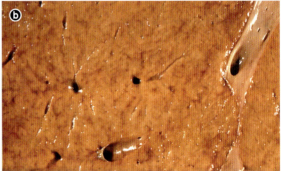

c 劇症肝炎 (fulminant hepatitis)

- 広範な肝壊死のため肝臓は赤褐色調を呈し，高度な萎縮がみられる（図6.50）．肝重量は600g前後（正常の半分程度）のことが多い．

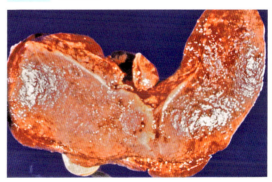

図6.50　劇症肝炎

d 肝硬変 (liver cirrhosis)

- 肝硬変は病因（ウイルス性，アルコール性，代謝性など）や形態（大結節性，小結節性，混合結節性）によって分類されるが，図6.51はウイルス性慢性肝炎（C型肝炎ウイルス）の進展によるウイルス性肝硬変で，形態分類では小結節性肝硬変に相当する症例である．
- 小結節性肝硬変はC型肝炎ウイルスによるものが多く，肝重量は減少し，萎縮がみられる．
- アルコール性肝硬変でも小結節性を呈するが，肝臓の萎縮はみられず，腫大することが多い．

図6.51　ウイルス性肝硬変
ⓐ肝表面ではびまん性に結節を認める．ⓑ割面では小結節から3mm以下の小結節がみられ，間質の幅も狭い．

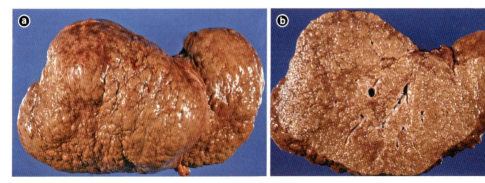

e 肝細胞癌 (hepatocellular carcinoma)

- 図6.52は肝細胞癌症例で，右葉に結節性病変が認められる．背景，特に左葉ではC型ウイルス性肝炎から生じた肝硬変が明瞭である．

図6.52　肝細胞癌

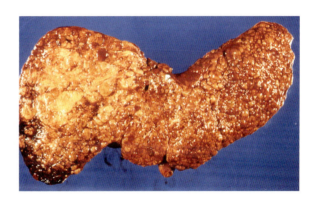

f 転移性肝癌 (metastatic carcinoma of the liver)

- 肝臓では血行性転移がよくみられる．
- 図6.53ⓐは肺癌の肝転移で肝表面にびまん性に結節性病変が認められる．
- 肝被膜近傍の転移結節ではその中心部が壊死のため陥凹することが多く，癌臍（がんさい）と呼ばれる．
- 図6.53ⓑは胆嚢癌の肝転移症例で，画面下方で癌臍が認められる．

図 6.53　転移性肝癌
ⓐ肺原発．ⓑ胆嚢原発．

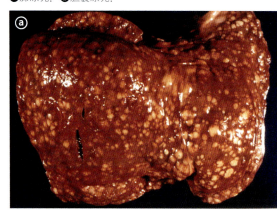
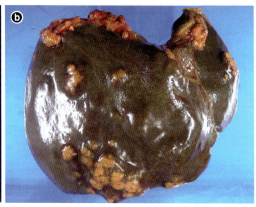

g 胆嚢癌 (carcinoma of the gallbladder)

- 胆嚢は全体に腫大し，腫瘤を形成し，壁外にも発育し，肝臓への浸潤もみられる（図6.54）．

h 膵脂肪置換 (fatty replacement of the pancreas)

- 既存の膵組織は脂肪組織で置換されている（図6.55）．
- 膵脂肪浸潤（fatty infiltration あるいは lipomatosis）とも呼ばれ，focal な病変であれば，剖検例ではしばしば遭遇する所見である．
- 図6.55は膵頭部から尾部にかけてびまん性に脂肪組織による置換がみられた症例である．
- 年齢とともに増加する傾向があることから高齢者に多く，糖尿病や肥満の患者にも多いとされている．また，膵管閉塞，肝疾患などでの報告例もみられる．

図 6.54　胆嚢癌

図 6.55　膵脂肪置換

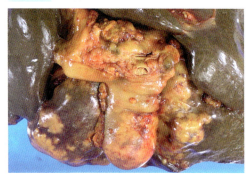
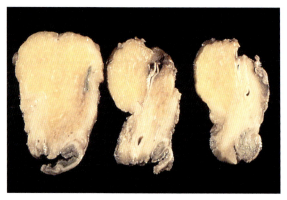

i 膵管内乳頭粘液性腫瘍 (intraductal papillary mucinous neoplasm, IPMN)

- 主膵管はびまん性に拡張し，膵管内には粘液の貯留が認められた症例（図 6.56）で，組織学的には intraductal papillary mucinous neoplasm with high-grade dysplasia（= intraductal papillary mucinous carcinoma, noninvasive）の像であった．

j 膵平滑筋肉腫 (pancreatic leiomyosarcoma)

- 膵頭部に強大な腫瘤性病変が認められる．膵頭部原発の平滑筋肉腫症例で，膵体尾部は萎縮し，脂肪組織で置換されている（図 6.57）．

図 6.56　膵管内乳頭粘液性腫瘍
拡張した主膵管が開かれている．

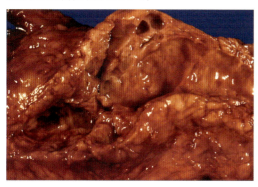

図 6.57　膵平滑筋肉腫

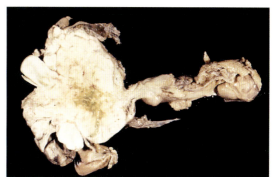

k 脾梗塞

- 被膜直下に黄白色調の楔状ないしは扇状の梗塞巣が認められる（図 6.58）．
- 原因としては，心房細動，敗血症などによる血栓塞栓症，あるいは白血病や悪性リンパ腫などの血液疾患などが挙げられる．

図 6.58　脾梗塞

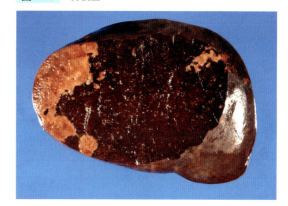

l アミロイドーシス（脾臓）

- 図 6.59 は全身性 AL 型アミロイドーシス症例の脾臓である．重量は増加し，その割面は均一で蝋様で光沢がみられ，いわゆる**ハム脾**と呼ばれる状態である（図 6.59**ⓐ**）．
- 組織所見では脾臓の基本構築は破壊され，好酸性無構造基質（アミロイド）の沈着がみられる（図 6.59**ⓑ**）．
- なお，アミロイドが濾胞（**白脾髄**）主体に沈着し，結節状を呈する場合は AA 型アミロイドーシスでみられることが多く，**サゴ脾**と呼ばれる（注：サゴはサゴヤシの幹からとった，白色の米粒状のでんぷんをさす）．

図 6.59 アミロイドーシス

ⓐ脾臓の割面．ⓑ組織像，HE 染色．

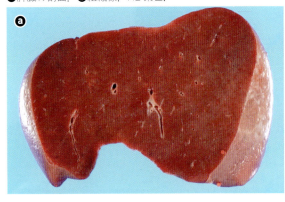
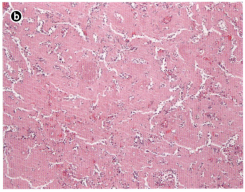

2.9 生殖器

❶ 観察の要点

ⓐ 前立腺の観察

- 前立腺は膀胱底部の直下で，前面は恥骨弓に接し，後面は直腸膨大部と接する．すなわち，骨盤の最も深い位置に存在する胡桃(くるみ)大の臓器で，その重量は約 20 g である．
- **良性前立腺過形成**（＝前立腺肥大症）では，限局性の灰白色の結節がみられる．
- 前立腺癌は，黄白色でやや硬い，凹凸不整な結節としてみられる．この場合，骨への転移の有無を検索する必要がある．

ⓑ 精巣の観察

- 精巣は精巣上体とともに陰嚢の中に存在し，その形は楕円形で，重量は 10 〜 15 g である．
- 精巣が小さく，割面で白色の索状構造がみられる場合は萎縮が考えられる．精巣の周囲に液体が貯留し，陰嚢が腫大した状態を**陰嚢水腫**（hydrocele testis）という．
- 割を入れた後，有鉤ピンセットを用いて精細管の**牽糸性試験**(けんしせい)を行う．精細管牽引が "常"（有鉤ピンセットで割面をつまむと糸を引くように伸びる状態をさす）か，"困難" かで判定し，後者の "困難" の場合には糸状の精細管がほとんどみられない．この場合は，精巣の萎縮が示唆される．

ⓒ 子宮，卵巣，卵管の観察

- 子宮腔の長さは成人で約 7 cm で，下方約 1/3 が子宮頸部，上方 2/3 が子宮体部に相当する．
- 子宮は前面を Y 字型に開く（☞ 93 頁）．
- 子宮では**子宮筋腫**や**腺筋症**がよくみられる病変であるが，両病変とも子宮の腫大が認められる．いずれも 30 〜 50 代に多い．

> **Memo　子宮筋腫**
> 女性では最も頻度の高い良性腫瘍で，小病変を含めれば，ほぼ女性の半数に子宮筋腫が認められるといわれている．

- 卵巣は，子宮の両側に位置する長さ3～4cmの臓器で，その表面は平滑で，割面では卵胞や黄体を認める．
- 病変がみられなければ，最大割面で割を入れ，卵管は短軸方向に数か所割を入れて，割面を観察する．
- 卵巣では**内膜症性嚢腫**（endometriotic cyst）を含む卵巣嚢腫が比較的よくみられる．また，**傍卵巣嚢腫**（paraovarian cyst）なども偶発病変としてよく認められる（☞199頁）．
- 子宮癌や卵巣癌症例の場合は，外科切除材料に準じて切り出し，観察を行う．

❷ 代表的疾患

ⓐ 良性前立腺過形成（benign prostatic hyperplasia, BPH）
- 前立腺では多結節性の病変が認められる（図6.60）．
- 良性前立腺過形成は前立腺肥大症ともいわれ，好発年齢は60歳以上で，その頻度は年齢とともに上昇し，80歳代では約90％に及ぶ．
- なお，この症例では膀胱に粘膜出血がみられる．

ⓑ 陰嚢血腫（scrotal hematocele）
- 外傷や陰嚢水腫内の出血により陰嚢内に血液が貯留した状態で，陰嚢血瘤ともいう．
- 図6.61は，スワンガンツカテーテル後に大腿穿刺部からの出血が原因となり生じた陰嚢血腫の症例である．

図6.60 良性前立腺過形成
膀胱では粘膜出血（黒矢印）がみられ，前立腺では多結節症の病変（黄矢印）がみられる．

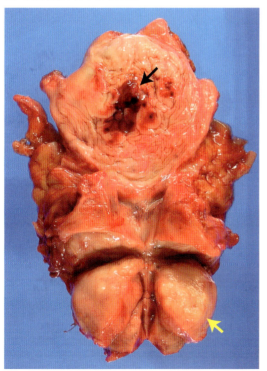

図6.61 陰嚢血腫

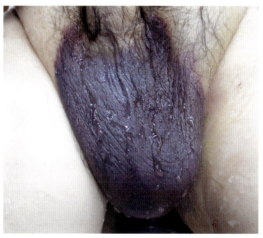

c 子宮筋腫 (uterine myoma)

- 子宮筋腫の多くは多発性で，組織学的には leiomyoma である．
- 割面は充実性，灰白色調で，渦巻様ないしは唐草模様を呈する．
- 二次性変化として硝子化，石灰化などがみられることも稀ではない．
- 図 6.62 の症例は重量 1,500 g，直径 14 cm の巨大子宮筋腫であった．

d 子宮内膜癌 (endometrial carcinoma)

- 子宮内膜癌は閉経期前後の患者にみられることが多く，肉眼的には子宮内腔に表面不整な隆起性病変が認められる．
- 図 6.63 では子宮内腔に大きな腫瘤が認められるが，組織学的には神経内分泌癌 (neuroendocrine carcinoma) であった．このタイプの腫瘍は進行した段階で診断されることが多い．

図 6.62　巨大子宮筋腫
重量 1,500 g，直径 14 cm．

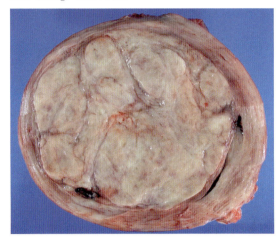

図 6.63　子宮内膜癌
組織学的には神経内分泌癌であった．

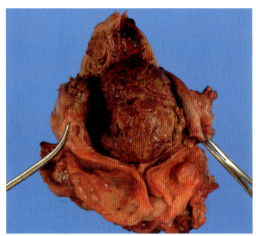

e 子宮頸管ポリープ (endocervical polyp)

- 慢性頸管炎に伴い限局性に上皮，間質成分の増生がみられ，有茎性の小腫瘤が形成される．
- 図 6.64 は萎縮した子宮のため一見すると内膜ポリープ様にみえるが，組織学的に頸管ポリープであった症例である．

図 6.64　子宮頸管ポリープ

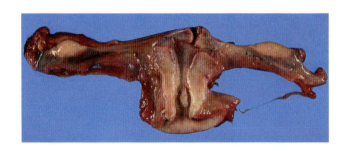

f 傍卵巣嚢腫 (paraovarian cyst)

- 図 6.65 は直径 1.5 cm の右傍卵巣嚢腫であるが、剖検例では比較的遭遇する機会が多い良性病変である．

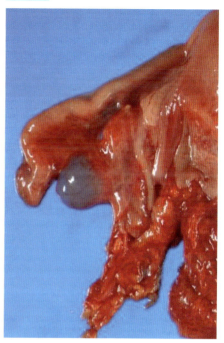

図 6.65　傍卵巣嚢胞

2.10 その他

❶ 観察の要点

a 腹膜

- 腹膜には、腹腔内の臓器（胃，小腸，大腸，肝臓，胆嚢，子宮，卵管，卵巣など）を中皮細胞で覆っている臓側腹膜（peritoneum viscerale）と，腹壁および後腹膜を覆っている壁側腹膜（peritoneum parietale）がある．
- 腹膜炎は、虫垂炎や消化性潰瘍，大腸憩室，胆嚢などの穿孔により生じることが多く、化膿性腹膜炎、細菌性腹膜炎，胆汁性腹膜炎などと称される．また，腹腔内全体に及ぶ場合は**汎発性腹膜炎**（panperitonitis）といい，癌が進行し，腹膜に播種（図 6.66）し、多数の結節がみられるものは**癌性腹膜炎**（carcinomatous peritonitis）と呼ばれる．
- 長期間の腹膜透析（peritoneal dialysis）が，細菌性腹膜炎の原因となることがある．特にびまん性の腹膜癒着によりイレウス症状をきたしたものは，**被囊性腹膜硬化症**（encapsulating peritoneal sclerosis）（☞ 240 頁）と呼ばれる．

b 腹壁破裂 (abdominal fissure) および内臓脱出 (eventration)

- 腹壁破裂は出生 2,000 人に 1 人の割合でみられる稀な疾患で，腹壁が全層性に欠損しており，本来腹腔内に収まっている臓器（胃，小腸，大腸，肝臓，膀胱，卵巣など）の一部（主に小腸）が腹腔外に脱出した状態（**内臓脱出**）で生まれる疾患（図 6.67）である．

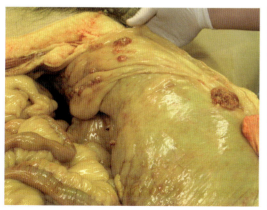

図 6.66　腹膜播種
胆嚢癌症例で腹膜に複数の結節が認められる．

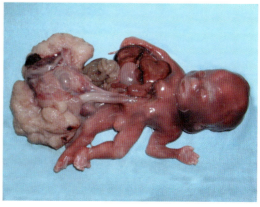

図 6.67　腹壁破裂を伴う内臓脱出

- ほぼすべての症例で**腸回転異常**がみられる．
- 胎生3～4週頃に生じる腹壁の形成不全などが原因といわれる．
- 最近では出生前診断がされるようになり，救命率は向上し，生存率は90％以上となっている．
- 図 6.67 の症例では，合併奇形として左足多趾症，脊椎側弯，巨大腎，巨大副腎などが認められた．

c 脊椎骨
- 脊椎骨は体内最大の造血の場であり，高齢者であっても最後まで造血が営まれている臓器である．
- 骨髄の色調，脂肪の混じりにより，おおまかに赤色髄，混合髄，黄色髄（脂肪髄）に分類する．通常は赤色髄であるが，高齢者では脂肪量が増加し，混合髄になることもある．放射線治療，抗癌剤投与により著明な骨髄抑制が加わった症例では，黄色髄となる．
- 骨梁配列の密度，硬さなどを観察し，**骨粗鬆症**（図 6.68）の有無などをみる．
- **圧迫骨折，骨髄腫，転移性腫瘍**の有無などを観察する．

図 6.68　骨粗鬆症
ⓐ 骨密度が低下し，骨が"スカスカ"の状態になっている．
ⓑ 組織学的には骨梁は小さく，細くなり，その数も減少している．

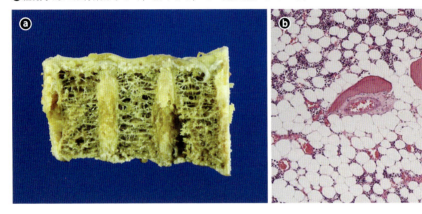

Memo　**膠様髄（gelatinous marrow）**
悪液質，慢性腎不全，潰瘍性大腸炎などの低栄養状態がみられる場合には脂肪も変性して，膠様髄（gelatinous marrow）（☞ 255 頁）となる．

Memo　骨に転移しやすい癌としては，肺癌，前立腺癌，腎癌，乳癌，胃癌などがある．多くは溶骨性であるが，前立腺癌，乳癌では造骨性が多い（☞ 249 頁）．

参考文献
1) 日本病理学会（編）：病理技術マニュアル2　病理解剖とその技術．医歯薬出版，p.218, 1982
2) 真鍋俊明（編）：病理解剖研修セミナー．川崎医科大学，p.149, 1995
3) Waters BL: Handbook of Autopsy Practice. Humana Press, p.608, 2009
4) 東京都健康長寿医療センター病理部門：病理解剖症例の特徴　身体指標・臓器重量．http://www2.tmghig.jp/_www1.tmghig.jp/pathology-d/tokutyou/shintai.html
5) 中山雅弘, 他：乳幼児突然死症候群（SIDS）診断の手引き. J. Jap. SIDS Res. Soc 6(2), 2006
6) Gilbert-Barness E, et al: Handbook of Pediatric Autopsy Pathology. Humana Press, p.548, 2010
7) Dawood G, et al. Color Atlas of Human Gross Pathology. Springer, p.176, 2022.
8) 蛇澤晶, 熊坂利夫（編）：非腫瘍性疾患病理アトラス　肺．文光堂，p.448, 2022

病理解剖とは　1

病理解剖の手技　2

未熟児・新生児・小児の病理解剖　3

臓器別取り出し方・切り出し方　4

最終剖検診断の書き方　5

主要臓器の肉眼所見　6

病理解剖で知っておくべき肉眼所見　7

病理解剖で知っておくべき組織所見　8

法医学的知識　9

1　Nonbacterial thrombotic endocarditis（NBTE）
循環器▶心臓
非細菌性血栓性心内膜炎

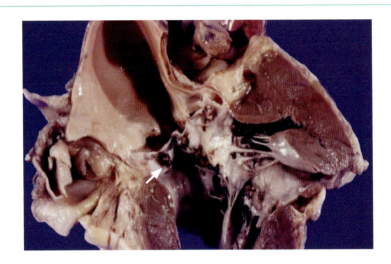

症例　70代，女性，心臓（大動脈弁）

概念
- 非細菌性血栓性心内膜炎（nonbacterial thrombotic endocarditis, NBTE）は，種々の原因（悪性腫瘍，自己免疫疾患，過剰な凝固異常を起こす疾患）でみられ，低栄養の状態に陥った剖検例で多く認められる．
- 癌症例では膵癌，胃癌，肺癌に好発し，僧帽弁と大動脈弁に多くみられる．
- NBTEは血流の乱れや局所の凝固促進状態が発症に寄与すると考えられている．

肉眼像
- 本例は大動脈弁のNBTEで，大動脈弁に疣贅が認められる（図矢印）．
- 通常，疣贅は褐色ないし灰色で，脆弱な性状を有し，1個ないし数個認められる．
- 大きさは様々であるが，多くは3mm未満である．
- 血栓の遊離により，脳，腎，脾臓などの臓器に塞栓症を引き起こすことがある．

疣贅を形成する心内膜炎の鑑別疾患
- 主なものとしては以下の疾患が挙げられる．
  - 感染性心内膜炎（infective endocarditis）：不規則で大きな腫瘤塊が弁尖から垂れ下がり，腱索にも達する．
  - リウマチ性心内膜炎（rheumatic endocarditis）：大きさのそろった小さな疣贅が弁の閉鎖縁に数珠状にみられる．
  - 全身性エリテマトーデス（systemic lupus erythematosus, SLE）の際にみられるリブマン・サックス型心内膜炎（Libman-Sacks endocarditis）：疣贅は僧帽弁，三尖弁にみられることが多く，その大きさは小型から中型で，弁の表と裏に認められる．

2 Hairy heart
絨毛心

循環器▶心臓

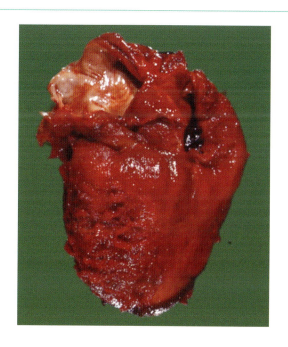

症例 70代，女性，心臓

概念
- 本病変はいわゆる"絨毛心（hairy heart）"であり，種々の心膜炎において絨毛状の特徴的な肉眼像を呈する症例に対して用いられる．
- 絨毛心の原因としては，感染性疾患（通常の細菌性感染症のみならず，結核やウイルス性疾患など），心筋梗塞，膠原病（リウマチ熱，全身性エリテマトーデスなど），尿毒症（心嚢炎を伴う全身性疾患として最も多い），および悪性腫瘍（しばしば血性心嚢水を伴う）などが挙げられる．
- その他，放射線治療や心臓手術後にも発生が認められることがある．
- 臨床症状としては，胸痛，発熱，心膜摩擦音が特徴的で，心嚢液貯留が進行すると心タンポナーデを引き起こす場合がある．

肉眼像
- 心外膜表面が毛羽立った線維素性滲出物で覆われ，心臓の表面が絨毛状にみえる．
- この特徴的な外観から「毛羽立ち心膜（shaggy pericardium）」とも呼ばれる．
- 絨毛心の程度は病変の活動性や原因疾患により異なるが，しばしば滲出物が厚く付着している場合がある．

組織像
- 急性心膜炎の病理組織像を示すが，「**線維素性心膜炎（fibrinous pericarditis）**」の一亜型として分類される．
- 線維素性滲出物，炎症細胞浸潤（好中球が主体），および血管新生が認められる．

3 Acute and old myocardial infarction
急性および陳旧性心筋梗塞

■循環器 ▶ 心臓

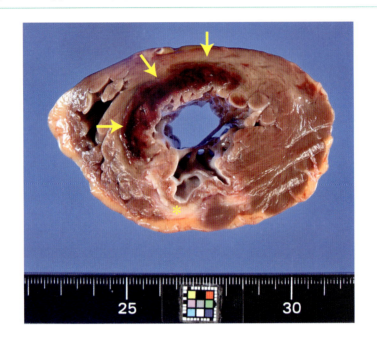

症例	70代，男性，心臓
概念	• 冠動脈血流の急激な減少により心筋が壊死に至る病態で，心筋細胞の壊死は不可逆性である． • 発症より1か月以内を **急性心筋梗塞** と呼び，それ以降を **陳旧性心筋梗塞** と呼ぶ． • 小児では稀であるが，川崎病や先天性冠動脈異常が原因となることがある．
肉眼像	• 心筋細胞の壊死は血流停止から約20分で始まるが，発症後6時間程度までは肉眼的に変化は認められない（超急性期）． • 発症後6〜12時間後（急性期）には，蒼白，混濁を示し，出血を伴うと，認識が容易となる（図中矢印）．12時間〜4日では，混濁，軟化，黄色化がみられる． • 発症後数日〜数週間（亜急性期）では，軟化と透明感のある青色調〜黄色調へ，さらに紫青色〜白色調へと変化し，線維化を伴うようになる． • 数週間以降（慢性期）では白色調で，収縮硬化する（図中＊）． • 全層性の壊死を貫壁性梗塞，心内膜側1/3に留まる壊死を心内膜下梗塞と呼ぶ． • 合併症として，**再灌流障害** による出血性梗塞，心筋破裂，心室瘤，中隔穿孔，房室ブロック，乳頭筋断裂などがある．
組織像	☞ 252頁
鑑別疾患	• 狭心症では，心筋細胞の壊死はほとんどみられない． • 心筋炎などで，間質内に出血を伴うことがあるが，冠動脈支配に基づく区域性の心筋壊死はみられない．

4 循環器 ▶ 心臓
Pulmonary heart disease/cor pulmonale
肺性心

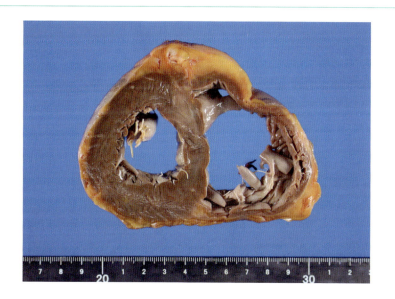

症例 80代，男性，心臓

概念
- 肺性心は，肺疾患や肺血管病変による**肺動脈高血圧**が原因で，右心室に圧負荷がかかることで右心室拡大や肥大となり，続いて右心不全をきたす状態を指す．
- 慢性と急性の病態があるが，肺性心は通常慢性に経過する慢性肺性心を意味する．
- **慢性肺性心**は慢性閉塞性肺疾患（COPD）や肺線維症などの肺組織の破壊や線維化を伴う疾患，慢性的な肺うっ血などが原因となる．これらによって，肺血管抵抗が増加し，右心室の拡張性肥大がみられる．下肢浮腫や頸静脈怒張などの右心不全症状や低酸素血症が進行し，全身諸臓器の機能不全に至る可能性がある．
- **急性肺性心**は，肺血栓塞栓症が主な原因で，急激な肺血管閉塞により右心室が急性の圧負荷を受けることによって生じる．右心室が拡張し，心室壁が菲薄化，心筋虚血よって心タンポナーデを引き起こすこともある．

肉眼像
- 呈示症例では，右心室の肥大と拡張が著明であり，心室壁は肥厚し，その弾力性は低下している．関節リウマチ治療中で，膠原病関連間質性肺炎の急性増悪を伴っていた症例である．
- 右心房も拡大していることが多い．
- 剖検時には肺動脈の内腔狭窄や血栓形成が観察されることもある．

関連事項
- 臨床的には，心臓の構造学的変化が不可逆になる前に，早期に原因を同定し，治療することが重要である．
- 先天性心疾患，後天性弁膜症，左心不全に続発した右室拡大は肺性心とは呼ばない．

5 循環器▶心臓
Tuberculous pericarditis
結核性心膜炎

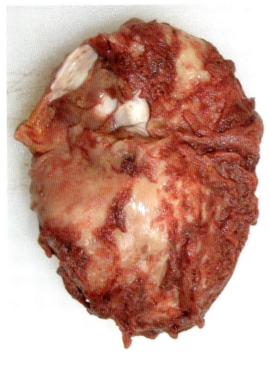
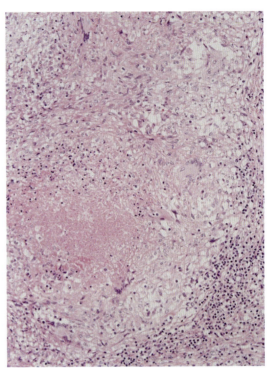

症例	・60代，女性，心臓
	・統合失調症で長期入院中に発熱，心嚢水・胸水貯留，肺炎，痙攣発作がみられ，約6ヵ月の経過で死亡．剖検で**粟粒結核症**が確認された．
概念	・結核症による臓側心膜（心外膜）および壁側心膜の炎症である．
	・結核症の1%以下の頻度でみられる稀な病態であるが，死亡率上昇の原因となる．
臨床像	・発熱・全身倦怠感・体重減少などの非特異的な全身症状がみられ，急性心膜炎に典型的な胸痛は稀．心嚢液貯留の進行により心不全症状を呈する．
	・心タンポナーデの発症や収縮性心膜炎への移行は，予後を規定する因子となる．
肉眼像	・線維素性滲出物による**毛羽立ち心膜**（☞203頁）の所見もみられるが，肥厚し硬度を増した心膜がゴム状や皮革状を呈する所見が特徴的である（左図）．
組織像	・凝固壊死巣，ラングハンス型巨細胞を伴う類上皮細胞肉芽腫形成を認める（右図）．
	・肉芽腫の周囲には，出血・フィブリン滲出の目立つ滲出性炎症像も伴っていた．
	・**チール・ネルゼン（Ziehl-Neelsen）染色**で多数の抗酸菌が確認された．
関連事項	・成因としては隣接する縦隔リンパ節の結核病変からの心膜腔への波及が多いとされているが，隣接する胸膜病変からの波及や，上図例のような粟粒結核症の場合は心膜への結核菌の血行性散布も考えられる．
	・収縮性心膜炎に移行すると心膜は線維化の目立つ顕著な肥厚を呈し，臓側・壁側心膜の癒着も認められる．炎症細胞浸潤は種々にみられるが，肉芽腫は目立たなくなる．

6 Cardiac amyloidosis
心アミロイドーシス

循環器▶心臓

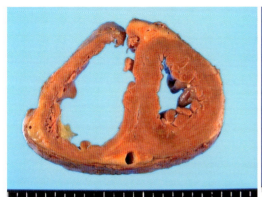 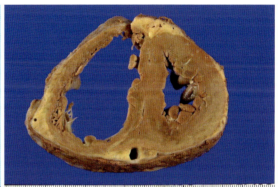

症例	50代，女性，心臓（左図：未固定の状態では暗赤色調で透明感のある蝋様で，光沢を示す．右図：通常より心室壁がやや肥厚している）
概念	● 本病変は心アミロイドーシスで（左図：未固定，右図：固定後）心臓の間質に β-pleated sheet 構造を持つ細胞外線維性蛋白が沈着して生じる．
	● 心アミロイドーシスは，免疫グロブリン軽鎖を前駆蛋白とする原発性（AL）アミロイドーシスやアポSAAを前駆蛋白とする続発性（AA）アミロイドーシス，トランスサイレチン（TTR）を前駆蛋白とする遺伝性ATTRvアミロイドーシス，全身性ATTRwt（老人性全身性）アミロイドーシスの病型に分類される．
肉眼像	● 有意なアミロイドの沈着を伴った心筋は硬く，弾力性を持つ．心房の心内膜は顆粒状で，蝋様の外観を示す．
	● 心房は拡張し，心室腔は正常あるいは狭小化する．弁への沈着も蝋様で光沢を持つが，弁の機能は通常正常である．
関連事項	● アミロイドーシスの病型は全身性アミロイドーシス（遺伝性，非遺伝性），限局性アミロイドーシス（脳，内分泌，角膜，その他）に分けられる．
	● ALアミロイドーシス，ATTRアミロイドーシスには有効な治療手段，薬剤が開発され，アミロイドーシスの分類を適切に診断することが重要である．AAアミロイドーシスで心病変が問題となることは稀である．

鑑別疾患および関連事項

- 拘束型心筋症は心内膜線維化などで生じ，典型例ではプラーク様の心内膜線維化巣が流入路にみられ，渦巻状の辺縁を有する．中等度の心肥大や心内膜線維化，石灰化，血栓の付着がみられることがある．
- 肥大型心筋症（☞178頁）は，心筋収縮蛋白の異常により生じる代償肥大で，心室壁は肥厚し，著明な心内腔の狭小化（通常，左心室容量10 ml以下）がみられる．
- Fabry病は，遺伝的 α-galactosidase A の活性低下・欠損により，心筋細胞にスフィンゴ糖脂質が蓄積するため，左室肥大を呈する．組織で心筋細胞内の空胞化がみられる．

7

循環器 ▶ 心臓

Primary cardiac lymphoma
心臓原発悪性リンパ腫

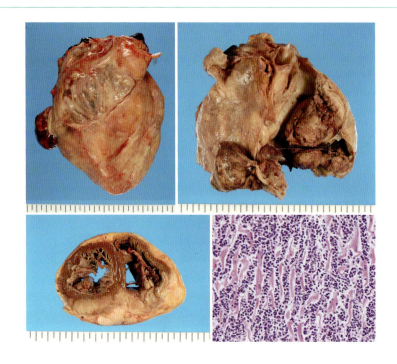

症例 90代，男性，心臓

概念
- 心臓悪性リンパ腫は，心臓を原発部位または転移部位とする悪性リンパ腫であり，非常に稀な疾患である．本例は**心臓原発悪性リンパ腫**で，特徴的な肉眼像，組織像を示している．
- 右房や右室に発生することが多く，心内膜，心筋，心外膜へ浸潤する場合がある．心腔内腫瘤として認められることもある．
- リンパ系の腫瘍の増殖によって，心腔内の狭窄や閉塞，心筋組織の破壊，浸潤部位の出血や壊死などをきたす．心臓の構造や機能を侵すことで，重篤な症状を引き起こす．臨床症状として，不整脈，心タンポナーデ，うっ血性心不全，全身性のリンパ腫症状（発熱，体重減少，リンパ節腫大など）を呈することがある．

肉眼像
- 本例では，心外膜はやや乳白色調となり混濁している．割面では両心室および中隔後壁から右室側壁にかけて，乳白色結節域を認め，背景となる心筋との境界はやや不明瞭である．結節は弾性硬で，癌転移や心筋梗塞とは明らかに異なる．右房および右室内には遊離性に突出する腫瘤も認められた．

組織像
- ほぼ裸核状でやや大型の異型リンパ球様細胞が心筋間に浸潤増殖している．
- 本例では，房室結節周囲にも腫瘍細胞が浸潤増殖しており，刺激伝導系に異常をきたしていた可能性が示唆された．

関連事項
- 剖検例における心臓腫瘍の頻度は 0.1% 以下と稀である．そのうち原発性心臓腫瘍は約 5% で，大部分は転移性である．
- 原発性心臓腫瘍のうち，約 70% が良性腫瘍で，その半数が**粘液腫**である．その他として，脂肪腫，線維腫，乳頭状弾性線維腫，血管腫などがある．原発性の悪性腫瘍は悪性中皮腫，悪性リンパ腫，肉腫がほとんどで，いずれも予後不良である．

8 Lobar pneumonia
大葉性肺炎

呼吸器▶肺

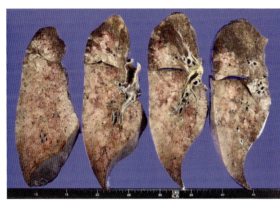 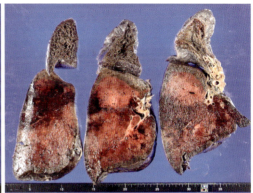

症例	60代，男性，肺（左図），70代，男性，肺（右図）
概念	● 一肺葉全体〜複数肺葉にまたがる広範囲な肺炎で，原因菌としては**肺炎球菌**が最も多い．
	● 肺炎球菌以外では，インフルエンザ菌，黄色ブドウ球菌，モラクセラ・カタラーリス菌，レジオネラ属菌，肺炎桿菌，緑膿菌や結核菌による場合もある．
臨床像	● 主な症状は高熱，咳，痰，呼吸困難，胸痛などで，これらの症状は急激に現れることが多い．高齢者では意識障害を引き起こすこともある．
肉眼像	● 初期にはうっ血水腫が主体（**充血期**）であるが，出血やフィブリンの析出，好中球浸潤が高度となり，含気は低下し，いわゆる赤色肝化（red hepatization）を示す（**赤色肝変期**）．
	● さらに赤血球の破壊と滲出物の増加が進むと，黄白色〜褐色を呈し，灰色肝化（gray hepatization）となる（**灰色肝変期**）．その後滲出物が融解吸収されると発症前の肺胞状態に戻るか，器質化を伴う（**融解治癒期**）．
	● 炎症を伴う部分は，周囲の正常な組織との境界が比較的明瞭である．
鑑別疾患	● 気管支肺炎（小葉性肺炎）：大葉性肺炎とは異なり，炎症が細気管支と肺胞を含む小葉に限局し，区域性分布を呈する（☞259頁）．

9　呼吸器▶肺
Diffuse alveolar damage (DAD) / Acute respiratory distress syndrome (ARDS)
びまん性肺胞傷害 / 急性呼吸窮迫症候群

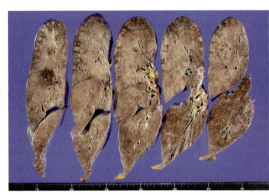
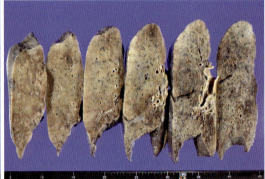

症例	60代，男性，肺（左図）　70代，男性，肺（右図）
概念	● 急性肺障害の代表的形態で，種々の原因によるが，原因不明の場合に**急性間質性肺炎**（acute interstitial pneumonia）と呼ばれる． ● 組織学的には，**DAD**と呼ばれ，滲出期（〜1週間），増殖（器質化）期，線維化期（3週間以上）に分けられるが，しばしばこれらの像が混在する．
臨床像	● 臨床的にはARDSと呼ばれ，重度の呼吸不全を呈する． ● 両側性の肺浸潤影が認められる． ● 肺胞でのガス交換障害により，低酸素血症を引き起こす． ● 発症後の死亡率は30〜58％とされる．
肉眼像	● 両肺は著明に重量を増し，広範囲に病変が及ぶ． ● 滲出期：肺全体にうっ血がみられ，浮腫状となる． ● 増殖期：肺実質の硬化が進行し，褐色〜白色調となる． ● 線維化期：肺容積が減少し，白色調の硬化性変化や嚢胞状変化がみられる．
組織像	☞ 260頁
鑑別疾患	● **慢性間質性肺炎**：びまん性の充実性変化はみられず，組織学的に硝子膜の形成はない． ● **器質化肺炎**：両肺にびまん性の器質化や硝子膜形成はみられない． ● **大葉性肺炎**：好中球の浸潤を主体とし，斑状のムラがより目立つ．DADを合併しない限り硝子膜形成はない（☞ 209頁）．

10 呼吸器 ▶ 肺
Usual interstitial pneumonia（UIP）
特発性間質性肺炎

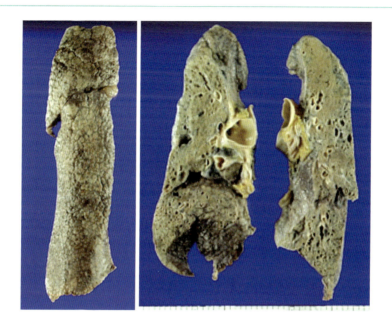

症例	70代，男性，肺（左図：肺胸膜面，右図：肺割面）
肉眼像	・肺では胸膜面でも割面でも，びまん性に小結節状の変化がみられる．線維化による変化は，肺底部寄りに目立つ．
	・肺内の線維化はびまん性均等な変化ではないために，病変のある部分とない部分が混在し，その結果，小結節状変化がもたらされる．
	・間質の線維化と気腔の拡張は，病態が進行すると**蜂窩肺（honeycomb lung）**の形態を呈し，気管支拡張像を伴うこともある．
関連事項	・喫煙歴のある中高年の男性に多く，1/4〜1/2でばち指を伴う．
	・家族性に発症することもあり，常染色体顕性遺伝（☞78頁，Memo）と報告されている（14q32）．
	・癌の発生リスクは10倍以上とされ，種々の組織型が報告されている．

11 Tracheal bronchus
気管気管支

呼吸器 ▶ 肺

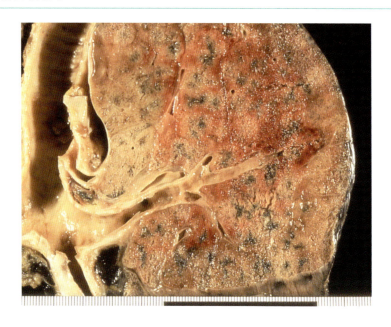

症例 40代，女性，右肺

概念
- 気管気管支（Tracheal bronchus）とは，通常の気道の構造から逸脱した解剖学的な変異であり，上葉に分布する気管支が気管または主気管支から直接分岐する異常である．
- 主に右側に発生し，以下の2種類に分類される．
  - 過剰型（supernumerary type）：正常な上葉気管支があるのに加えて，気管から分岐する気管支が存在するタイプ．
  - 転位型（displaced type）：上葉気管支が気管から直接分岐し，通常の上葉気管支が存在しないタイプ．
- 成人における発生率は0.1〜0.3%と非常に稀であり，多くは右側に発生する．
- 分岐した気管支が肺実質に至りガス交換に関与する完全型と，肺実質に至らない不完全型があるが，多くは不完全型である．

肉眼像
- 主気管支より上方で，気管から直接異常な気管支が分岐する構造が特徴である．
- 気管気管支の入口部は気管分岐部より頭側2 cm以内に存在することが多い．
- 本例は正常な上葉気管支が存在し，さらに気管分岐部頭側から分岐する気管支が認められる過剰型（supernumerary type）である．
- このような病変は，Rokitansky法で気管と両肺を連続させて取り出して，図2.75（☞45頁）に記載した方法で肺に割を入れることにより，その発見機会が増えるものと思われる．

関連事項
- 多くは無症状であり，胸部CTや気管支鏡検査などの画像診断で偶然発見される．無症状例では特別な治療は不要である．
- 症状がある場合，反復性肺炎，慢性咳嗽，喘鳴，気道閉塞などの問題を引き起こす可能性がある．
- 乳幼児例では，他の気管支異常や先天性疾患（ダウン症候群など）を伴う場合がある．
- 気管内挿管時に注意が必要であり，「気管気管支が存在する」ことの情報提供が重要である．

12 Pulmonary infarction
肺梗塞

呼吸器 ▶ 肺

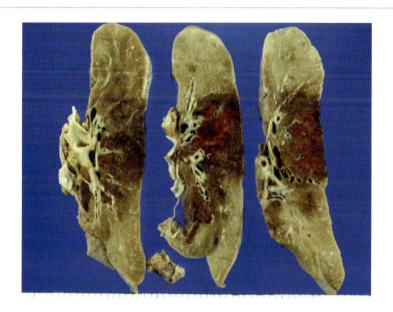

症例	50代，女性，肺
概念	● 本病変は**肺梗塞**の症例である．肺における梗塞すなわち肺梗塞は**肺出血性梗塞**と同義と考えてよい． ● 出血性梗塞は病理総論では**赤色梗塞**とも呼ばれ，肺のように血管が二重支配を受けている臓器や小腸や脳のように側副血行路が発達している臓器でみられる． ● 通常，肺出血は肺の毛細血管破綻で生じる急性病変である．びまん性にみられる場合には出血傾向（血小板減少症など），肺毛細血管圧上昇〔心臓弁膜症，リンパ脈管筋腫症（lymphangioleiomyomatosis, LAM）など〕，血管傷害〔顕微鏡的多発血管炎（microscopic polyangiitis, MPA），Goodpasture症候群，種々の膠原病など〕の可能性が考えられる． ● 限局性の場合は，癌や感染症，出血性梗塞が原因のことが多い．**多発血管炎性肉芽腫症**（granulomatosis with polyangiitis）では，びまん性・限局性いずれの形態も認められる（☞ 272頁）．
肉眼像	● 出血だけなのか梗塞も伴っているのかは顕微鏡的な観察が必要であるが，肺門部近傍の肺動脈に血栓を認める場合は出血性梗塞の可能性を考える． ● 梗塞では膨隆が目立ち，硬度も増していることが多い． ● 剖検時に心臓と肺を切り離す際に in situ の状態で，肺門部の血管に血栓が存在しないかを確認しないと，切り離してからでは血栓の同定が困難になることがある．
関連事項	● 新生児にみられる肺出血は未熟児に多く，肺の血管系が未熟であることが影響していると考えられている． ● 癌関連血栓症は膵癌，胃癌，大腸癌，婦人科癌，肺癌，乳癌の順に多く，組織型では粘液を形成する腺癌が多い．

13 呼吸器▶肺
Chronic thromboembolic pulmonary hypertension（CTEPH）
慢性血栓塞栓性肺高血圧症

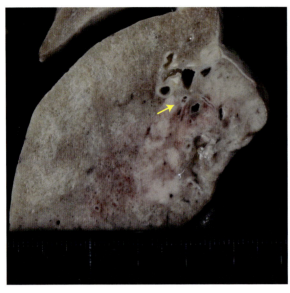 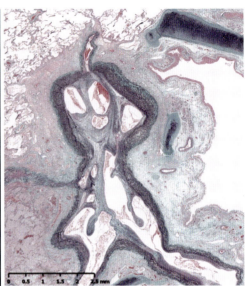

症例	80代，女性，肺
概念	・慢性血栓塞栓性肺高血圧症（CTEPH）は，肺動脈の器質化した血栓が原因で，肺循環における慢性的な血流障害を引き起こし，その結果として**肺高血圧**をきたす疾患である． ・肺動脈に残存する血栓や異常な血管形成によって，肺高血圧が進行する． ・主な臨床症状としては，労作時呼吸困難，疲労感，胸痛，失神などがあり，これらは進行性であるため早期診断が重要である．
肉眼像	・肺動脈内に残存する古い血栓や瘢痕組織，さらにその周囲に異常血管網が形成される． ・肺動脈内腔の閉塞ないし狭窄がみられる（左図：矢印）． ・再疎通を反映した微小血管（小分画）が観察される場合もある．
組織像	・肺動脈内膜の線維性肥厚や**再疎通像**が認められる（右図：Elastica-Masson 染色）． ・末梢肺動脈において，特発性肺動脈性肺高血圧症に典型的とされる plexiform lesion が形成されることがある．
関連事項	・CTEPH では，肺動脈中枢側の血栓塞栓だけでなく，末梢肺動脈の肺血管リモデリングによる狭窄や閉塞が病態の一端を担っている． ・早期診断と治療が疾患の進行を防ぐために重要で，適切な治療を行うことにより，予後の改善が期待される．

14 呼吸器 ▶ 肺
Pulmonary tuberculosis
肺結核症

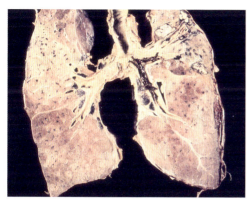 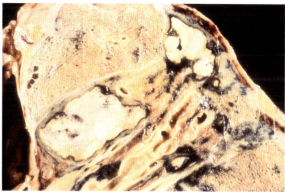

症例	80代，男性，肺
概念	● 肺結核症は，抗酸菌である *Mycobacterium tuberculosis* の感染により起こる． ● 主に肺に病変がみられ，初期症状としては咳，痰，発熱，体重減少などがあり，進行すると肺の組織的破壊や空洞形成が認められる． ● 空気感染により広がり，適切な治療が行われないと致命的となることがある．
肉眼像	● 結核による組織破壊で，肺に空洞がみられ，空洞内に膿性の分泌物が貯留する． ● 慢性化すると，肉芽腫が形成され，中心部が白色や黄色調で脆く，**乾酪壊死（チーズ様壊死）**を伴う不整形腫瘤として認められる． ● 慢性化に伴い，線維化が進行し，肺が硬化することがある． ● 初感染巣としては，肺尖部や下葉の頂部（S6），肺門リンパ節が挙げられる．
組織像	● 中心部では好酸性無構造の壊死を認められ，その周囲には紡錘形の類上皮細胞や，核が辺縁に配列するLanghans型の多核巨細胞がみられ，類上皮細胞肉芽腫を形成する（**乾酪壊死**）． ● これらの反応は免疫機能が保持されている場合に起こるのであり，免疫機能が低下している場合には典型的な組織像を示さないことに留意する．
関連事項	● 第二次世界大戦直後の1947年には結核が日本国民における最多の死因であったが，2023年には死亡率が大幅に減少し，罹患率も低い水準を維持している． ● 新登録結核患者の約2/3は65歳以上で，20代では外国出生結核患者が影響を与えている． ● 結核は抗結核薬耐性菌や外国出生患者の増加などで依然として問題があり，医療従事者による啓発が重要である． ● 医療従事者に結核曝露のリスクが高いため，標準予防策の徹底が必要である．

15 呼吸器▶肺
Pulmonary aspergillosis
肺アスペルギルス症

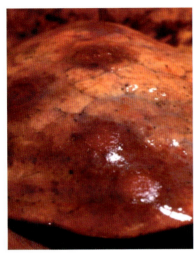 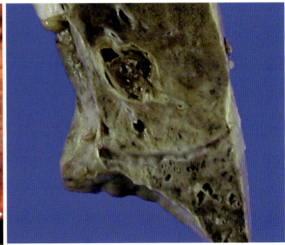

症例 40代，男性，肺

概念
- 本病変は肺アスペルギルス症（左図：胸膜面，右図：割面）である．肺アスペルギルス症は，①慢性肺アスペルギルス症（chronic pulmonary aspergillosis），②侵襲性肺アスペルギルス症（invasive pulmonary aspergillosis），③アレルギー性気管支肺アスペルギルス症（allergic broncho-pulmonary aspergillosis）の3つの病型がある．
- 慢性肺アスペルギルス症は，結核や慢性閉塞性肺疾患など何らかの肺障害を持つ患者に多くみられる．
- 侵襲性肺アスペルギルス症は，白血病，臓器移植後，免疫抑制治療を受けている患者などの免疫不全患者にみられ，急激に発症し，真菌血症などを伴い重篤で，死の転帰をたどることが多い．
- アレルギー性気管支肺アスペルギルス症は，喘息や嚢胞性線維症の患者に発症し，中枢側の気管支拡張症がみられる．気管支に粘液栓（mucoid impaction of bronchi）が認められる．
- 肺アスペルギローマ（Aspergilloma）は，主に慢性肺アスペルギルス症に分類される．肺結核や気管支拡張症による既存の空洞内に，アスペルギルスの球菌（fungus ball）が形成される．本例はこれに相当する．

肉眼像
- 暗赤色調の出血・壊死を伴う結節が認められるが，その大きさは粟粒大から手拳大と様々である．
- 肺結核や気管支拡張症などが背景にある場合には，空洞内に灰白色〜黄褐色の真菌塊を認め，出血を伴うこともある．空洞の壁は線維化し，肥厚することが多い．

組織像
- アスペルギルスの菌糸は，3〜5 μmで，HE染色標本では不透明である．
- Grocott染色あるいはPAS染色により，約45°でY字型に分岐し，竹の節状の隔壁が明瞭に観察される．
- 血管との親和性も強く，血管内進展を示し，出血や梗塞を起こすことがある．

16 呼吸器 ▶ 肺
Chronic expanding hematoma
慢性拡張性血腫

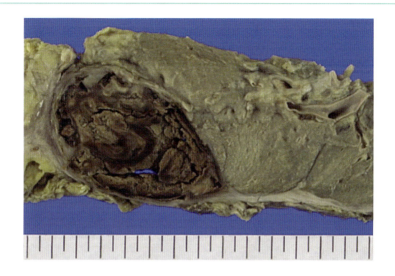

症例 30代，男性，肺

概念
- 慢性拡張性血腫（chronic expanding hematoma）は，外傷，手術，出血性疾患などの既往がある部位に生じる異常な血腫である．
- 発症後，数か月から数年にわたり持続的に増大するが，通常の血腫とは異なり，自己吸収が進まず，慢性的な炎症および微小な再出血を繰り返す．
- 発生部位は多岐にわたり，**胸部**に比較的多いが，頭部，腹腔内，後腹膜，四肢などの症例も報告されている．
- 胸腔内の症例では，結核関連の手術や人工気胸術後に発生するものが多い．また，肺癌などの胸部手術例や外傷に由来する症例も存在する．

発生機序
- 慢性硬膜下血腫に似た機序が考えられる．微小な再出血，慢性的な炎症に伴う組織の破壊と修復が繰り返され，血腫の拡大が進行するとされる．

肉眼像
- 腫瘤状または囊胞状の病変として認められる．
- 病変は，直径数 cm から 20 cm 以上になることがある．
- 胸腔内症例では，比較的巨大な腫瘤を形成するものが多い．
- 血腫の中心部が空洞化し，血液漏出により，血腫が徐々に増大する．
- 内腔は暗褐色から赤褐色を呈し，内容物は粘稠な液体から凝血塊状のものまで多様である．
- 病変は厚い線維性被膜に覆われ，割面は層状に観察されることがある．

組織像
- 外層は緻密な線維性結合組織よりなり，中間層は粗な線維性結合組織で，内層は毛細血管の新生を伴う肉芽組織よりなる．

17 呼吸器▶肺
Lymphangitis carcinomatosa
癌性リンパ管症

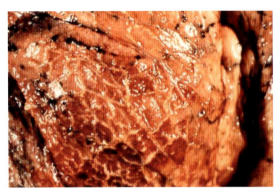 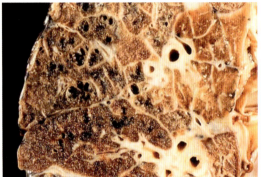

症例	60代，女性，肺
概念	● 癌細胞そのものがリンパ管内で充満した状態で，lymphangitic carcinomatosis ともいう． ● **癌性リンパ管炎**という用語は誤称（misnomer）で，癌性リンパ管腫症（carcinomatous lymphangiomatosis）や lymphagiosis carcinomatosa という用語も一般的ではない． ● 肺に癌性リンパ管症をきたすのは，肺癌，胃癌，乳癌，膵癌などの進行例でみられるが，胃癌が最も多い． ● 発生機序としては，肺に血行性転移を生じ，それから肺内リンパ管を進展するという説と，肺門・縦隔リンパ節転移からの逆行性リンパ行性転移説が挙げられるが，多くは前者といわれている．
臨床像	● 呼吸困難，咳嗽，喀痰や息切れがみられ，胸部X線ではびまん性の網状・線状陰影を認める． ● 呼吸面積の減少から，重篤な息切れを起こし，直接死因となり得る． ● 治療は極めて困難で，予後は不良である．
肉眼像	● リンパ管内腫瘍塞栓に伴い，胸膜表面下あるいは肺胞間のリンパ管が拡張し，灰白色の網目様構造として認められる． ● 肺組織は線維化し，硬化する．また，リンパ節腫大を伴うことが多い．
組織像	● 小葉間結合織内のリンパ管に癌細胞が集簇し，小葉間隔壁およびその近傍の肺胞壁の著しい浮腫がみられる． ● その後，線維化をきたすこともある．

18 Malignant mesothelioma
悪性中皮腫

呼吸器 ▶ 胸膜・縦隔

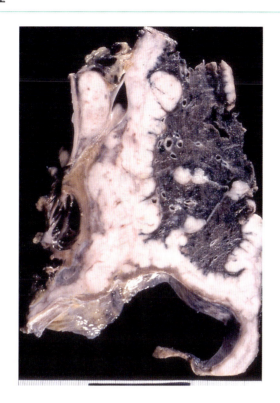

症例	70代，男性，肺
概念	●悪性中皮腫は，主に胸膜や腹膜などの中皮組織に発生する腫瘍で，最も一般的には胸膜に発生する． ●アスベスト（石綿）は長期的な曝露が主要な原因として知られており，発症には20〜40年の潜伏期間を要する． ●初期症状としては，胸痛，呼吸困難，咳嗽などがあり，進行すると胸水貯留や肺の圧迫が生じる． ●悪性中皮腫は進行が早く，発見が遅れることが多いため，予後が悪いとされている．
肉眼像	●腫瘍は，胸膜に沿って進展し，浸潤性に広がり肥厚する．肥厚部分は白色ないしは灰白色調の腫瘤を形成する． ●腫瘍はしばしば結節状に隆起し，周囲の組織に浸透するように拡大する． ●腫瘍の進行に伴い，胸腔内に大量の胸水が貯留することがある．
組織像	●腫瘍細胞は，紡錘形または多角形で，異型性が強く，核は大きく不整形で，N/C比が高い．上皮型が多いが，肉腫型もみられる． ●最も重要なのは肺腺癌との鑑別である．鑑別には免疫組織化学染色が用いられ，中皮腫マーカーであるcalretinin，WT-1，D2-40などと，腺癌マーカー（中皮腫陰性マーカー）としてTTF-1，CEA，Ber-EP4などを組み合わせて診断する． ●大量のアスベスト繊維（石綿繊維）を吸入した場合，直径が2〜5μm程度で鉄アレイ様の**アスベスト小体**が観察される．

19 消化器▶胃・十二指腸
Dieulafoy lesion/disease
デュラフォワ病変 / 病

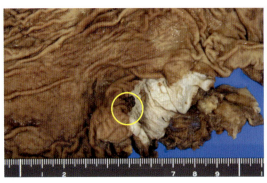
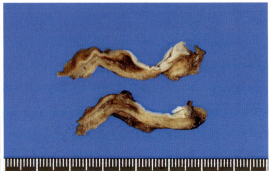

症例 80代，男性，胃〔左図：噴門直下小弯側に血腫の付着した潰瘍を認める（黄○）．右図：病変部の割面像で，出血を認める〕

概念
- 通常単発性の小型の潰瘍性病変で，潰瘍底の粘膜下層の太い動脈から出血を起こす急性出血性胃疾患である．
- 元来，吐血を主症状とし，しばしば致死性の病態で，粘膜筋板上を蛇行する動脈の侵襲を伴い，粘膜筋板までにとどまる潰瘍性病変を認める．

肉眼像
- 病変は，一般に円形ないし楕円形であり，線状のものは難治性である．
- 胃上部（食道・胃接合部の6 cm以内）の小弯に圧倒的に多く，後壁，そして前壁がこれに続く．大弯は極めて稀である．
- 潰瘍が胃体部に生じることは珍しく，その場合は，通常，癌が疑われる．
- 稀に，下部食道，上部小腸，右側大腸，直腸（☞188頁）に認められることもある．

鑑別疾患
- 静脈瘤（varices）
  ▶ 基礎疾患なく胃に存在する場合，局所的門脈圧亢進（脾静脈奇形や膵疾患による脾静脈閉塞など）の可能性がある．食道長軸に沿って拡張・蛇行する血管がみられ，白色から青色，発赤調で，高度になれば数珠状，結節状の外観を呈する．
- マロリー・ワイス症候群（Mallory-Weiss syndrome）
  ▶ 食道胃接合部近傍に1～2条の粘膜裂創と出血がみられる．縦走する帯状のびらんは粘膜筋板の断裂がなく，紡錘状の浅い潰瘍は粘膜筋板や筋層の断裂を伴い，粘膜下血管の破綻により大量出血を生じやすい（全消化管出血の1～2%）．

関連事項
- いわゆる消化性潰瘍とは異なり，消化管の粘膜下に存在する太い血管（通常は動脈）が，粘膜に近い位置で破裂し，大量出血を引き起こす．典型的な潰瘍（ulcer）でないため，「Dieulafoy ulcer」ではなく，「Dieulafoy lesion」という名称が本来の病態をより正確に反映している．
- AL-amyloidosisが合併した報告もある．
- 通常の良性潰瘍は，攻撃因子（胃酸，胆汁の逆流）と，防御因子（粘液，重炭酸分泌）のバランスが崩れて生じると考えられる．
- ヘリコバクター・ピロリ感染，ストレス，消炎鎮痛薬などが攻撃因子と防御因子のバランスを崩し，潰瘍の発生に関与すると考えられている．

20 消化器 ▶ 小腸・大腸・虫垂・直腸
Pneumatosis cystoides intestinali
腸管嚢胞様気腫症

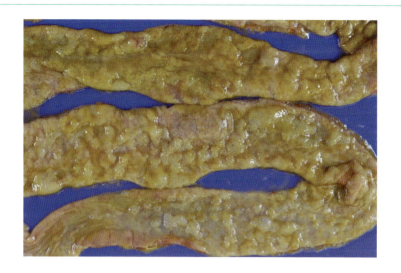

症例	● 80代，女性，回腸 ● 難治性下痢のみられた筋萎縮性側索硬化症の患者で，剖検にて回腸〜上行結腸に腸管嚢胞様気腫症の所見が確認された．
概念	● 小腸や大腸（上行結腸が多い）の粘膜下，漿膜下に**含気性嚢胞**が多発する稀な病態である．
臨床像	● 腹痛，下痢，少量の下血など非特異的で慢性的な症状を呈するが，無症状で偶然発見される場合も少なくない． ● 内視鏡的には粘膜下腫瘍様の軟らかい半球状隆起が多発してみられる．腹部CTでは，腸管壁に沿って大小の類円形透亮像がブドウの房状や蜂巣状に多発する．
肉眼像	● 粘膜面に，大小の粘膜下腫瘍様の半球状，丘状隆起が多発して認められる． ● 上図の回腸粘膜所見では，粘膜下腫瘍様隆起部に粟粒状の含気所見が透見される．
組織像	● 腸管壁内に多発した含気性嚢胞縁に異物型多核巨細胞や組織球を認め，ときに他の炎症細胞浸潤も伴う．
関連事項	● 特発性と続発性とに分類される． ● 続発性の発生機序として，腸管内圧の上昇や粘膜損傷（大腸癌，弛緩性便秘，イレウス，腸管壊死など），糖尿病，慢性肺疾患，膠原病などの治療に関連した薬剤（α-グルコシダーゼ阻害薬，ステロイド，免疫抑制剤など）や有機溶剤（トリクロルエチレンなど）などの関与，ガス産生菌の腸管壁内への侵入，肺疾患による損傷肺胞からの漏出空気由来などが挙げられる． ● 本例の剖検で確認された死因は敗血症であり，結腸全体にびらん，出血および炎症性変化を認めた．また，S状結腸多発憩室症と漿膜側の癒着も伴っていた．

21 Lymphonodular hyperplasia
リンパ結節過形成

消化器▶小腸・大腸・虫垂・直腸

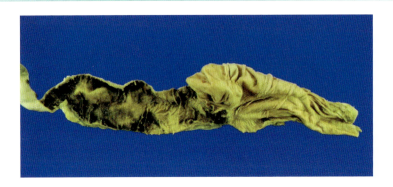

症例 6か月，男児，回盲部

概念
- Lymphoid polyp とも呼ばれ，過去の炎症のエピソードに対する反応性変化と考えられる．
- 回盲部や直腸など全結腸でみられ，小児から60歳の成人まで発症する．原因は不明で，IgEの上昇や腸管の透過性の亢進から，食餌に対する過敏症の結果として生じるとする説がある．
- 一部の症例では，分類不能型免疫不全やIgA欠損症，ジアルジア属感染（ランブル鞭毛虫症），稀にHIV感染症やセリアック病，ヘリコバクターピロリ感染などが関連している．

病理像
- 単発，多発の無茎性ポリープないし敷石状の粘膜を呈する．
- ポリープは直径5〜50mm大でびらん，潰瘍は伴わない．

関連事項
- 粘膜下層のリンパ組織の増生により隆起し，直腸に発生する単発性のポリープは rectal tonsil（benign rectal polyp，benign rectal lymphoid polyp，benign lymphoid polyp）と呼ばれる．

類似病変
- パイエル板過形成（hyperplasia of Peyer patch）：腸間膜付着反対側，腸管長軸に沿って多くみられ，感染症や発熱時に過形成を示す．ポリープの数は成人で約250個，老年期には約100個まで減少する．
- クローン病（Crohn disease）：縦走潰瘍を主病変とし，アフタ様潰瘍から不整形潰瘍など，様々な潰瘍を認め，敷石像を認める．これらの病変は非連続性または区域性にみられる．線維化を繰り返し，狭小化，狭窄を生じる．また，腸管同士あるいは周囲の臓器や皮膚と瘻孔を形成することもある．口腔から肛門まで，消化管のどの部位にも生じる．
- 家族性大腸ポリポーシス（familial polyposis coli）：大腸に100個以上のポリープが多発し，大腸以外のポリープは胃・十二指腸に多い．随伴病変として，顎骨内骨腫，顎骨以外の骨病変，体表の軟部組織腫瘍，デスモイド腫瘍，歯牙腫などを生じる．
- リンパ腫様ポリポース（lymphomatoid polyposis）：小腸に多数のリンパ性ポリープを生じる多発性のマントル細胞リンパ腫で，すべての消化管に生じるが，回腸末端と右半結腸に好発する．ただし，大腸原発のリンパ腫は大細胞リンパ腫，MALTリンパ腫が大半を占める．

22 消化器 ▶ 小腸・大腸・虫垂・直腸
Pseudomembranous enterocolitis
偽膜性腸炎

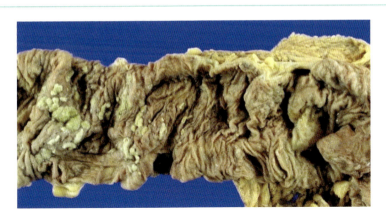

症例 60代，男性，大腸

概念
- 抗生物質投与後の菌交代症によって増殖した *Clostridioides* (*Clostridium*) *difficile* の菌毒素（トキシン A，トキシン B）によって生じる腸炎で，近年は抗菌薬関連下痢症の重症例とされる．
- 抗生剤服用者の10％に生じるといわれ，リンコマイシン，クリンダマイシン，第二・三世代セフェム系での発生率が高かったが，近年はキノロン系薬，アンピシリン・スルバクタムなどや，抗癌剤（イリノテカン等），抗ウイルス薬，金製剤でも報告がある．

臨床像
- 抗菌薬開始1〜2週間後に生じ，重篤な基礎疾患のある高齢者に多く，好発部位は左半結腸，直腸である．**中毒性巨大結腸症**（toxic megacolon）を生じると，脱水，敗血症から30〜80％の死亡率を呈する．
- 症状としては水様から膿・粘血性の下痢，残便感，発熱，下腹部鈍痛を生じる．

肉眼像
- 粘膜には径1〜10 mm 大，類円形の境界明瞭な黄白色調の扁平隆起（偽膜）が皺襞頂部優位に多数認められる．
- 周囲粘膜は正常か浮腫性で，病勢が進行すると癒合する．

関連事項
- 抗菌薬関連下痢症で出血性腸炎の場合，広義の偽膜性大腸炎にはブドウ球菌性腸炎，アメーバ赤痢，細菌性赤痢，急性虚血性腸炎，尿毒症性腸炎，昇汞・ヒ素中毒などが挙げられる．

類似病変
- **潰瘍性大腸炎**（ulcerative colitis）：直腸から連続性に近位側結腸へ進展し，活動期には結腸は細径化，短縮化し，粘膜はびまん性の充血，出血と顆粒状変化，多発性びらんや浅い潰瘍，炎症性ポリープなどがみられる．
- **急性出血性腸炎**（acute hemorrhagic enteritis）：抗生物質投与後1〜7日目に粘膜の発赤，浮腫，点状，斑状出血，びらんないし浅い潰瘍を生じ，一過性の虚血性大腸炎に似る．原因菌は Klebsiella oxytoca とされる．
- **虚血性腸炎**（ischemic enteritis）：下行・S状結腸に好発し，急性期はうっ血，浮腫，出血，潰瘍形成（結腸ひも付着側の縦走性や全周性帯状，円形など），壊死がみられ管腔は拡張する．組織学的には，発症後4日目からみられる担鉄細胞と陰窩の立枯れ像が重要とされる．
- **MRSA 腸炎**（methicillin-resistant Staphylococcus aureus enteritis）：小腸襞主体に浮腫，充血，滲出，偽膜を呈し，米の磨ぎ汁様の下痢を生じ，大腸粘膜は散在性の充血，浮腫，出血，びらんを呈する．

23 消化器 ▶ 肝臓・膵臓
Oriental groove
東洋溝

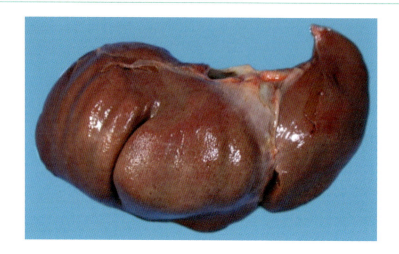

症例 60代，男性，肝臓

概念
- 本病変は，肝臓における代表的な後天性の外形異常で，日本人の老人によくみられる．
- 東洋溝（Oriental groove）と呼ばれ，肝表面の前後方向に認められるため，**矢状溝**（sagittal grooves）とも呼ばれる．
- 帯で上腹部をきつく締めつけることによる持続的圧迫により，肝臓に縦走する溝が生じると以前は考えられていたので，**絞窄肝**，**絞扼肝**，**コルセット肝**（corset liver）ともいう．
- しかし，この変化のみられる患者は小柄でやせ型の女性で，長期にわたる肺疾患（特に肺気腫）を患ったものに認められることが多いことから，最近では拡張した肺の持続圧迫が主因と考えられている．

肉眼像
- 肝臓に縦に走る溝が認められる．その溝は1つのこともあるが，複数個のこともある．
- 溝の長さも様々で，右葉に認められることが多い．

鑑別疾患
- 梗塞瘢痕では，肝表面を底辺としたくさび形の病変を形成する．

24 消化器 ▶ 肝臓・膵臓
Alcohol-related cirrhosis
アルコール性肝硬変

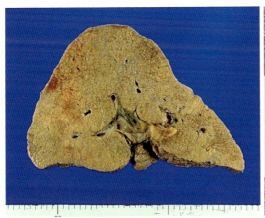 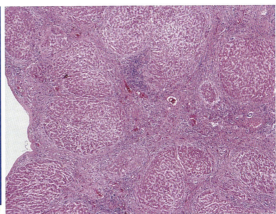

症例	60代，男性，肝臓
概念	● アルコール性肝硬変は，エチルアルコール含有飲料過剰摂取による肝臓障害で，線維化の進行したその終末像である．
	● アルコールおよびその代謝産物であるアセトアルデヒドによる直接的な肝毒性が肝細胞に傷害を与えるとともに，アルコールとアセトアルデヒドによるコラーゲン合成酵素の活性を亢進させることで線維形成が生じる．
肉眼像	● 肝は腫大し，辺縁は鈍で硬度硬である．表面は凹凸不整を呈する．
	● 2～3mm大の比較的均一な結節が僅かな間質を伴ってびまん性に認められる（左図）．
	● 脂肪沈着は必ずしも目立たない．
組織像	● 組織学的には中心静脈性の繊維化と肝細胞の**大滴性脂肪変性**がみられる（右図）．
鑑別疾患	● アルコール性脂肪肝（alcohol-related fatty liver）（☞285頁）：肝細胞内に中性脂肪（トリグリセリド）がびまん性，小葉中心優位性に蓄積するため，肝臓は腫大し，軟かく，黄色調を呈する．組織学的には肝小葉の30%以上（全肝細胞の約1/3以上）にわたる脂肪化（fatty change）で，その他に顕著な変化は認められない．
	● 代謝機能障害関連脂肪肝炎（metabolic dysfunction associated steatohepatitis, MASH）：肉眼的には小型の結節を形成し，比較的軟かく，黄色調である．肝生検で肝細胞の5%以上に脂肪蓄積を認め，肝細胞傷害（肝細胞の風船様変性）および炎症を伴うものと定義される．病理所見として，大滴性脂肪変性，好中球を中心とした炎症性細胞浸潤，肝細胞の風船様変性，Mallory-Denk体，巨大ミトコンドリア，好酸性壊死，核の空胞化，大小の脂肪肉芽腫，線維化としてはpericellular fibrosis（肝細胞周囲の線維化），perisinusoidal fibrosis（類洞に沿った線維化）が特徴的とされる．
	● アルコール性肝炎（alcohol-related hepatitis）：アルコールの過飲により生じた肝炎で，肉眼的には比較的均一な小型の再生結節がみられる．組織学的には，肝細胞の変性・壊死の所見である小葉中心主体の肝細胞膨化（風船化，ballooning），肝細胞壊死，マロリー小体，終末肝静脈周囲の好中球浸潤が特徴である．
	● アルコール性肝線維症（alcohol-related hepatic fibrosis）：アルコールの長期・過剰摂取に起因し，膠原線維の増生により，肉眼的に肝臓は腫大し，線維化のためfatty liverより硬度を増す．組織学的には，中心静脈の肥厚とその周辺の線維化，肝細胞周囲性の線維化，門脈域から星芒状に伸展する膠原線維の増生が認められる．炎症細胞浸潤や肝細胞壊死は軽度である．

25 Fibrolamellar carcinoma
フィブロラメラ肝細胞癌

消化器 ▶ 肝臓・膵臓

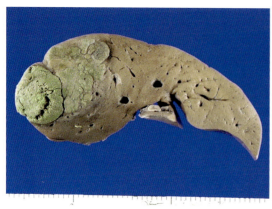 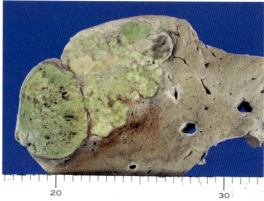

症例	20代，男性，肝臓
概念	● 組織学的に大型の腫瘍細胞が好酸性の細胞質を有し，豊富な結合組織が島嶼状の癌細胞を輪状・層板状（lamellar）に取り囲んでいることから名付けられた腫瘍である．
	● 肝細胞癌の亜型であり，通常型と比較して発症年齢は若く（20～30歳），傷害肝を発生母地としない．すなわち，背景に肝硬変はみられず，いわゆる non-cirrhotic liver にのみ発生が認められている．
病理像	● 膨張性の発育を示す結節性病変で，境界は八頭状である．割面は白色調から黄白色調を呈し，不完全に被膜で覆われる（左図：肝臓の全体像，右図：病変部の拡大）．
	● 多結節性で線維性成分が多いため硬く，中心部に瘢痕形成を伴い，限局性結節性過形成に類似する．腫瘍細胞は，pale body や pink body と呼ばれる細胞質内封入体を認める．
関連事項	● 日本では肝細胞癌の約1%を占める稀な腫瘍で，比較的多いとされる米国でも肝細胞癌の1～10%に留まる．
	● 血中のα-フェトプロテインは通常上昇せず，PIVKA-II が高値を示す．*DNAJB1-PRKACA* 癒合遺伝子の関与（＞95%）が知られている．
	● 通常型肝細胞癌より予後が良いとされてきたが，背景に傷害を持たない症例では5年生存率に差がないとする報告もある．リンパ節転移，肺転移，腹膜転移が好発する．
鑑別疾患	● 通常型肝細胞癌（hepatocellular carcinoma）：多くは慢性肝炎，肝硬変などの慢性肝疾患を背景とし，充実性で比較的柔らかい腫瘍である．多結節性ないしは浸潤性で，出血，変性，壊死傾向が強く白色，黄色，暗赤色，緑色を呈する．
	● 限局性結節性過形成（focal nodular hyperplasia）：非硬変肝に生じる肝細胞の良性結節状過形成病変で，ピルなどの経口避妊薬の使用との関連が指摘されている．多くは単発性結節で，肝臓被膜直下に存在するが，肝臓外へ突出することもある．割面は膨隆し，非病変部よりやや淡明な色調で腫瘍の中心部から星芒状に広がる線維帯（中心瘢痕）が特徴的である．
	● 胆管癌（cholangiocarcinoma）：多くは充実性灰白色腫瘍で，結節型，塊状型および，びまん型を示す．肝硬変の合併は少なく，Glisson 鞘に沿って浸潤性増殖，転移を示す．
	● 転移性（肝）腫瘍（metastatic tumor）：胆膵系腫瘍は門脈に沿って浸潤し，結腸癌や肺癌は血行性に転移して結節性腫瘍を形成する．

26 消化器▶肝臓・膵臓
Serous cystadenoma NOS
漿液性嚢胞腺腫

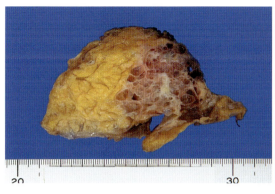
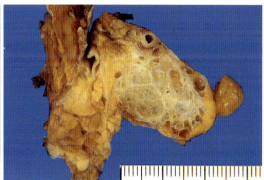

症例	50代，女性，膵臓
概念	● グリコーゲンに富む明調立方上皮からなる微小嚢胞で，透明な漿液を容れている． ● 高齢者に多く，男女比は1：2で，体尾部に多い．ほとんどが良性腫瘍であるが，組織学的に良悪性の鑑別が困難な場合がある．
病理像	● 表面は八頭状で凹凸不整．割面では大小の嚢胞からなる． ● 小型の嚢胞（最大径2cm以下）が主体の場合，スポンジ様を呈する（右図）． ● 約1/3の症例で中心に星芒状の線維化巣がみられ（左図），石灰化を伴うこともある．
関連事項	● 亜型には macrocystic（oligocystic）serous cystadenoma, solid serous adenoma, von Hippel–Lindau syndrome–associated serous cystic neoplasm, mixed serous-neuroendocrine neoplasm がある． ● 病因は明らかではないが，腺房中心細胞の VHL/HIF 経路の調節異常により生じると考えられており，VHL のゲノム変化は術前の膵嚢胞液で検出可能で，臨床診断に用いられる． ● VHL 患者の約35〜90%が多発性の小嚢胞性および大嚢胞性の漿液性腫瘍を発症するが，散発例との区別は困難である．
鑑別疾患	● 粘液性嚢胞腫瘍（mucinous cystic neoplasm）：比較的球形で病変全体を線維性被膜で覆われているような外観を呈する嚢胞で，組織学的に卵巣様間質を伴い，粘液産生性円柱上皮で覆われている．中年女性の膵尾部に好発し，膵管との交通は稀である． ● 膵管内乳頭粘液性腫瘍（intraductal papillary mucinous neoplasm）（図6.56 ☞ 195頁）：主膵管・分枝膵管が拡張し，肉眼的に認識できる病変で，内腔には内視鏡でイクラ状と呼ばれる乳頭状隆起ないしは結節がみられる． ● 膵充実性偽乳頭状腫瘍（solid-pseudopapillary neoplasm）：厚い線維性被膜に被われ，周辺部は充実性，中心部は出血壊死性の嚢胞性病変で，膵管との交通はなく，若年女性に好発する． ● リンパ上皮嚢胞（lymphoepithelial cyst）：多房性ないし単房性の嚢胞で，膵内または膵周囲組織に位置し，膵実質との境界は明瞭である．嚢胞壁は1〜3mmと薄く，厚い場合には黄褐色の部分（リンパ組織からなる）を伴う．内腔表面は平滑で，角質物質を含むこともある． ● 膵転移性腫瘍：腎明細胞癌（PAX8＋）や PEComa（clear cell tumor）（HMB45＋）は，明調な胞体と異型の目立たない核を有し，solid serous adenoma との鑑別が問題となる．

27 Carcinomatosis of the bone marrow
骨髄癌腫症

■造血器▶血液・骨髄

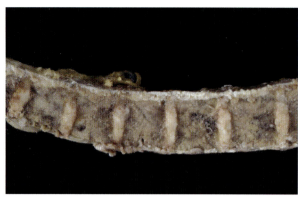 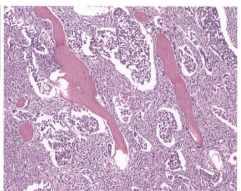

症例	60代，女性，脊椎
概念	● 骨髄癌腫症とは，固形癌の腫瘍細胞が骨髄内に多発性，広範囲に転移することにより，骨髄組織が腫瘍細胞に置換された状態を指す． ● 組織型しては，**腺癌**が最も多く，胃癌，前立腺癌，乳癌，結腸癌，肺癌などでみられる． ● 乳癌では溶骨性転移が多く，前立腺癌では造骨性転移が特徴と言える． ● 脊椎骨，骨盤骨，肋骨，胸骨などへの転移が多い． ● 非上皮性腫瘍では，神経芽細胞腫，ユーイング肉腫，横紋筋肉腫などでみられることがある． ● 症状としては，全身倦怠感，腰背部痛，貧血などがよくみられる．
肉眼像	● 脊椎全体にびまん性の白色硬化性病変が認められる．
病理像	● 腫瘍細胞は髄腔内をびまん性に占拠し，既存の造血組織は抑制されている．一部の骨梁には造骨性変化が認められる． ● 本例は浸潤性乳管癌の転移による骨髄癌腫症で，貧血や血小板減少が認められたほか，腫瘍塞栓性肺微小血管障害を合併していた．
関連事項	● 骨髄癌腫症では，しばしば，播種性血管内凝固症候群（disseminated intravascular coagulation, DIC），微小血管障害性溶血性貧血（microangiopathic hemolytic anemia, MHA），白赤芽球症（leukoerythroblastosis）を合併する．この状態は，「**播種性骨髄癌腫症（disseminated carcinomatosis of the bone marrow）**」と呼ばれ，固形癌の剖検例の約5%でみられる．

28 Tuberculous lymphadenitis
結核性リンパ節炎

造血器 ▶ リンパ節・脾臓

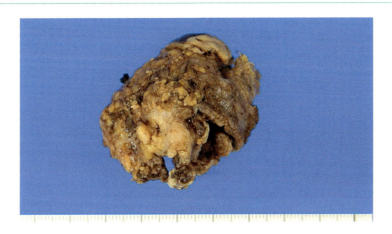

症例	70代，女性，頸部リンパ節
概念	● 結核菌（現在は多くがヒト型結核菌）によるリンパ節炎で，頸部に多く，鎖骨上窩にもみられる． ● 通常無痛性で，ツベルクリン反応やインターフェロンγ遊離試験（interferon-gamma release assay, IGRA）（全血中のIFN-γを測定するクォンティフェロン®TBゴールド（QFT-3G）と，IFN-γ産生細胞数を計測するT-SPOT®.TBの2種類）が検査として有用である．
病理像	● 弾性硬，円形から類円形の外観を呈し，癒合傾向を示す． ● 通常片側性で，乾酪壊死を伴う乾酪型と，伴わない類上皮細胞型に分類される．新鮮な乾酪型は，中心部に乳白色調でクリーム状の壊死組織を含み，波動を伴う．
関連事項	● 結核結節に類似した類上皮細胞性の肉芽腫性病変がリンパ節に生じる疾患としては，梅毒，ハンセン病，サルコイドーシス，クローン病などがある． ● 非結核性抗酸菌症のリンパ節炎は近年増加傾向にあり，小児に多くみられるが，免疫不全のない成人例は稀である．
鑑別疾患	● 壊死性リンパ節炎（histiocytic necrotizing lymphadenitis）：20～30歳の女性に多く，病因は不明とされ，溶血性連鎖球菌，黄色ブドウ球菌，結核，リステリア，エルシニアなどの感染症，関節リウマチ，エリテマトーデスなどの膠原病など，感染と自己免疫疾患が疾患のトリガーと仮定されている．WHO第5版ではKikuchi-Fujimoto diseaseの病名で記載されている． ● ネコひっかき病（cat scratch disease）：Bartonella henselaeによる人畜共通感染症で，ひっかかれてから2～3日後に創部の小丘疹，水疱，膿瘍や所属リンパ節腫脹（多くは2～3cmを超える），1～3週間後に発熱，頭痛，全身倦怠がみられる．リンパ節は腫大し自潰することがある． ● サルコイドーシス（sarcoidosis）：原因不明の全身性疾患で，非乾酪性類上皮細胞肉芽腫を形成する．若年成人（20代）や中年成人（40代）に多くみられる． ● 転移性腫瘍（metastatic tumor）：左鎖骨上窩のリンパ節転移はVirchowの転移と呼ばれ，肺，胃などの消化管，膵臓，卵巣などが原発巣と考えられる．鼻咽頭癌（nasopharyngeal carcinoma）が頸部リンパ節に転移した場合，乾酪型結核様病変を生じる場合がある．

29 造血器 ▶ リンパ節・脾臓
Sclerosing angiomatoid nodular transformation（SANT）

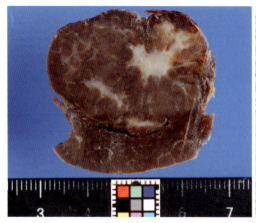
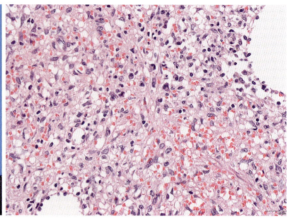

症例	40代，女性，脾臓
概念	● 赤脾髄由来の腫瘤形成性の非腫瘍性血管性病変で，血管腫や過誤腫とは区別される． ● 毛細血管，類洞，小血管からなる血管腫様結節が膠原線維性の結合織を伴い増生する．
病理像	● 脾臓内に被膜のない限局性の充実性腫瘤がみられ，多くの線維性の索状構造が腫瘤から放射状に伸びている（左図）． ● 毛細血管（CD34＋/CD8－/CD31＋），類洞（CD34－/CD8＋/CD31＋），小血管（CD34－/CD8－/CD31＋）および膠原線維の増生からなる結節が認められる（右図）．
関連事項	● 2004年Martelらによって確立された脾臓の非腫瘍性腫瘤形成性良性腫瘍で，主に中年女性にみられる．平均年齢は48歳（30～60歳）である． ● 病因は不明であるが，硬化による腫大と新生血管増生は，血栓症や梗塞，あるいは過誤腫などに伴う血管障害などの既往に続発する可能性があるとされている．また，IgG4関連疾患やEBV感染との関連を指摘された症例もある． ● 多くの場合無症状で，画像検査や手術中に偶然発見される．有症例では，腹部不快感，腹部膨満感，吐き気，嘔吐，体重減少などの非特異的症状がみられる．
鑑別疾患	● 血管腫（hemangioma）：肉眼的に暗赤色調の腫瘤で，血液を容れた小嚢胞状や海綿状の血管が増生し，線維性結合織の増生は目立たない． ● リトラル細胞血管腫（Littoral cell angioma）：静脈洞の密な増生からなる病変で，静脈洞は丈高で腫大した内皮細胞からなり，乳頭状構造がみられる場合がある．免疫組織化学的にCD31＋でCD34＋である． ● 炎症性偽腫瘍（inflammatory pseudotumor）：線維芽細胞様細胞の増生と炎症細胞浸潤からなり，血管増生は目立たない． ● 炎症性筋線維芽細胞腫瘍（inflammatory myofibroblastic tumor）：αSMA陽性の筋線維芽細胞の増生と炎症細胞浸潤からなり，血管増生は目立たない． ● 過誤腫（hamartoma）：周囲と同色調の脾内限局性腫瘤で，被膜はなく，赤脾髄と白脾髄が様々な割合で増殖する．静脈洞は小型化し，複雑な分岐を示すが，脾リンパ小節（マルピーギ小体：Malpighian follicle）は欠如している．

30 Undifferentiated carcinoma of the thyroid
甲状腺未分化癌

内分泌 ▶ 甲状腺・副甲状腺

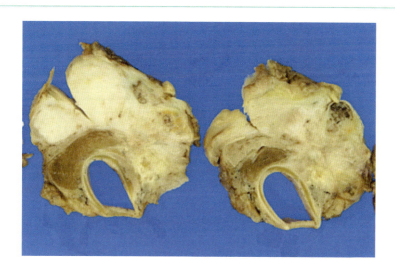

症例 80代，女性，甲状腺

概念
- 高齢者に多い甲状腺の**未分化癌**は，臨床的には頸部の急激な腫大をきたす特徴があり，嗄声や声帯麻痺，頸部の痛み，気道閉塞などの症状で発症する．
- 半数近くが発症時に転移を有しており，平均生存期間は3〜6か月程度とされている．
- 組織学的には，紡錘形細胞や多形性の目立つ異型細胞，類上皮細胞，多核巨細胞，扁平上皮への分化を示す細胞などが混在してみられるが，多数切片を作製すると**乳頭癌**や**低分化癌**などの先行病変が観察されることが少なくない．
- 種々の染色体異常が報告されているが，概して多数の異常がみられる．

肉眼像
- 腫瘍の割面では乳頭癌に高頻度にみられる線維化が認められず，黄色の壊死部分が地図状にみられることから，未分化癌，ないしその1亜型である扁平上皮癌の可能性が考えられる．

鑑別疾患
- 濾胞癌や髄様癌は充実性で，割面の色調も褐色から黄白色であり，本例のような肉眼像とは色調も質感も異なる．
- 低分化癌も出血，壊死を呈することがあり，鑑別は難しいことがある．

31 ■内分泌▶副腎・傍神経節
Adrenal hemorrhage
副腎出血

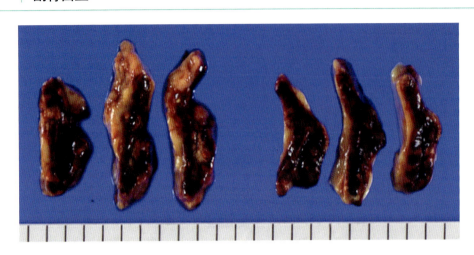

症例	70代，女性，副腎
概念	●副腎に高度な出血がみられ，肉眼診断はadrenal hemorrhageであるが，この症例は臨床的に**ウォーターハウス・フリードリヒセン症候群（Waterhouse-Friderichsen syndrome）**と診断された． ●古典的には髄膜炎菌（*Neisseria meningitidis*）による敗血症が多く，急激な副腎皮質機能不全がみられる．急性副腎不全（acute adrenal insufficiency），あるいは**副腎クリーゼ（adrenal crisis）**として有名である． ●インフルエンザ菌（*Haemophilus influenzae*），肺炎連鎖球菌（*Streptocuccus pneumoniae*）でも引き起こされる．
臨床像	●臨床症状は急激に起こるショックで，播種性血管内凝固症候群（DIC）が引き起こされるためである． ●急激に進行し致死的である．
肉眼像	●副腎は腫大して，高度のうっ血と出血を伴う． ●出血は高度なため，副腎実質を越えて周囲組織まで及ぶことが多い．

副腎不全の原因

●以下のものが挙げられる．
　▶**急性**：ウォーターハウス・フリードリヒセン症候群，ストレス，長期ステロイド投与の急激な中断，外科的な損傷など．
　▶**慢性**：結核，自己免疫性炎症，副腎への癌転移，薬剤性，アミロイドーシス，真菌性，サルコイドーシス，梗塞など．

32 内分泌 ▶ 副腎・傍神経節
Myelolipoma
骨髄脂肪腫

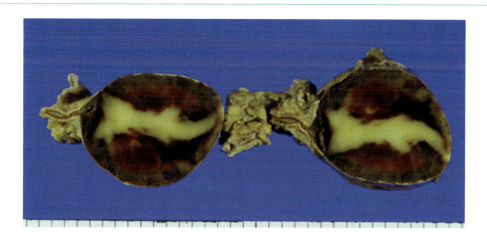

症例	50代，女性，副腎
概念	・骨髄脂肪腫（myelolipoma）は，原発性副腎腫瘍の 4 〜 7% を占め，副腎腫瘍としては腺腫に次いで多い．中高年に多く，性差はないとする報告が多い． ・通常は無症状で，剖検時や画像診断で偶然に発見されることが多いが，ときにホルモン分泌能を示すことがある． ・大きさは顕微鏡的サイズのものから腹部腫瘤として触知されるものまで様々である． ・骨髄成分と脂肪成分が monoclonal であることから良性腫瘍と考えられる例がある一方で，先天性副腎過形成に合併する例もあり ACTH の刺激は発生の危険因子とも考えられている． ・骨髄脂肪腫は，副腎以外にも副腎外の後腹膜，縦隔，肝臓，消化管での発生が報告されている．
肉眼像	・境界明瞭な腫瘍であり，腫瘍内部には血液成分が豊富であると思われる暗褐色調の部分と脂肪を含むと考えられる黄色調の部分が観察される．
鑑別疾患	・通常数 cm 程度の**副腎腺腫**では考えにくい大きさであり，**副腎癌**や**異所性脾臓**では脂肪成分の存在が説明できない． ・**褐色細胞腫**も極めて血流に富んだ腫瘍ではあるが，これほどの褐色調は骨髄そのものの成分が観察される骨髄脂肪腫以外では説明困難である．

33 泌尿器・男性生殖器▶腎臓
Hydronephrosis
水腎症

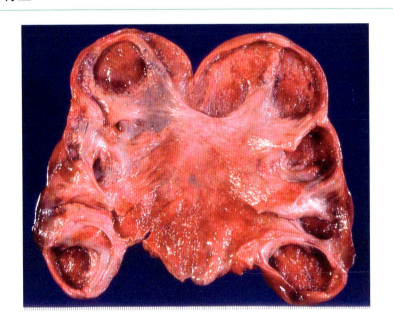

症例	80代，女性，腎臓
概念	● 水腎症は，腎盂腎杯が拡張し腎実質の萎縮を特徴とし，多くの場合，尿管が拡張する**水尿管症**を伴う．腎後性腎不全の原因となる． ● 尿管の閉塞により，尿がうっ滞し，腎盂が拡張することで発生する．尿管には以下の3つの生理的狭窄部が存在する． ▶ ①腎盂尿管移行部，②総腸骨動静脈との交差部，③膀胱壁貫通部　である． ● ①②は尿管の屈曲に起因し，③は膀胱から尿管への尿の逆流を防ぐ構造である．①の狭窄が強い場合，**腎盂尿管移行部狭窄症**と呼ばれ，腎盂形成術の適応となる． ● 腎盂尿管移行部の狭窄や，尿管結石，尿路上皮癌などによる通過障害が原因となる．
肉眼像	● 腎盂腎杯が著明に拡張し，通常の構造が消失し囊状に変形する． ● 腎実質は圧迫により萎縮し，菲薄化する． ● 重症例では腎実質がほぼ消失することもある． ● 腎盂内には無色透明な液体が貯留し，感染や出血があると膿性または血性になる．
組織像	● 腎盂・腎杯の拡張と腎実質の萎縮がみられる． ● 尿細管が甲状腺濾胞様となり，間質には炎症細胞浸潤が認められる． ● 腎糸球体は尿細管に比べて保たれているが，進行すると間質線維化や糸球体硬化がみられる．

34 Diabetic nephropathy
糖尿病性腎症

泌尿器・男性生殖器▶腎臓

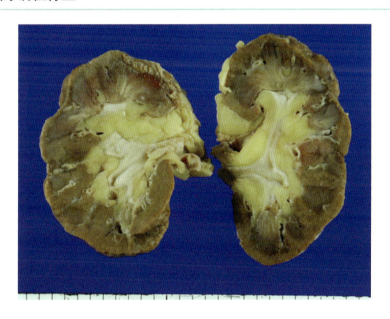

症例	80代，女性，腎臓
肉眼像	●腎表面には大きな陥凹を示す粗大結節状の変化に加え，びまん性の細顆粒状変化が同時に観察される． ●粗大結節状の変化は比較的太いレベル（葉間動脈〜弓状動脈）の動脈硬化性変化を示唆する． ●一方，本例のような細顆粒状変化は輸出入動脈レベルの硬化性変化でもたらされることが多く，良性腎硬化症や硬化の進んだ慢性糸球体腎炎，糖尿病などで認められる．
関連事項	●腎機能（eGFR, estimated glomerular filtration rate: 推算糸球体濾過量）が正常な時期の指標として，尿中微量アルブミンの値が測定されている．eGFRが正常でも微量アルブミンの値が高ければ早期の糖尿病性腎症と捉えられ，厳格な治療が必要とされる． ●糖尿病性腎症の腎臓では，初期には腫大することが多いが，進行するとネフロンの減少と線維化のために萎縮することが多い． ●糸球体の組織学的な変化は，メサンギウム基質の増加・係締壁の肥厚・microaneurysm・滲出性変化が種々の程度混在することで生じる（☞303頁）．

35 泌尿器・男性生殖器▶腎臓
Renal amyloidosis
腎アミロイドーシス

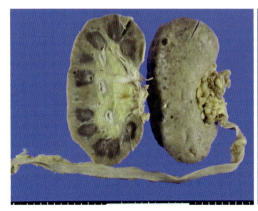 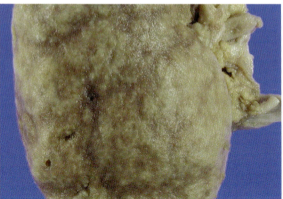

症例	50代，女性の腎臓（左図：腎割面，右図：腎被膜面）
肉眼像	● 腎盂腎杯の形態には著変を認めないが，腎実質では皮髄境界が不明瞭になる． ● 腎被膜面には境界不明瞭な黄色調変化が地図状に認められる． ● 硬度は正常腎に比べ硬くなる．
鑑別疾患	● 慢性腎盂腎炎（chronic pyelonephritis）では腎盂腎杯の変形が明瞭になり，実質の萎縮がみられる．高度な病変は**萎縮腎**（contracted kidney）と呼ばれる． ● 急性尿細管壊死（acute tubular necrosis）（☞ 306頁）では腎実質は点状発赤を示し，皮髄境界は明瞭なことが多い． ● DICでは腎被膜面や実質に点状出血を認める． ● 粟粒結核（miliary tuberculosis）（☞ 268頁）や敗血症（sepsis）では小型黄色調の顆粒状変化がびまん性にみられる．割面で明瞭な小結節がみられれば，感染症の可能性を考える．
関連事項	● 腎アミロイドーシスの多くはAL型かAA型であり，本邦のAA型のほとんどは関節リウマチに続発し，女性に多い． ● 組織学的にアミロイド細線維の沈着はメサンギウム領域と糸球体の基底膜に沈着しやすく，メサンギウムに沈着すると結節性病変を，基底膜に沈着すると基底膜の肥厚を呈する． ● 糸球体基底膜の上皮下にたまったアミロイド細線維はPAS染色に陽性を示し，一見すると膜性腎症に類似するが，PAM染色での好染性は示さない．

36 Renomedullary interstitial cell tumor
腎髄質間質細胞腫瘍

泌尿器・男性生殖器 ▶ 腎臓

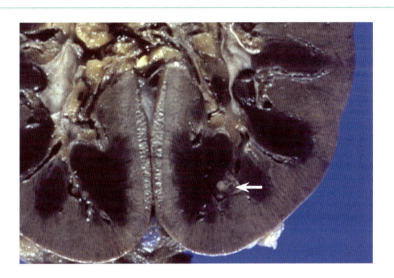

症例	60代，男性，腎臓
概念	・本病変は腎錐体内に認められる**腎髄質間質細胞腫瘍**（renomedullary interstitial cell tumor）である．
・この名称は，medullary interstitial cell からこの病変が発生することを前提に名づけられたものである．
・同義語としては，**髄質線維腫**（medullary fibroma）がある．
・剖検時の偶発病変としてよく知られている病変で，臨床的意義は乏しい．
・腫瘍なのか過誤腫なのか，あるいは過形成結節なのかはっきりしていない．
・通常成人にみられ，18歳以下では稀である．
肉眼像	・髄質の錐体部（medullary pyramid）の中間部分にでき，約半数の症例で多発病変がみられる．
・病変の大きさは1〜5 mm大で，通常3 mm以下で，6 mmを超える病変は稀である．
・灰白色の硬結として認められる．
組織像	・小紡錘形ないし polygonal な細胞の増生よりなる病変で，辺縁に尿細管が取り込まれる所見がみられることがある．
・症例によっては硝子化が目立ち，細胞成分が乏しいものもある．

37 女性生殖器 ▶ 卵管・卵巣・胎盤
Struma ovarii, benign
良性卵巣甲状腺腫

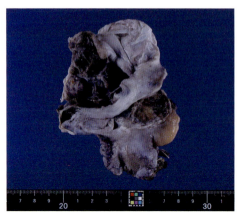
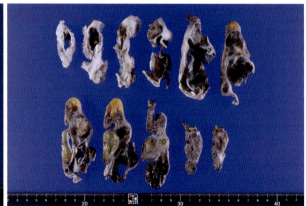

症例	50代，女性，卵巣
概念	● 卵巣に発生する成熟奇形腫の一種で，腫瘍の主成分ないし唯一の構成要素が甲状腺組織である． ● 通常は片側性で，大きさは 10 cm 未満である． ● 囊胞性の症例や（稀に）全体が囊胞の症例，悪性（乳頭癌など）の症例，神経内分泌腫瘍を合併する症例などがある．
病理像	● 多房性の囊胞性腫瘍で，充実性部分が一部にみられる（左図）． ● 充実部は正常甲状腺や甲状腺腫に類似する褐色調で，囊胞内には褐色調の透明な液を容れている（右図）．
関連事項	● 多くの場合，無症状で偶然発見されるが，約 1/3 の症例で腹水が認められ，10% 未満の症例で甲状腺機能亢進症を呈する． ● 副病変の多くは類皮囊胞や成熟奇形腫からなり，悪性腫瘍で最も多いのは甲状腺乳頭癌，次いで濾胞癌である． ● 腺腫様甲状腺腫症例にみられる良性にみえる甲状腺濾胞組織（benign-appearing thyroid follicles）の腹膜インプラントは，腺腫様甲状腺腫の高分化濾胞癌（highly differentiated follicular carcinoma of the ovary, HDFCO）の腹膜転移と考えられている．
鑑別疾患	● 甲状腺癌の卵巣転移：甲状腺癌の既往の病歴の確認が重要である． ● **Strumal carcinoid**：黄白色調の充実性病変で，腫瘍細胞は索状または濾胞状構造を示し，神経内分泌マーカーが陽性を示す． ● 性索間質性腫瘍（sex cord-stromal tumor）：黄白色調の充実性腫瘍で，類円型の腫瘍細胞が索状やリボン状，充実性に増殖する． ● 明細胞癌（clear cell carcinoma）：囊胞性腫瘍内に様々な割合で黄白色調の充実性部位がみられ，腫瘍細胞が乳頭状や管状，囊胞状，充実性に増殖する． ● 悪性黒色腫（melanoma）：灰白色充実性腫瘍に様々な割合で黒褐色の部分が混在し，組織学的には好塩基性の胞体を有する腫瘍細胞が胞巣状に増殖する．

38 女性生殖器 ▶ 卵管・卵巣・胎盤
Pyosalpingitis
化膿性卵管炎

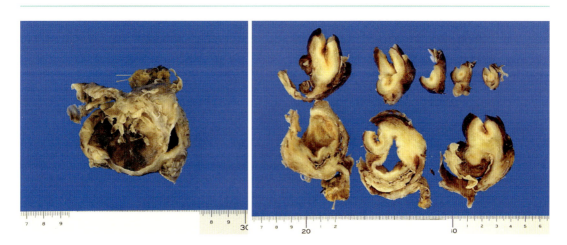

症例	60代，女性，卵管
概念	● 通常，性感染症や妊娠後の感染症などを原因として，子宮からの上行性細菌感染により卵管に感染が起こり，内部に膿が貯留した病態である．
	● 以前は淋菌によるものが多かったが，近年では大腸菌，ブドウ球菌，クラミジアなどによる感染が主流である．
病理像	● 卵管の内腔は囊胞状に拡張し，多量の膿が貯留する（左図）．
	● 割面では卵管壁は肥厚し，黄色調の肉芽組織を認めることがある（右図）．
関連事項	● クラミジアは子宮頸管腺細胞に感染し，子宮頸管炎を引き起こす．上行感染により子宮内膜炎，卵管炎を発症し，腹腔内に波及すると**骨盤内炎症性疾患**（pelvic inflammatory disease, PID）を生じる．
	● 特に，感染が上腹部に拡大すると肝臓表面に急性でかつ劇症の肝周囲炎（Fitz-Hugh and Curtis症候群）を発症する．
鑑別疾患	● **子宮内膜症**（endometriosis）：内膜腺と間質が異所性に存在する病態で，卵管の漿膜面，漿膜下組織，卵管内膜にみられる．卵管は限局性に腫大し，暗青色調，茶褐色調の結節をみる．
	● **卵管妊娠**（tubal pregnancy）：受精卵が卵管内腔に着床し発育したもので，卵管が腫大し，血腫形成や絨毛組織を認める．発生部位は膨大部（80%），峡部（15%），采部（5%），間質部の順である．
	● **腺腫様腫瘍**（adenomatoid tumor）：一層の細胞に覆われた不規則な腺管様構造の増殖からなる良性腫瘍である．女性では子宮筋層（漿膜側），卵管，広間膜，卵巣，男性では傍精巣や副睾丸などにみられる．漿膜直下に1～2 cm大の黄白色調の充実性腫瘤を形成し，境界はやや不明瞭である．
	● **腺癌**（adenocarcinoma）：卵管（采）上皮の腫瘍（多くは腺癌）で，卵管に限局する場合は卵管の一部が腫大し，ソーセージ様の外観を呈する．進行癌では周囲組織へ浸潤し，いわゆる腹膜癌となる．

39 Encapsulating peritoneal sclerosis
被嚢性腹膜硬化症

腹膜▶腹膜

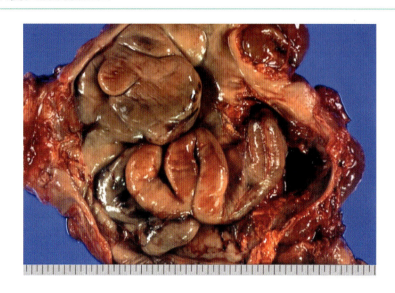

症例　60代，男性，腹腔

概念
- 被嚢性腹膜硬化症（encapsulating peritoneal sclerosis, EPS）は壁側腹膜および臓側腹膜が全体に線維性肥厚を示す病変である．
- 8～10年以上の**長期腹膜透析患者**でみられる合併症であり，重篤で，その生命予後は不良である．
- びまん性に肥厚した腹膜の広範な癒着により，持続的，間欠的あるいは反復性に**イレウス症状**を呈する症候群である．
- 本疾患は腹膜透析技術の進歩により典型的な症例は減少してきている．

病理像
- びまん性に肥厚した腹膜の癒着や炎症性被膜の形成が腸管に影響を与え，イレウスを引き起こす．
- 炎症が持続することにより，腹膜には厚いフィブリンが沈着する．
- 膠原線維の増生と，それより密で好酸性に染まる広範囲な硝子化，そして境界明瞭な石灰化を認める．
- アミロイドの沈着は認めない．

鑑別疾患
- 汎発性腹膜炎（panperitonitis）：腹膜の炎症が腹腔内全体に及ぶ．
- 後腹膜線維症（restropenitoneal fibrosis）：後腹膜に発生する非特異性の炎症性・線維増殖性病変である．
- 腹膜偽粘液腫（pseudomyxoma peritonei）：虫垂ないしは卵巣の粘液性腫瘍が破綻し，腫瘍細胞が腹腔内に広がり，ゼラチン様あるいはゼリー状の腹水が貯留する病態．
- 癌性腹膜炎（carcinomatous peritonitis）：癌の播種により，腹膜に多数の結節を生じたもので，血性腹水を認めることもある．

40 Superficial siderosis of the central nervous system
脳表ヘモジデリン沈着症

中枢神経

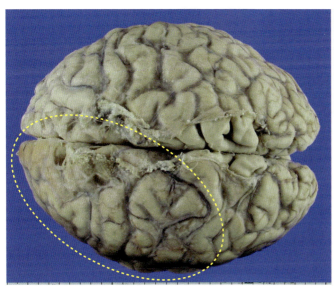
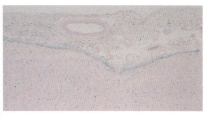

左図：左前頭葉・頭頂葉・側頭葉の表面が広く淡褐色調を呈している．
右図：ベルリン青染色

症例
- 70代，男性，大脳
- 慢性骨髄単球性白血病の急性転化，それに関連した巨脾の破裂・出血により死亡した．

概念
- 小脳，脳幹部，脊髄，大脳，脳神経などの表面に，赤血球中の鉄がヘモジデリンとして沈着を来たす．稀な病態で，くも膜下腔への持続性あるいは反復性の出血によると考えられている．
- 感音性難聴，小脳失調を主徴とする症候がみられ，小脳・脳幹部を主体にびまん性・左右対称性にヘモジデリン沈着を認める"古典型"と，症候に乏しく大脳皮質などの一部のみに沈着を認める"限局型（皮質型）"（本例）とがみられる．

肉眼像
- 中枢神経組織のくも膜面が，種々の程度の褐色調を呈する．

組織像
- くも膜下腔，軟膜，大脳皮質表層にヘモジデリンの沈着が認められる．
- 好酸性の小体が散在性にみられ，ovoid body と呼ばれている．

関連事項
- MRIの登場により画像診断が可能な疾患となった．
- 外傷，腫瘍，血管奇形などが出血の原因とみなされる場合以外は，原因不明とされてきたことが多いが，古典型は duropathies（脊柱管前部硬膜の欠損・損傷と髄液漏出を呈する疾患群として提唱された概念）のひとつとしても捉えられるようになってきている．
- 限局型（皮質型）は，脳アミロイド血管症との関連がいわれている．

41 Cyst of septum pellucidum
中枢神経
透明中隔囊胞（第五脳室）

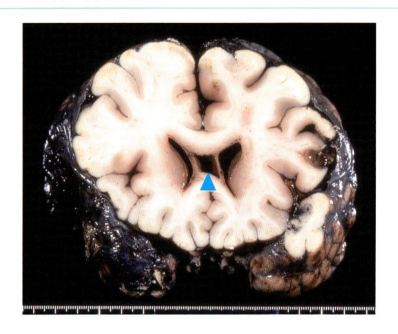

症例	70代，女性，大脳
概念	● 透明中隔（septum pellucidum）は，両側の側脳室前角を境する一対の透明中隔板と，その間隙である透明中隔腔からなる． ● 透明中隔板は脳梁と脳弓の間に存在し，発生学的には終脳腔内側面の一部が脳梁の発達に伴い前頭葉から分離したもので，痕跡的な大脳皮質とされる． ● 透明中隔腔は側脳室との交通はなく，通常の脳室内面を覆う上衣細胞層が存在しない． ● 成人では透明中隔腔は通常閉鎖し，左右の透明中隔板が密着しているため，腔として認識されない．しかし，約1%の症例では腔として残存し，これを**透明中隔囊胞**または**第五脳室**と呼称する． ● 多くは無症状であり，剖検時の偶発病変あるいは生前撮像されたMRI画像にて発見される．
肉眼像	● 囊胞は側脳室前部の透明中隔部に認められる（青矢頭）． ● 囊胞は半透明ないしは透明な薄い膜で囲まれており，非常に脆い． ● 内容物は無色透明な液体であるが，ときに黄褐色や血性になることもある． ● 囊胞の大きさは症例により異なる．小さなものでは無症状の場合が多いが，大きなものでは両側の側脳室が狭小化することがある．
関連事項	● Verga腔（第六脳室）：透明中隔後方に観察されることがある空間である． ● 透明中隔欠損：透明中隔が欠損し，左右の側脳室が交通しているものをいう． ● 中隔視神経形成異常症（De Morsier syndrome）：透明中隔欠損，視神経低形成，下垂体機能低下症を特徴とする先天異常である．三症状をすべて示す典型例は30%程度である．

42 Cortical laminar necrosis
皮質層状壊死

中枢神経

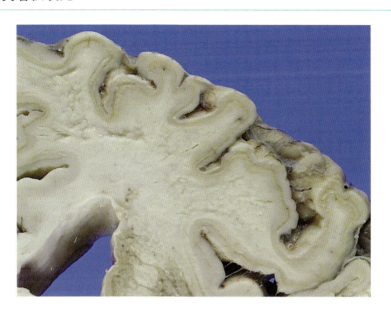

症例	50代,男性,大脳
概念	● 本病変はびまん性に広がる皮質層状壊死で,**虚血性脳症**(ischemic encephalopathy)の1つである. ● 皮質層状壊死は,主に皮質の第3層から5層に選択的な壊死病変が発生した状態を指す.
肉眼像	● 大脳皮質の中層から深層にかけて層状の壊死が認められる. ● 本病変は,脳梗塞後に発生し,主な発生部位は**分水嶺領域**である.
組織像	● 虚血後12時間以上経つと,神経細胞の腫脹や好酸性の増加,壊死が出現する.さらに時間が経過すると,グリア細胞の増生や微小嚢胞性変化(microcystic change)が生じる.
関連事項	● 小脳のプルキンエ細胞や海馬回の錐体細胞は特に障害を受けやすい. ● また,大脳皮質の錐体細胞も虚血性変化が生じやすく,特に大型から中型の神経細胞が選択的に障害される.

43 中枢神経
Cerebral hypoxia
低酸素脳症

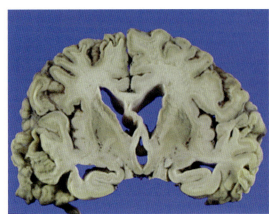
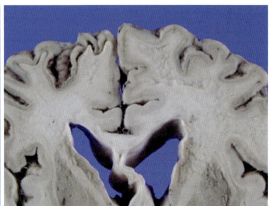

症例	60代，男性，大脳
概念	● 低酸素脳症とは，脳に十分な酸素が供給されず，脳細胞が損傷を受ける病態であり，心肺停止・窒息などの呼吸不全，または心筋梗塞や致死的不整脈などの循環不全によって引き起こされることが多い． ● 組織への血流量の低下（虚血）と血液の酸素運搬能の低下（低酸素血症）の2つの病態が同時に存在することが多いが，アナフィラキシーショックにおける呼吸停止は，後者の要因が主であると考えられている． ● 心停止により脳への酸素供給が3〜5分以上続くと，仮に心拍が再開しても脳傷害を生じる．
肉眼像	● 脳萎縮がみられ，白質部分には両側性に広範囲の海綿状変化が観察される． ● 脱髄斑のような境界明瞭な変化や，梗塞を疑うほどの壊死は明らかではない． ● 動脈支配域に一致しない病変の広がりから，新鮮な脳梗塞の可能性は低く，低酸素脳症で観察される白質傷害が示唆される．
関連事項	● 脳の白質の海綿状態は，パラフィン包埋HE標本では浮腫状変化として観察される．白質の浮腫には，細胞間隙が浮腫で拡大する場合（梗塞時）・細胞が膨化する場合（無酸素・中毒・死後変化）・軸索が膨化する場合（シアン化物中毒）など，種々の病態が混在している． ● 心停止後の蘇生による脳症患者では，高血糖や代謝亢進による高体温が転機を悪化させる重大な要因と考えられており，脳低温療法を施行することで，機能的転機が改善する可能性が報告されている．

44 中枢神経
Brain stem stroke/infarction
脳幹梗塞

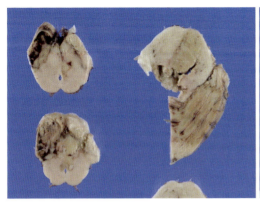
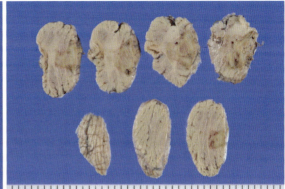

症例	80代，男性，脳幹および小脳
概念	● 脳梗塞の臨床病型は，**ラクナ梗塞**，アテローム血栓性脳梗塞，心原性脳梗塞およびその他の脳梗塞に分けられる． ● **脳幹梗塞**は，中脳，橋，延髄で構成される脳幹を栄養する動脈の血流障害によって局所的な壊死や機能障害が生じる状態を指す． ● 発生要因として，責任血管である椎骨動脈，脳底動脈，穿通枝の動脈硬化や血栓形成，心原性塞栓による閉塞などが挙げられる． ● 脳幹は多くの神経核や経路を含むため，梗塞部位や範囲により眼球運動障害，顔面神経麻痺，四肢麻痺，意識障害など多様な症状が現れる．
肉眼像	● 本例では，中脳や橋には壊死に伴う色調の変化があり，中脳では出血を伴っている．小脳にも色調の変化を伴った占拠性病変を認める． ● 梗塞に伴う変化は，発症から6時間以内では明らかではない．12時間程度では，浮腫を伴って膨張し，境界が不明瞭になることが多い．2～3日目で浮腫状境界が明らかな占拠性病変となり，5～7日目では壊死組織の融解が始まり，2週間程度で囊胞状を示す． ● 肉眼所見によって，貧血性梗塞（白色梗塞）と出血性梗塞（赤色梗塞）に分類される．本例は，貧血性梗塞とともに出血性梗塞もみられた症例であり，剖検所見としては，前下・後下・上小脳動脈，椎骨，脳底動脈にアテローム硬化を認めた．
関連事項	● 椎骨動脈解離などが原因で延髄に梗塞が生じる神経学的症候群を**ワレンベルグ症候群**（Wallenberg syndrome）と呼ぶ．延髄外側に障害を生じるため，**延髄外側症候群**とも呼ばれる．

45 中枢神経
Parkinson's disease
パーキンソン病

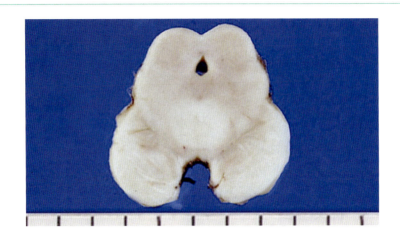

症例	40代，女性，中脳
概念	●パーキンソン病は，中脳の黒質（Substantia Nigra）に存在するドーパミン産生神経細胞が進行性に減少することで，運動障害（静止時振戦，筋固縮，寡動，無動など）運動性症状（自立神経障害，うつ症状など）を引き起こす神経変性疾患である．
●発症は中年から高齢者に多く，原因は完全には解明されていないが，遺伝的要因や環境要因の双方が関与していると考えられている．
●パーキンソン病，パーキンソン症候群では，neuromelaninを持つ中脳の黒質，橋の青斑核などのドーパミン含有細胞が変性脱落することが特徴である．
肉眼像	●中脳黒質の色調が減少：正常ではメラニン色素により黒く見える黒質が，変性・脱落により不明瞭で色あせた外観となる．
組織像	●黒質の色素含有神経細胞の変性と脱落がみられ，死んだ細胞から放出された色素はニューロピルにfree melaninとして沈着している．
●残存する神経細胞にはレビー小体（Lewy bodies）と呼ばれる封入体が認められる．この小体は蛇状のものが曲がりくねって存在し，1つの細胞に複数の断面をみることがある．
関連事項	●レビー小体型認知症：変性型認知症の1つで，パーキンソン病の関連疾患である．レビー小体が大脳に広範囲に出現し，物忘れなどに加えて，パーキンソン病の症状を呈する．

その他の小体との鑑別

- Pick小体：Pick病の海馬および大脳皮質で観察される封入体．
- Negri小体：狂犬病の神経細胞に認められる封入体．
- Bunina小体：筋萎縮性側索硬化症（ALS）の脊髄前角細胞にみられる．
- 平野小体：アルツハイマー病および高齢者の海馬錐体細胞に認められる封入体．

46 Metastatic carcinoma
癌の脳転移

■中枢神経

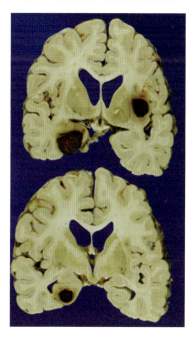
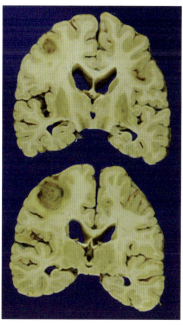

症例	70代，女性，大脳

概念
- 転移性脳腫瘍は，転移性腫瘍全体の約1/4で起こると報告されており，わが国では原発巣として肺癌，乳癌，消化器癌が主であるとされている．欧米ではこれに加えて悪性黒色腫が加わる．
- 肉眼的特徴として，転移性脳腫瘍は境界が明瞭であることが挙げられる．単発性のものでは前立腺癌，消化器癌，腎癌の順に多く，多発性のものでは肺小細胞癌，トリプルネガティブ乳癌，悪性黒色腫，非小細胞性肺癌の順に多くみられる．80%以上が大脳半球，特に中大脳動脈灌流領域の皮髄境界部に認められる．

肉眼像
- 大脳には左右両側，複数の葉で出血巣が確認される．この部分だけをみると脳血管アミロイド症（cerebral amyloid angiopathy）のような出血性病変の可能性が否定できないが，右の頭頂葉では出血の少ない結節が確認されることから，腫瘍性病変が疑われる．
- 腫瘍の周囲には浮腫や壊死がみられることが多い．これは転移性腫瘍の増殖に伴い，脳の正常組織が圧迫されるためである．

関連事項
- 悪性リンパ腫（malignant lymphoma）では，周囲脳との境界は様々で，限局性のこともあれば，びまん性のこともある．
- 悪性リンパ腫は出血や壊死を伴うことがあり，多発病巣を形成することもある．境界明瞭な癌の脳転移との鑑別が難しい場合もあるが，悪性リンパ腫では腫瘍周囲の浮腫が少ない傾向があり，特に画像所見において有用な鑑別点とされている．

47 ■中枢神経
Spina bifida
二分脊椎

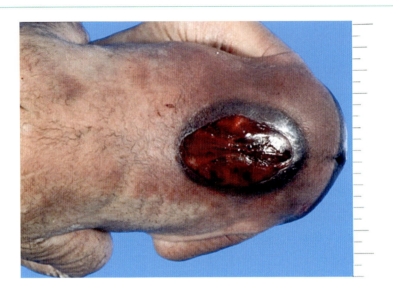

症例	0歳，男児，腰仙部の皮膚欠損
概念	● Spina bifida（二分脊椎）は，胎生期の外胚葉原基から神経系が形成される21日から28日までの間に，中胚葉原基の脊椎骨に外因性または内因性の障害が加わって脊柱管後方の椎弓欠損を生じる先天奇形で，脊髄の先天異常（神経管閉鎖障害）を含む．発生部位は**腰仙椎**が約80％を占める． ● 二分脊椎は，脊髄披裂の有無で，潜在性二分脊椎と顕在性二分脊椎に分類される．**潜在性二分脊椎**は，椎弓の欠損はあるものの，皮膚や筋肉はほぼ正常で，髄膜（硬膜とくも膜）が脊椎外に脱出していない．一方，**顕在性二分脊椎**は，嚢状二分脊椎とも呼ばれ，神経成分が髄膜に覆われないで体表に露出している． ● 潜在性二分脊椎には，棘突起の欠損から椎弓の欠損まで種々の程度があり，皮膚の異常と脊髄の奇形性病変（腰仙部脂肪腫や奇形腫など）を合併することがある．また，脊髄係留症候群が発生することもある．
肉眼像	● 顕在性二分脊椎は外観上，椎弓の欠損部から，神経成分が髄膜に覆われないで体表に露出し，嚢状となっている（図）． ● 脱出した嚢胞が神経組織を含まず，脳脊髄液のみのものを「**髄膜瘤**」，異常な脊髄や馬尾を含む場合は「**脊髄髄膜瘤**」，髄膜に覆われていない異常な神経組織が露出し，髄液の漏出をみるものを「**脊髄披裂**」，中心管が局所的に拡大し脊髄の後部が膨瘤したものを「**脊髄嚢瘤**」，欠損部から脊髄が嚢のように露出しているものは「**脊髄瘤**」と呼ばれる．
関連事項	● 脊髄髄膜瘤は，水頭症やChiari II 型奇形（Arnold-Chiari malformation）を高率に合併し，ほとんどの場合，脊髄麻痺症状を呈する．神経症状は程度により異なるが，下肢運動麻痺，知覚麻痺，膀胱直腸障害（開放性二分脊椎ではほぼ全例に発症）などの重篤な神経症状を伴うことが多い．成因としては多因子遺伝が考えられているが，葉酸の投与が発生率を低下させることが知られている．

48 Spinal metastasis 癌の脊椎転移

■中枢神経

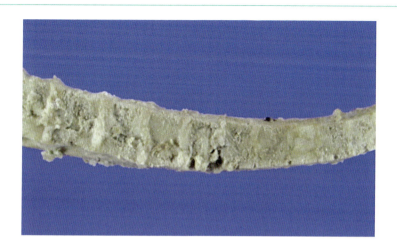

症例	60代，男性，脊椎転移
概念	●中高年者において多発性骨病変を認めた場合，他臓器腫瘍の転移の可能性を考慮する必要がある． ●病歴で原発巣が判明している場合は問題ないが，原発巣が不明で単発性の病変である場合には組織診断が必要となる． ●骨に転移しやすい腫瘍の多くは**癌腫**であるが，悪性リンパ腫も稀ではない．原発巣としては乳腺，肺，前立腺，腎，甲状腺が多い．X線上，造骨性，溶骨性，混合性に分類されるが，多くは溶骨性である．
肉眼像	●上部胸椎にみられる変化は，骨髄部分の骨化であり，骨髄全体に及ぶものから結節性にみられるものまでが観察される． ●造骨性（osteoplastic）転移をきたす癌として有名なものは**乳癌**と**前立腺癌**で，腎癌や甲状腺癌では溶骨性（osteolytic）の骨破壊性変化が必発である．
関連事項	●肺癌の骨転移像は多くが骨破壊性であるが，腺癌と小細胞癌では造骨性の変化をきたすことがある．肺癌の中でも非小細胞性癌，特に腺癌が骨転移を起こしやすい． ●腎癌の骨転移は骨盤，脊椎骨，肋骨に多い傾向がある． ●乳癌の骨転移は，脊椎骨，肋骨，頭蓋骨，骨盤，上腕骨，大腿骨の順に多い．

49 Burn 熱傷

皮膚・骨軟部組織 ▶ 皮膚

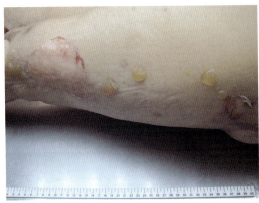 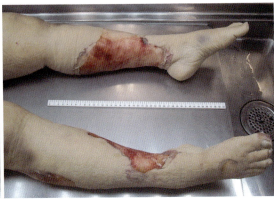

症例	70代，女性，下肢皮膚
概念	● 高温による皮膚組織の障害を指し，その深度からⅠ度〜Ⅲ度に分類される．
	● Ⅰ度は**表皮熱傷**（epidermal burn）を指し，有痛性紅斑および浮腫を伴うが，瘢痕を残すことなく治癒する．
	● Ⅱ度は**真皮浅層熱傷**（superficial dermal burn），**真皮深層熱傷**（deep dermal burn）に分類される．いずれも**水疱**を形成するが，前者は約2週間程度で瘢痕を残すことなる治癒するが，後者は知覚鈍麻を伴う水疱底を有し，瘢痕を残す．
	● Ⅲ度は**皮下熱傷**（deep burn）を指し，皮膚全層あるいはそれ以上の深度で損傷をきたしたものである．
	● 熱傷の重症度は，深達度，熱傷面積（体表面積%），熱傷部位，年齢によって算定される．
肉眼像	● 本例では，左大腿外側に2 cm大の緊満性を有する水疱形成を複数認め，膝上部にも真皮浅層熱傷を認める（左図）．両下腿では，表皮が剥離し，真皮は紅色を示す真皮深層熱傷がみられる（右図）．
関連事項	● 化学物質，電気，放射性などによっても皮膚組織損傷をきたし，それぞれ化学熱傷，電撃傷，放射性皮膚炎などを生じる．処置は概ね熱傷の治療に準じる．
	● 重症熱傷では，局所の損傷に加えて，ヒスタミンなどの細胞間伝達物質の働きによって，全身の血管透過性が亢進する．これによって，血漿蛋白の漏出や体液喪失が生じ，熱傷ショックを招くことがある．

病理解剖とは　1

病理解剖の手技　2

未熟児・新生児・小児の病理解剖　3

臓器別取り出し方・切り出し方　4

最終剖検診断の書き方　5

主要臓器の肉眼所見　6

病理解剖で知っておくべき肉眼所見　7

病理解剖で知っておくべき組織所見　8

法医学的知識　9

1 循環器 ▶ 心臓
Acute myocardial infarction
急性心筋梗塞

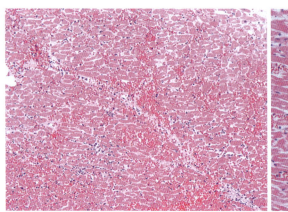 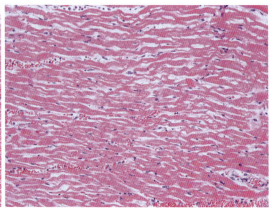

症例
- 80代，男性，心臓
- 左図：心筋細胞は好酸性変化を示し，出血，好中球浸潤がみられる．
- 右図：間質の浮腫とともに，心筋線維の波状化（wavy change）がみられる．

概念
- 高血圧や糖尿病による非特異的な壊死・線維化巣はしばしばみられるものであるが，通常，心筋壊死の範囲が一定の領域（病理学的な目安としては1 cm^2 以上の壊死）を占めるものを心筋梗塞とする．ただし，臨床的には**トロポニンの上昇**，心電図，画像所見（心エコー，MRI），冠動脈造影検査などの所見から診断される．
- 近年，治療による梗塞部の血液再灌流のため，剖検時に出血性梗塞の像を示す症例（**再灌流障害，reperfusion injury**）も増えている．

組織像
- 急性心筋梗塞の経時的変化についてまとめたものが以下の表である．

時間	組織所見
6～8時間以内	通常，変化に乏しい．心筋線維の波状化（wavy change），間質浮腫，毛細血管内の好中球辺縁趨向（margination），凝固壊死の始まり，contraction band necrosis の出現
12～24時間	凝固壊死の進行（核の濃縮，心筋細胞の好酸性変化）
1～3日	核消失を伴った凝固壊死，梗塞辺縁部からの好中球浸潤
3～7日	病巣辺縁部で壊死心筋の吸収，リンパ球・マクロファージ・線維芽細胞の出現
7～14日	肉芽組織形成の進行
2～8週	細胞成分は乏しくなり，膠原線維が増生
2か月以降	細胞成分はほとんどみられず，線維性瘢痕が形成（帯状の線維化）

循環器 ▶ 心臓
Giant cell myocarditis
巨細胞性心筋炎

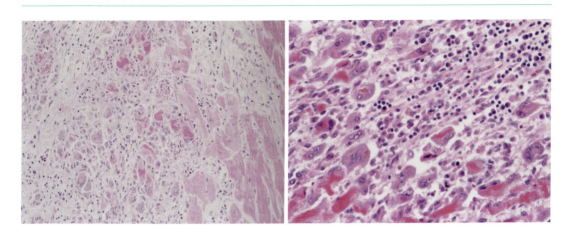

症例	●50代，男性，心臓
	●発熱，感冒症状後，全身倦怠感増悪．急性心筋炎による心不全の診断で補助人工心臓を装着するも多臓器不全で死亡．心筋炎の原因となるようなウイルス抗体価上昇なし．
概念	●多数の**多核巨細胞**の出現という病理組織学的所見によって特徴づけられた原因不明の非常に稀な心筋炎である．
臨床像	●急激な発症と劇症の経過をとることが多く，突然死例や1週間〜数週間の経過で死亡に至る例が少なくない．
	●主に若年〜中年の成人に発症がみられる．
	●種々の自己免疫疾患の合併や免疫抑制剤が奏功する場合のあることなどから，自己免疫学的機序が発症に関与しているものと考えられている．
組織像	●リンパ球，形質細胞，好酸球，組織球といった多彩な炎症細胞浸潤とともに，多数の多核巨細胞が出現する．多核巨細胞はマクロファージに由来する．
	●広範囲に高度の心筋傷害・壊死を伴い，変性・壊死心筋に密接して多核巨細胞が認められる像は特徴的である．
	●肉芽腫形成は明らかでない．
鑑別疾患	●心サルコイドーシスでも多核巨細胞の目立つことがあるが，非乾酪性類上皮細胞肉芽腫形成と間質の瘢痕状線維化を伴い，心筋壊死や好酸球浸潤は目立たない．

3 循環器 ▶ 心臓
Mitral annular calcification
僧帽弁輪石灰化

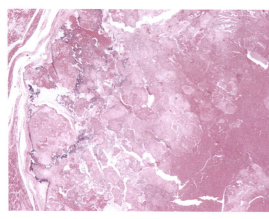 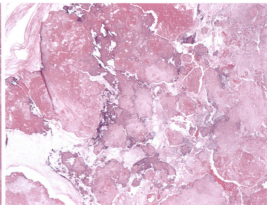

症例 70代，男性，心臓（僧帽弁）

概念
- 特に僧帽弁，ときに大動脈弁は加齢により肥厚することがある．組織学的には，膠原線維が増加し，しばしば石灰化をきたす．Mitral ring calcification ともいう．

臨床
- 本病変は70歳以上の高齢者（特に女性）の僧帽弁輪，特に後尖付着部の心室側に好発する．
- リウマチ性疾患との関連はなく，Marfan症候群や糖尿病でみられる頻度が高い．
- 血栓や感染性心内膜炎の素地になりうるが，本病変そのものは炎症反応もなく，臨床的に問題となることは少ない．
- 病変が高度になると僧帽弁閉鎖不全や狭窄をきたし，刺激伝導系に達すれば不整脈をきたすこともあり得る．また，大動脈弁にも石灰化が及ぶことがある．

Column 5　Autopsy imaging（死亡時画像診断，Ai）の先がけ

　今からさかのぼること28年前の1996年，病理解剖に超音波検査を用いて病変を同定しようと試みたことがある．その趣旨は，超音波検査を導入し局所解剖の代用とすること，さらにProblem-Targeted Autopsy（当時，欧米では臨床医が興味を持った病変を中心に検索する剖検が主流になりつつあった）として使用可能か，また通常の剖検がどれくらいの精度でなされているのかを検討することであった（びょうりのバスケット Vol.10, No.2, 1996）．超音波装置としては当時最新の機器を使用し，剖検70例を対象に160病変（対象臓器は肝臓，胆嚢，膵臓，脾臓）を検出した．最もよく描出できたのは嚢胞性病変で，肝臓では最小3mm，膵臓では2mm（膵管では直径0.7 mm前後まで観察可能），腎臓では1.2 mmまでの小嚢胞が検出可能であった．一方，びまん性病変や大きな腫瘤性病変では血流がないためか，超音波検査では検出が困難な症例にも遭遇した．結局，かなりの研究費を使ったものの，大きな成果はあげることはできず，協力してもらった外科からの大学院生には申し訳なかったと反省している．ただ，今思うと1999年に日本でも行われるようになったAutopsy imaging（死亡時画像診断，Ai）の先駆けとなった試みだったのかもしれない．

4 | Serous atrophy
漿液性萎縮

循環器 ▶ 心臓

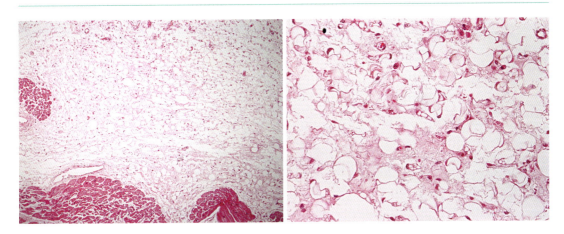

症例	70代，男性，心外膜，弱拡大（左図），強拡大（右図）
概念	● 本病変は，**高度の栄養障害**に陥った症例に出現し得る組織変化で，脂肪組織の萎縮，細胞外へのゼラチン様物質（ムコ多糖類）の沈着を特徴とする． ● Serous degeneration, gelatinous atrophy（膠様萎縮），gelatinous transformation などの同義語がある．
背景となる病態	● 癌の末期などの悪液質を呈する症例に好発する病変である． ● その他，摂食障害の拒食期やアルコール依存症，AIDS 症例，化学療法施行中の症例などでみられることがあり，特定の疾患や病態に特異的な病変ではない．
好発部位	● 骨髄が好発部位であり，肉眼的に光沢を持ちゼリー状にみえるため，**膠様髄（gelatinous marrow）**と呼ばれる．剖検例では，心外膜や副腎周囲の脂肪組織においてみられることがある．
組織像	● 間質に無構造な好酸性物質（ムコ多糖類）が広く沈着する． ● 脂肪細胞はこの好酸性物質によって仕切られるように分布しているが，その数は減少し，脂肪滴も縮小する．

5 循環器 ▶ 血管
Aortic dissection
大動脈解離

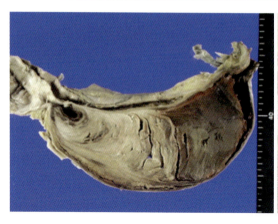
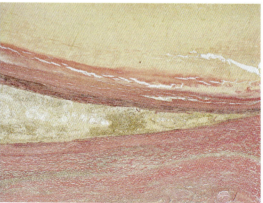

症例 40代，男性，大動脈

定義
- 大動脈壁の内膜亀裂（intimal tear）に続き，中膜の内2/3と外1/3の境界部に血液が流入し，動脈の長軸方向に広がり，中膜のレベルで大動脈壁が2層に解離したもの．

好発年齢・部位
- 50～70歳の男性に多く，上行大動脈に好発する．急性大動脈解離での致死率はきわめて高い．

原因
- 高血圧，動脈硬化，Marfan症候群，Ehlers-Danlos症候群，梅毒，外傷などがある．

病型分類
- DeBakey分類では，エントリー（入口部）の部位と解離の範囲で以下に分類される．
  Ⅰ型：上行大動脈にエントリーがあり，大動脈弓部以下にまで解離が及ぶもの
  Ⅱ型：上行大動脈に解離が限局するもの
  Ⅲa型：下行大動脈にエントリーがあり，腹部大動脈に解離が及ばないもの
  Ⅲb型：下行大動脈にエントリーがあり，腹部大動脈に解離が及ぶもの
- Stanford分類では，エントリーの部位にかかわらず，上行大動脈解離の有無によって分類されるため，より簡単で実用的である．
  A型：DeBakeyⅠ・Ⅱ型を合わせたもの，すなわち上行大動脈に解離を認めるもの
  B型：DeBakeyⅢ型，すなわち上行大動脈に解離を認めないもの

病理像
- 内膜に亀裂が生じ，その後，血液が中膜に進入することで，大動脈壁に解離腔が形成される．
- 解離腔内に血栓が形成されることがあり，新たな血流障害を引き起こすことがある．
- 中膜では弾性線維の断片化が認められ，新たな解離腔につながる場合がある．
- 長期にわたる解離により，血管壁に瘢痕化が生じ，動脈壁の硬化が進行する．
- 外膜には線維化や炎症細胞の浸潤が認められる．

6 循環器 ▶ 血管
Giant cell arteritis
巨細胞性動脈炎

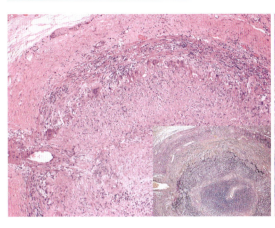 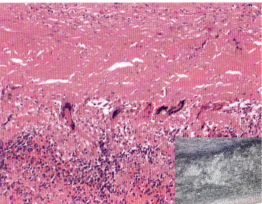

症例 60代，男性，側頭動脈（左図），大動脈（右図）

概念
- **大型血管炎**に分類され，大動脈と主要分枝動脈，**側頭動脈**や**眼動脈**などに炎症を起こす．
- 60～70歳代に多い．
- 男女比は1:2～3で，女性にやや多い．
- 原因は不明で，遺伝因子や環境因子（ウイルス感染など）が示唆されている．

臨床像
- 全身症状：発熱，体重減少，首や肩の痛み，息切れなど．
- 頭痛：片側性側頭部痛がみられ，側頭動脈の発赤，怒張がみられることがある．
- 筋症状：**リウマチ性多発筋痛症**を合併することがある．
- 眼症状：視力低下や視野狭窄など．
- 顎跛行：咀嚼時のあごの痛み．
- 稀な合併症：脳梗塞，虚血性心疾患，大動脈解離，大動脈弁閉鎖不全症など．
- 検査所見：CRPの上昇．

組織像
- 炎症は分節状に分布し，動脈壁にT細胞，組織球，形質細胞などの浸潤を示す．
- 内弾性板の破壊を伴い，周囲にしばしば多核巨細胞が出現する．

鑑別疾患
- **高安動脈炎**：若年者に多く，上肢の脈拍消失や脱力を示す．外膜や中膜外側を炎症の首座とする．
- その他，感染性動脈炎，リウマチ性血管炎，ANCA関連血管炎，IgG4関連疾患などとは臨床症状や各種検査所見から鑑別が可能である．

7 循環器 ▶ 血管
Polyarteritis nodosa
結節性多発動脈炎

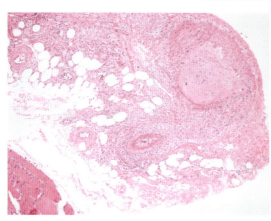 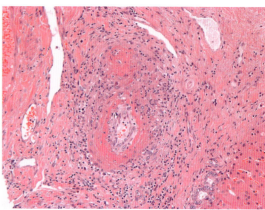

症例	80代，男性，骨格筋（左図），肝臓（右図）
概念	● 血管炎症候群の一種で，**中型血管炎**に分類され，小〜中等大（直径50〜150μm）の筋性動脈炎を示す．
	● 原因は不明で，免疫学的異常が考えられているが，ANCAなどの自己抗体は通常検出されない．
	● 男女比は約3：1で男性に多く，平均発症年齢は55歳前後である．
臨床像	● 全身症状として，発熱や体重減少，関節痛，筋肉痛・筋力低下などがみられる．
	● 諸臓器に主に血流障害による症状を呈する．皮膚では，リベド，潰瘍，壊死，消化管では腹痛，血便や穿孔などがみられる．その他，末梢神経障害，腎性高血圧，狭心症や心筋梗塞，眼底出血や虚血性視神経炎などがみられる可能性がある．
組織像	● 小〜中型動脈に**フィブリノイド壊死**を伴う血管炎を示す．
	● 組織学的に，1期：変性期，2期：急性炎症期，3期：肉芽期，4期：瘢痕期に分けられる．
	● 二次的に，臓器の梗塞や動脈瘤，動脈解離，外膜の結節性線維症などが生じ得る．
鑑別疾患	● 顕微鏡的多発血管炎，**多発血管炎性肉芽腫症**（☞272頁），好酸球性多発血管炎性肉芽腫症，川崎病，膠原病などが挙げられるが，障害血管のレベルや障害臓器，各種検査所見から通常鑑別できる．

8 Bronchopneumonia
気管支肺炎

呼吸器 ▶ 肺

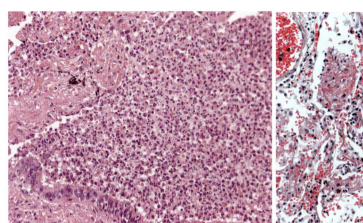
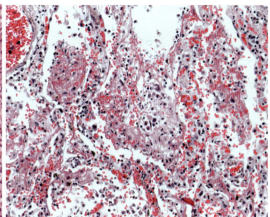

症例	80代，男性，肺
概念	● 気管支肺炎（bronchopneumonia）は，小葉性肺炎（lobular pneumonia），巣状肺炎（focal pneumonia）とも呼ばれ，気管支炎・細気管支炎が下行性に進展し，肺胞性肺炎を起こした状態と理解されている．
組織像	● 細気管支内腔および肺胞内に好中球を主体とした炎症細胞浸潤を認める．多くの細菌性肺炎や誤嚥性肺炎がこの形の肺炎となる．
	● 肺胞性肺炎の治癒過程の障害により，肺胞内に滲出した線維素が残存し，器質化された状態をいわゆる**器質化肺炎（organizing pneumonia）**という．
	● 初期にはフィブリン塊に線維芽細胞が侵入し，時間の経過とともに肉芽組織の形成がみられる．
	● Masson bodyと呼ばれる疎な線維化巣が形成され，末期にはこの線維化巣は収縮・扁平化し，肺胞壁との境界は不明瞭となる．
	● 通常，この器質化巣は肺胞内にみられ，細気管支には認められないことが多い．

9 呼吸器 ▶ 肺
Diffuse alveolar damage (DAD)
びまん性肺胞傷害

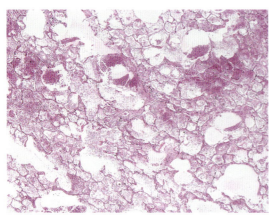
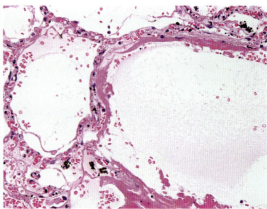

症例 60代，男性，肺

概念
- Acute lung injury（ALI，急性肺損傷）あるいは acute respiratory distress syndrome（ARDS，急性呼吸窮迫症候群）とは，先行する重篤な疾患（重症感染症やショック，外傷，手術など）に引き続いて，急速な呼吸困難と画像上の両側性の肺浸潤影が出現する病態を指し，単独の疾患単位ではない．
- 先行疾患を欠きながら突如 ARDS と同様の病態を呈する疾患は，acute interstitial pneumonia（AIP，急性間質性肺炎）と呼ばれる．
- 先行疾患の有無，あるいは原因の相違に関わらず，ARDS や AIP は肺胞構築の破壊と改変の過程を表す共通した病理組織像を示す．この病理組織学的所見を DAD（diffuse alveolar damage，びまん性肺胞傷害）という．

肉眼像 ☞ 210 頁

組織像
- DAD は以下の 3 つの phase に大別される．
  ①滲出期（本例）：急性呼吸不全の出現より約 1 週間の期間．肺のうっ血・水腫で始まり，肺胞内に蛋白に富む滲出液が貯留する．Ⅰ型肺胞上皮が壊死に陥って剝がれ落ち，さらには基底膜も剝離してフィブリン・硝子膜が形成される．血管内皮の腫大もみられるが，肺胞上皮組織に比較し内皮の傷害は軽度とされている．
  ②増殖（器質化）期：滲出期に引き続く phase で，肺胞内腔や間質内の滲出物が器質化していく．同時に，Ⅱ型肺胞上皮と（筋）線維芽細胞の著明な増生が起こる．
  ③線維化期：3～4 週の人工呼吸管理が続けられた症例に出現してくる phase で，高度の線維化による肺胞構築の著しいリモデリングがみられる．蜂巣肺に至る症例もある．

10 Interstitial pneumonia associated with dermatomyositis
皮膚筋炎に伴った間質性肺炎

呼吸器▶肺

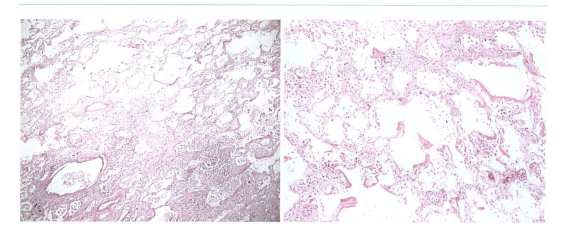

症例	40代，皮膚筋炎を有する女性，肺
概念	●膠原病における肺病変は"膠原病肺"と呼ばれ，多彩な組織像（間質性肺炎，細気管支炎，気管支拡張症，胸膜炎，血管炎など）を呈するが，その中でも頻度が高いのが間質性肺炎である． ●間質性肺炎を合併する場合には，その疾患によって特徴的なパターンを示すことがある．
組織像	●皮膚筋炎に間質性肺炎を合併する場合には，cellular NSIP（non-specific interstitial pneumonia, 非特異性間質性肺炎）パターンがみられることが多く，DAD（diffuse alveolar damage, びまん性肺胞傷害）や UIP（usual interstitial pneumonia, 通常型間質性肺炎）パターンを呈することもある． ●肺胞壁が浮腫性ないしは線維性に軽度肥厚し，軽度のリンパ球浸潤がみられる． ●肺胞壁，肺胞道に沿った硝子膜の形成が認められる． ●DAD を発症すると急速に進行し予後不良であるが，剖検例では薬剤や続発する感染症など他の原因による DAD 像との鑑別が困難な場合がある．
関連事項	●多発筋炎／皮膚筋炎（polymyositis/dermatomyositis, PM/DM）：自己免疫疾患の一つで，筋肉や皮膚，肺を中心に全身に慢性炎症性疾患に伴う臨床症状がみられる．特徴的な皮膚病変みられる場合を皮膚筋炎（DM），皮膚病変を認めない場合を多発性筋炎（PM）と呼ぶ．

11 呼吸器▶肺
Pneumoconiosis
塵肺症

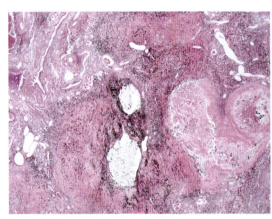
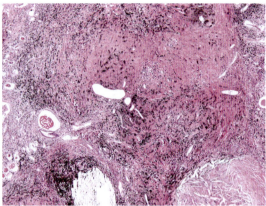

症例	70代，男性，肺
概念	● 無機（鉱物）性微細粒子の吸入に対する肺の非腫瘍性反応を塵肺症（pneumoconiosis）という． ● 吸引物質としては**炭粉・シリカ（珪肺症）・石綿（アスベスト）・ベリリウム**の4種がよく知られている． ● シリカおよびベリリウムは，これら粒子を取り込んだ肺胞内マクロファージによる化学物質の放出を惹起しやすく，結果として，炎症反応，線維芽細胞の増殖やコラーゲン沈着を引き起こしやすい．
組織像	● リンパ管に沿った散布性の粒状結節から塊状結節まで大きさは様々である． ● 陳旧化するほど硝子化が著明となり，大きなものになると壊死や空洞形成を伴うこともある． ● 珪肺結節では，偏光顕微鏡下で複屈折性を示すシリカ粒子が認められる． ● ベリリウム肺ではサルコイド様の肉芽腫形成を呈する．

Column 6　著明な癒着が予想される症例の皮膚切開

　病理解剖症例を多数経験していくと，稀に著明な癒着が予想される症例に遭遇することがある．具体的には，生前に繰り返すイレウス症状がみられた症例，複数回の再手術の既往がある症例などである．通常，腹部の手術の既往がある症例で，術後数日以内の剖検であれば，手術創の癒着（通常，臍周囲での癒着が最も目立つ）はあったとしても線維素性の癒着であり，用手的に剥離が可能で，手術創をそのまま切開創として使用できる．また，術後数か月以上経過した症例であっても生前にイレウスなどの既往がなければ，手術創をそのまま切開創として使用可能な場合がほとんどである．一方，前述のようにかなりの癒着が予想される症例では，正中切開創から左側に約5 cm離れた部位，すなわち腹直筋の直上を目安に，上腹部から下腹部にかけて皮膚切開を行い，筋膜，次いで腹直筋を切断し，腹膜を開く方法が有用である．というのは，通常，手術創に一致して腸管が癒着するため，この方法を用いると腹壁癒着部の側方から腹腔内に到達することができ，癒着剥離が容易で，かつ腸管を損傷する可能性が低いからである（病理と臨床 臨時増刊号 Vol16, 478, 1998）．このような方法を使用する機会は少ないものの，心に留めておくといつか役立つ日が訪れると思われる．

12 Silicotic nodule
珪肺結節

呼吸器▶肺

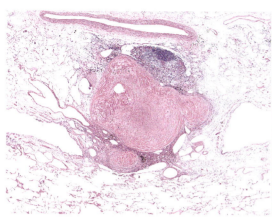 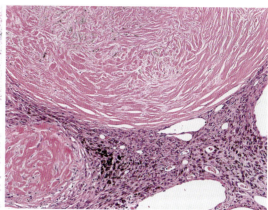

症例 60代，男性，肺

背景疾患
- 珪肺症は職業性肺疾患（炭坑・石材関連，サンドブラスティング業務など）の1つで，結晶性遊離シリカの塵の吸入により起こる肺線維症である．
- Silicotic nodule（珪肺結節）は，珪肺症で最も一般的にみられる病理所見で，長期の慢性的な粉塵への曝露で生じてくる．

成因
- シリカ微粒子を取り込んだ肺胞マクロファージが，粒子の消化目的で種々のサイトカインや成長因子を放出し，これに起因した周囲の炎症・線維化が惹起されると考えられている．

好発部位
- 肺上葉や，リンパ節に発生することが多い．

組織像
- 小型で境界明瞭な結節として認められ，肉眼的には黒色調を呈している．
- 組織学的には，中心部に層状化した膠原線維束がみられ，周囲を取り囲むように組織球の集簇が観察される．
- 結節内には，複屈折性を示す1〜2μmの粉塵がしばしば見出される．多核巨細胞の出現や肉芽腫形成は稀である．

13 Pulmonary ossification
肺骨化症

呼吸器▶肺

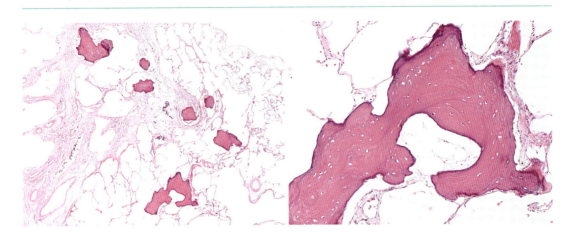

症例	60代，男性，肺
概念	●肺実質において成熟した層状骨の形成をみるもので，ossifying nodule ともいう． ●肺胞内に骨組織がみられるものと，間質にみられるものとに大別される．
原因	●瘢痕化をきたした肺組織に dystrophic calcification（異栄養性石灰化）が引き起こされ，さらにその一部が骨化をきたすことはしばしばみられる． ●本例のように肺胞内腔に骨形成が認められるものは稀である．その基礎疾患として以下のようなものが挙げられる． 　▸ 長期に及ぶ肺うっ血（特に僧帽弁狭窄症に起因するもの） 　▸ 左心不全 　▸ 血栓塞栓症 ●その他，基礎病態として高カルシウム血症が存在する場合には，肺胞壁間質（特に血管や上皮下基底膜）に石灰化をきたすことがある．いわゆる metastatic calcification（転移性石灰化）と呼ばれる病態である．
鑑別疾患	●Pulmonary alveolar microlithiasis（肺胞微石症）は背景にカルシウム代謝異常などの病態がないにもかかわらず，肺内にびまん性に微小結石が形成される疾患で，散発性のものに加えて家族性のものが知られている．

14 Extralobular bronchopulmonary sequestration
葉外肺分画症

呼吸器▶肺

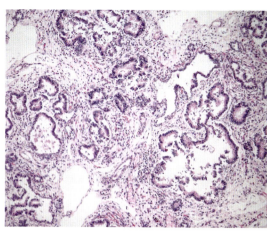 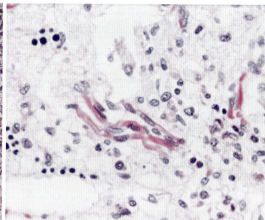

症例 在胎32週，肺

概念
- 肺分画症は本来の肺と別個の肺組織が発生したもので，肺葉内型と肺葉外型とに分類される．
- 両者とも本来の肺と気管支のいずれにも繋がっておらず，大動脈から栄養血管が出ている．
- 肺葉外型は前腸からの副肺芽（accessory lung bud）に由来する．

臨床像
- 左側胸腔に多く，胸膜を有している．
- 約60％は1歳未満で発見される．

組織像
- 細気管支の拡張・腫瘍様変化とリンパ管の拡張がみられる（左図）．
- 右図にみられるような横紋筋線維の出現をみることもある．

Column 7　病理解剖の死？

2015年に"The death of autopsy?"というcorrespondence（レター）がThe Lancetに掲載された（Lancet 386; 2141, 2015）．かなりインパクトのあるタイトルで，UKでの剖検率が30年前は25％であったのが，2013年には0.5％と激減し，これはヨーロッパ，アメリカ，そしてそれ以外の国（もちろん日本も含まれる）においても同様にみられる現象であり，医学会全体の大きな問題である点を強調している．重要なポイントとして，臨床医が剖検の承諾を取らなくなった点を挙げている．さらに，病理解剖自体の手技は数世紀前と大きく変わっていないのに対し，画像診断は飛躍的な進歩を遂げ，その結果として病理解剖の価値が下がったという点も否定できない．その一方で，誤診例は依然として存在し，その代表が心筋梗塞，肺塞栓症，肺炎などであると述べている．ただし，興味深いのは，2020年以降，新型コロナウイルス感染症（COVID-19）が流行すると，それに伴いCOVID-19症例の剖検例に関する論文が出始め，さらにCOVID-19に対してワクチンを使用して死亡した症例の剖検例の報告が掲載されているのをみると，やはりいつの時代にも病理解剖は不可欠であることを物語っているのかもしれない．ということは，今後もやはりautopsyはdeathを迎えるのではなく，existence（生存）するのであろう．

15 呼吸器▶肺
Pulmonary fat embolism
肺脂肪塞栓

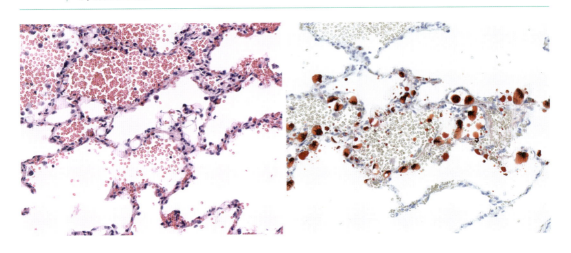

症例 80代，男性，肺，HE染色（左図），脂肪染色（Oil Red O染色）（右図）

概念
- 肺脂肪塞栓とは，脂肪が血流に入り肺の血管を塞ぐ現象で，通常，骨折や外傷などで脂肪滴が肺微小循環に塞栓を起こす病態を指す．
- 肺脂肪塞栓症（pulmonary fat embolism syndrome）は，肺脂肪塞栓を原因とした呼吸困難，低酸素症，意識障害などの一連の症状や障害を指す．
- 脂肪塞栓症候群（fat embolism syndrome）は，脂肪塞栓が原因で発生する全身の症候群を指し，肺だけでなく，脳や皮膚にも影響を及ぼす場合がある．すなわち，肺脂肪塞栓症はこの症候群の一部として位置づけられる．

病理像
- 肺胞中隔内の毛細血管が不規則に拡張している．
- 毛細血管内に脂肪染色（Oil Red O染色）陽性の脂肪滴が認められる．
- 脂肪塞栓による血流障害が続くと，肺組織が虚血状態に陥り，壊死を引き起こすことがある．

関連事項
- 脂肪塞栓症候群は，骨折を伴う重篤な外傷後の急性呼吸不全の原因として知られ，外傷から1〜3日後に，呼吸不全，中枢神経症状，皮膚症状で発症する．
- 脂肪滴自体による機械的閉塞説の他，遊離脂肪酸や脂肪球を覆う血小板による炎症性メディエーターが血管を攣縮させる可能性が指摘されている．
- 一方で，骨髄組織が肺動脈内に塞栓をきたすことを，**骨髄塞栓**と呼び，心肺蘇生後の剖検例でしばしば認められる偶発的所見である（☞267頁）．

16 呼吸器▶肺
Bone marrow embolism
骨髄塞栓

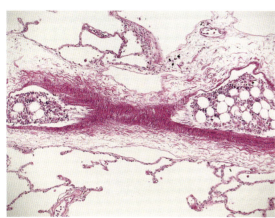 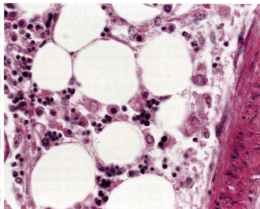

症例 40代, 女性, 肺

概念
- 肺動脈内に認められるのは**骨髄塞栓**（bone marrow embolism）である. 骨折などで破壊された骨髄が血管内に入り, 肺塞栓を形成する.
- 剖検肺において骨髄塞栓を認めることは稀ではない.
- 心肺蘇生術による肋骨骨折がその原因として推定されている. 蘇生術が施行された症例で, しばしばみられる所見である.
- 肺胞毛細血管内に**巨核球**を多数認める場合は, **敗血症**の存在が示唆される.

病理像
- やや拡張した肺動脈内に骨髄組織が認められる（左図）.
- 脂肪細胞に混じって造血細胞が観察され, これが骨髄に由来することがわかる（右図）.

関連事項
- **脂肪塞栓**
  - 骨折を伴うような重篤な外傷により脂肪塞栓が生じることがあり, 外傷の1～3日後に, 呼吸不全, 精神障害, 出血傾向などを発症する.
  - 剖検を行うと, 肺や脳などの微小血管に無数の**脂肪球**が認められる. 脂肪球の検出には脂肪染色やオスミウム固定が有用である.

17 Miliary tuberculosis
粟粒結核

呼吸器▶肺

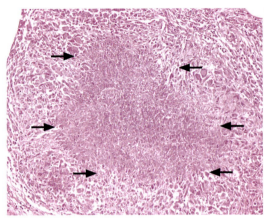 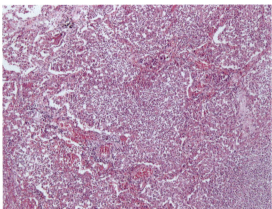

症例 70代，男性，肺

概念
- 粟粒結核は，種々の器官と組織に無数の小さい散在性結核結節を生じる結核菌の全身性血行性播種である．
- 肺においては，胸部X線上，無数の微小結節として認められる．
- その他，しばしば侵される臓器として，肝臓，骨髄，脾臓，副腎，髄膜，腎臓，卵管，副睾丸などが挙げられる．

組織像
- 典型的な結核結節〔中心に**乾酪壊死**（左図矢印）がみられ，その周囲に類上皮細胞とラングハンス巨細胞が散在する〕が全身に散布性に認められる．
- 滲出期の結核では，好中球浸潤が著明ないわゆる neutrophilic intra-alveolar pneumonia の所見を呈することがある（右図）．この例ではZiehl-Neelsen染色にて結核菌が証明された．

Column 8 　印象に残っている病理解剖症例

　剖検症例で印象に残っているのは，やはり若い頃に自分が執刀した原発不明癌の症例（病理と臨床 臨時増刊号 Vol16, 438-439, 1998）である．悪性腫瘍の骨転移と診断され，原発巣の検索をしていたが，DICやくも膜下出血を合併し，その後，剖検が実施された．剖検時，肉眼的には原発巣を見出せず，組織学的に高分化型腺癌とsignet-ring cellが主体の低分化腺癌が，肺，膀胱，精巣，脊椎骨，肋骨，肺門リンパ節などに認められた．肺，前立腺，消化管，膵・胆道系などの原発を考え検索したが，いずれの臓器にも明確な原発巣は確認できなかった．最終的に，胃と前立腺の全割切片を作製したところ，胃に多発性の早期癌（深達度はm）が認められた．その組織像は中分化型管状腺癌ないしはsignet-ring cell carcinomaで，転移巣の組織像に類似しており，免疫組織化学的にPSA（prostate specific antigen）が陰性であったことから，原発巣として胃癌が最も考えられると判断された．剖検例で胃や前立腺の全割切片作製というのは初めての経験であり，それによって結果を得ることができたこともあり，労を惜しまず徹底的に検索することの重要性を身をもって学んだ症例であった．

18 呼吸器 ▶ 肺
Pneumocystis pneumonia
ニューモシスチス肺炎

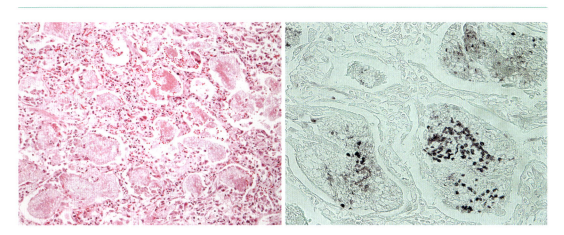

症例 40代，男性，肺，HE染色（左図），Grocott染色（右図）

起炎菌の変遷
- 本肺炎は後天性免疫不全症候群（AIDS）症例などにおける**日和見感染**が有名である．
- かつては（ニューモシスチス）カリニ肺炎（*Pneumocystis carinii* が起炎菌と考えられていた）と呼ばれていたが，その後，ヒトで肺炎を起こす菌は別の種類（***Pneumocystis jirovecii***）であることが判明し，現在ではニューモシスチス肺炎に名称が変更された．

臨床像
- *Pneumocystis* は真菌の一種で，通常は多くの健常者において保菌状態にある．AIDSなどで細胞性免疫の著しい低下が起こると顕在化し，両側性びまん性間質性肺炎として発症する．
- 主訴は発熱や呼吸苦，乾性咳嗽などで，典型例では画像上すりガラス状陰影を呈する．

組織像
- 間質性肺炎の像とともに，泡沫状，蜂巣状などと表現される滲出物が肺胞内に貯留する所見が特徴的である．
- Diffuse alveolar damage（DAD）の所見，すなわち肺胞内腔の著明な硝子膜形成（☞260頁）もよくみられる所見である．
- Grocott染色を行うと，肺胞内の滲出物や硝子膜内部などに，径5～7μm大の円形，あるいは盃状・三日月状嚢子の存在が明らかとなる（右図）．

19 Mucormycosis
ムコール症

呼吸器 ▶ 肺

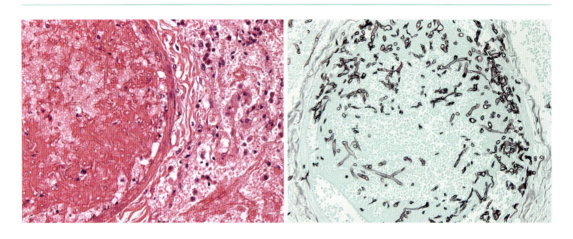

症例	10代，女性，肺，HE染色（左図），Grocott染色（右図）
概念	● ケカビ目の真菌が作る胞子を吸いこむことによって起こる． ● 通常は**免疫不全**患者に発症する． ● 鼻・副鼻腔，眼，中枢神経が頻度の高い感染臓器であるが，肺の感染例も比較的よくみられる．稀に，皮膚や消化器系にも感染する．
組織像	● 肺実質や血管壁などに真菌感染巣が形成される． ● 急性炎症細胞浸潤や膿瘍形成などは目立たない． ● 菌体の血管侵襲の結果，出血性の梗塞巣がしばしばみられる．
菌体像	● 臨床的にも組織学的にも主たる鑑別対象となるaspergillusとは以下のような相違点がある．

	aspergillus	mucormycosis
中隔	あり	なし
分岐	45°前後で規則的な二分岐	90°に近い広角で不規則に分岐
配列	平行ないしは放射状	不規則・散在性

20 呼吸器▶肺
Pulmonary tumor thrombotic microangiopathy（PTTM）
肺腫瘍血栓性微小血管症※

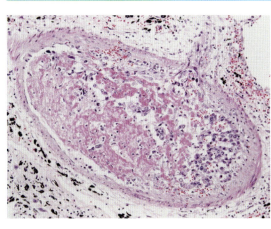 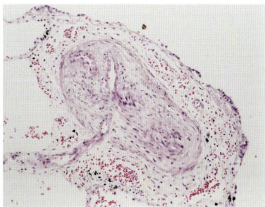

症例	・70代，女性，肺 ・呼吸苦，胸部痛を訴えた後の急死例で，剖検にて胃体部の進行胃癌（Type 4, 9 × 9 cm, pT3, 低分化腺癌）が確認された．
概念	・悪性腫瘍による肺動脈腫瘍塞栓症の一型である． ・肺動脈亜区域枝よりも末梢の小動脈・細動脈に多発腫瘍塞栓を生じるとともに，血管内膜の肥厚や凝固能亢進を伴い，血管内腔の狭窄・閉塞をきたす．
臨床像	・肺高血圧症を伴った急速に進行する呼吸困難，呼吸不全を特徴とする． ・原因腫瘍の原発臓器は多彩であるが，組織型の**大部分は腺癌**で，胃原発の低分化腺癌によることが最も多い．早期胃癌例も報告されている．
肉眼像	・PTTM病変自体を肉眼的に認識することは困難である．
組織像	・小動脈内腔に，腫瘍細胞による塞栓像とともに血栓形成を認め，血栓は器質化像を伴う（左図）． ・線維細胞性増殖による小動脈内膜の肥厚により内腔が狭窄・閉塞し，再疎通像もみられる（右図）．閉塞血管内腔に，豊富な腫瘍細胞塊は必ずしも確認できない．
関連事項	・微小腫瘍塞栓のみによる動脈内腔閉塞ではなく，むしろ血管内膜の増殖性変化や凝固能の亢進が血管閉塞の主な原因になっていると考えられる病態である． ・局所で腫瘍細胞により産生されるVEGFなどの因子の関与が考えられている．

※ PTTMの日本語表記について
PTTMに対しては，「肺動脈腫瘍塞栓性微小血管症」や「腫瘍塞栓性肺微小血管障害」などの日本語表記も使用されており，必ずしも統一されていないが，本書では「肺腫瘍血栓性微小血管症」と表記した．

21 Granulomatosis with polyangitis
多発血管炎性肉芽腫症

呼吸器▶肺　泌尿器・男性生殖器▶腎臓

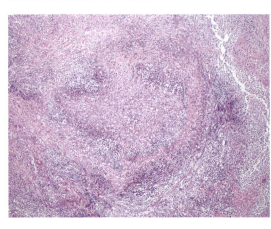 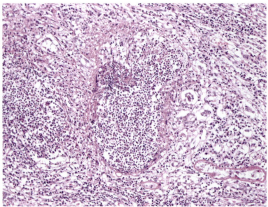

症例	20代，男性，肺の弱拡大（左図），腎臓の強拡大（右図）
概念	● かつては Wegener's granulomatosis（ウェゲナー肉芽腫症）と呼ばれていた全身性の炎症性疾患で，中～小血管の**壊死性血管炎**を本態とする．
	● 上・下気道病変，腎病変（**壊死性糸球体腎炎**）の出現が典型例である．
	● PR3-ANCA が陽性となることが多く，診断的価値が高い．
臨床像	● 主たる症状は，咳，呼吸困難，浮腫などで，血管炎に起因した間質性肺炎，急速進行性糸球体腎炎によるものである．
	● 鼻の内部構造が破壊され，**鞍鼻**と呼ばれるつぶれた状態になることもある．
組織像	● 上気道や肺では，血管中心性・気道中心性に**壊死性の肉芽腫**がしばしば形成される．また，気道全般にフィブリノイド型の壊死性血管炎が観察される．
	● Churg-Strauss 症候群に似るが，喘息症状や好酸球の増多がない点が同症候群との違いである．
	● 腎では肉芽腫病変，血管炎に加えて，壊死性**半月体形成性腎炎**の像がみられる．分節性・壊死性の糸球体腎炎が起こり，その結果半月体が形成される．
	● 時として肉芽腫様の形態を示す糸球体炎が認められることもある．

22 Minute pulmonary meningothelial-like nodule
微小肺髄膜細胞様結節

呼吸器 ▶ 肺

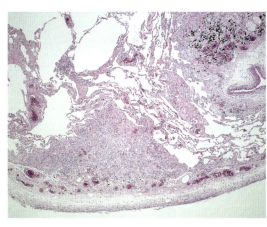 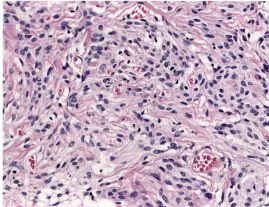

症例	60代，男性，肺
概念	● 微小髄膜細胞様結節（minute meningothelial-like nodule）は，かつて minute chemodectoma と呼ばれていた病変で，外科切除肺や剖検肺で偶然見つかることがある数 mm 大の良性病変である．
	● 神経内分泌性分化は認められず，くも膜細胞や髄膜腫細胞に類似した細胞の増生からなる小結節性病変である．
病理像	● 胸膜近くや血管周囲で 1 ～ 2 mm 大の白色結節として認められる．
	● 組織学的には，上皮様および短紡錘形細胞の充実性増殖からなり，髄膜腫様の渦巻き状構造を認めることもある．
	● 電顕的所見および免疫組織化学的な特徴は髄膜腫に類似しており，EMA，vimentin, CD56，PgR が陽性となり，cytokeratin，S-100 蛋白，NSE，synaptophysin, chromogranin は陰性である．
関連事項	● 本病変の多くは無症状で，生命予後に影響を与えないとされる．
	● ほとんどの症例は偶然発見されるが，稀に両側に多発病巣を形成し，呼吸器症状を呈することがある．
	● 肺では原発性髄膜腫も報告されており，中枢神経系に発生した髄膜腫の肺転移と鑑別する必要がある．

23 呼吸器▶肺
Tumorlet
テューモレット

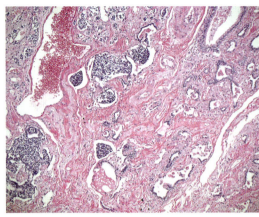 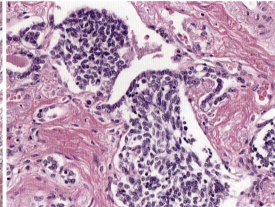

症例 70代，女性，肺

概念
- Pulmonary tumorlet は，肺内に偶然見出される神経内分泌細胞の増殖巣である．
- 良性病変とされ，腫瘍というよりは反応性または過形成性の一部，すなわち非腫瘍性病変と考えられる．
- 直径が 5 mm 未満のものが tumorlet，5 mm 以上のものが caricinoid tumor と定義されている．

病理像
- Tumorlet は，気管支に近接する多数の細胞胞巣として認められ，類円形から短紡錘形の核を有する内分泌細胞が胞巣状に配列している．
- 単調な細胞からなり，異型性は乏しく，壊死や分裂像は認められない．
- 免疫組織化学的には，chromogranin A，synaptophysin，CD56 に陽性を示す．

関連事項
- Tumorlet は瘢痕部や気管支拡張部にみられることが多いが，間質性肺炎との関連性は乏しいとされる．一方で，tumorlet から放出されるサイトカインにより線維化がもたらされるともいわれている．
- 臨床的意義の少ない偶発病変であるが，カルチノイド腫瘍（carcinoid tumor）や小細胞癌（small cell carcinoma）との鑑別が必要である．
- Diffuse idiopathic pulmonary neuroendocrine cell hyperplasia（DIPNECH，びまん性特発性肺神経内分泌細胞過形成）：WHO 分類では preinvasive lesion として記載されており，腫瘍性神経内分泌疾患の一部と関連付けられている．びまん性の神経内分泌細胞の過形成で，進行することで腫瘍を形成する可能性があると考えられている．

24 呼吸器▶肺
Kaposi sarcoma
カポジ肉腫

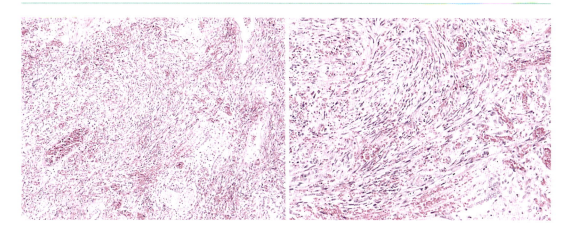

症例 30代，AIDS（acquired immunodeficiency syndrome）の男性，肺

概念
- ヒトヘルペスウイルス8型（human herpes virus 8, HHV-8）感染を基盤として発症する血管内皮細胞性腫瘍で，AIDSなどの免疫不全患者に併発することが多い．
- 基礎疾患や地理的要因により，古典型ないしヨーロッパ型（東ヨーロッパや地中海地域の高齢者に発症），地方病型（アフリカの若年者にみられる風土病），医原病型（臓器移植などでの免疫抑制薬による），AIDS関連型に分類される．
- 局所侵襲性を示し，主に皮膚に好発するが，口腔，消化管，肺，リンパ節などにも生じる．
- 皮膚病変は進行するとリンパ浮腫をきたし，さらに進行した場合は消化管，肝，肺などの臓器に浸潤し，致死的となることもある．

組織像
- 初期は毛細血管の増加のみであるが，patch stage では不整な血管腔が増生し，リンパ球，形質細胞，マクロファージなどの炎症細胞浸潤や出血がみられる．
- 続いて plaque stage になると血管周囲に紡錘形細胞の増殖がみられる．
- well-developed（nodular）stage では紡錘形細胞が束状に増殖し，小血管やスリット状空隙が形成される．
- 頻度的には低いが，hyaline globule が認められることもある．
- 肺では lymphatic channels に沿って病変が分布する傾向がみられる．

免疫組織化学
- 紡錘形の腫瘍細胞は HHV-8 LANA，CD34，CD31，podoplanin（D2-40）に陽性で，α-SMA，desmin，S-100 protein，EMA には陰性である．

25 消化器▶食道
Oncocytic metaplasia
オンコサイト（膨大細胞性）化生

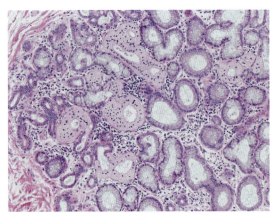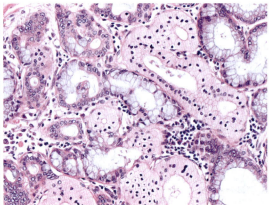

症例	70代，男性，食道
概念	● 食道の粘膜下層には粘液腺を主体とした食道腺が存在するが，しばしばoncocytic metaplasiaを伴う．
	● **高齢者の剖検例**では，中下部食道や胃食道接合部から標本を作製すると遭遇する頻度が高い病変であることから，加齢に伴う変化と考えられている．
組織像	● 円柱状，好酸性の細顆粒状細胞質を有する細胞が認められる．
電顕像	● 多数のミトコンドリアが認められる．

Column 9 　解剖体慰霊祭

　各大学の医学部・大学病院，医科大学では毎年10月（施設によっては11月）に解剖体慰霊祭が行われる．これは前年の7月1日（施設によっては4月1日）から慰霊祭の行われる年の8月末（施設によっては3月末）までの1年間に献体された系統解剖，病理解剖，法医解剖のご遺体に対し，その冥福を祈る式典である．ご遺族や関係者，医学部長，病院長，解剖学・病理学・法医学の各教授をはじめとする教職員，医学生らが参列し，黙祷の後，代表者による感謝と追悼の辞が述べられる．その後，指名献花が行われ，続いて参列者全員が祭壇に献花し，御霊の安らかなご冥福をお祈りする厳粛な儀式である．ただ，今思い起こしても，自分が医学生の時に解剖体慰霊祭に参列した記憶はなぜか思い出せない．医者になってからは，病理学教室の教授が「今日は慰霊祭だ」といわれていたため参列した記憶はあるが，毎年参列していたという確かな記憶はない．さすがに自分が教授になってからは毎年参列していたが，病理医よりも技師の参列が多かったように思う．このコラムを書くにあたり，大学病院の病理医や病理の大学院生にも聞いてみたが，やはり解剖体慰霊祭の印象は薄いようである．実際，このような献体があるからこそ，学生は解剖実習（すなわち系統解剖）を学ぶことができ，病理解剖や法医解剖を通じて病気の原因究明，突然死や医療事故の解明が可能となり，医学の進歩・発展へとつながっている．その意義を考えると，多くの医学生や医療従事者が，より積極的に解剖体慰霊祭に参列することを切に願う．

26 Pancreatic acinar metaplasia
膵腺房化生

消化器▶食道

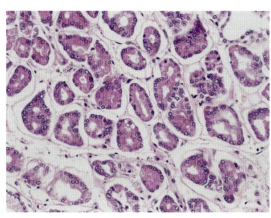
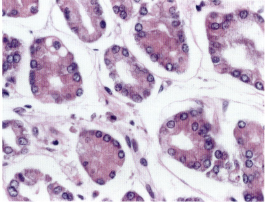

症例	60代，男性，胃食道接合部
概念	● 食道には様々な metaplasia がみられるが，噴門付近（gastroesophageal junction, Z line）では pancreatic acinar metaplasia がよく知られている．組織学的に膵腺房細胞が認められ，膵上皮化生とも呼ばれる．成人および小児いずれにおいてもみられる． ● 異所性膵（ectopic pancreas）が腫瘍性病変であるのとは異なり，pancreatic acinar metaplasia はミクロレベルの病変である．また，逆流性食道炎のような炎症所見に付随してみられることが多い．
組織像	● 胃主細胞とパネート細胞の中間的な形態を示し，好酸性顆粒状の胞体を持つ．異所性膵と異なり，膵管（導管）やランゲルハンス島は認められない．
免疫組織化学	● 膵腺房細胞のマーカーである trypsin，amylase，BCL10 などが陽性となる．

27 消化器 ▶ 食道｜小腸・大腸・虫垂・直腸
Systemic sclerosis
全身性強皮症

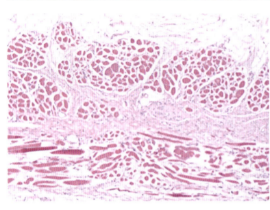
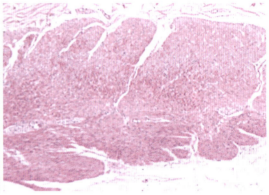

症例　80代，男性，食道（左図），大腸（右図）

全身性強皮症の内臓病変
- 食道に最も多く，全身性強皮症患者の半数以上に食道の運動異常が認められる．
- 下部食道括約筋の不全により，逆流性食道炎を伴うことが多い．

消化管の組織学的変化
- 食道および大腸を含む消化管では，**固有筋層の変性・萎縮**が認められる．
- 固有筋層の変化は外縦走筋に比べ内輪筋に高度で，線維化およびときに筋層の消失がみられる．
- 病変はしばしば非連続性に出現する．

その他の組織像
- 神経細胞には光顕的な変化は少ない．血管は軽度の内膜肥厚を示す．

鑑別疾患
- visceral myopathy が挙げられる．visceral myopathy では外縦走筋の方により高度な変化が認められるとされる．また，全身性強皮症の方がより非連続性で，筋線維を取り巻くような線維化が認められることも特徴である．

関連事項
- 強皮症（scleroderma）は，全身に影響がみられる**全身性強皮症（systemic sclerosis）**と皮膚に限局して硬化が認められる**限局性強皮症（localized scleroderma）**に大別されるが，上記症例は前者をさす．なお，全身性強皮症は，全身性硬化症ともいわれ，以前は進行性全身性硬化症（progressive systemic sclerosis）という用語が使用されていた．

28 Hemochromatosis
ヘモクロマトーシス

消化器 ▶ 小腸・大腸・虫垂・直腸｜胃・十二指腸

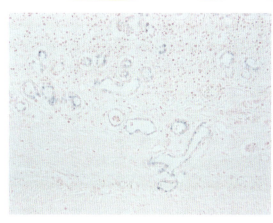 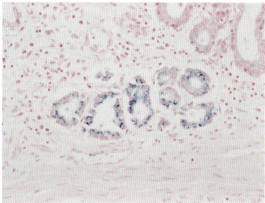

症例	60代，女性，小腸（左図）・胃（右図）（ベルリンブルー染色）
概念	●鉄の代謝異常で，全身諸臓器にヘモジデリンが沈着し，実質臓器の細胞障害をきたす．
症状	●三主徴（肝細胞障害に伴う肝硬変，ランゲルハンス島障害による二次性糖尿病，青銅色の皮膚色素沈着）の他に心筋障害や内分泌腺の機能低下など多彩な症状を呈する．遺伝性ヘモクロマトーシスと遺伝的素因のない二次性ヘモクロマトーシスに分けられる．
組織像	●肝・胆管・膵・胃粘膜・小腸粘膜・副腎・甲状腺・腎・皮膚・唾液腺などの上皮や，心筋・平滑筋などにヘモジデリンの沈着を認め，それにより実質細胞の変性・脱落・消失がみられる． ●**ベルリンブルー染色**により，ヘモジデリンの沈着顆粒が青色に染色される． ●本例はヘモクロマトーシス症例における小腸粘膜および胃粘膜のベルリンブルー染色像である．いずれも**上皮内にヘモジデリンの沈着**が認められることから，ヘモクロマトーシスが示唆される．

29 Lymphangioma
リンパ管腫

■消化器▶小腸・大腸・虫垂・直腸

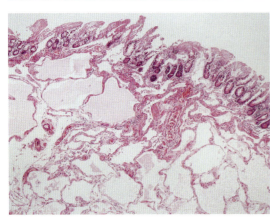 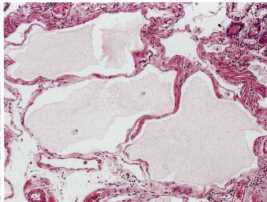

症例	60代，男性，小腸
概念・頻度	●拡張したリンパ管が多房性に認められる病変. ●消化管ではどの部位にも生じるが，十二指腸でみられることが多い. ●血管腫に比べると，その頻度は低い.
症状	●無症状のことが多く，手術時や剖検時に偶然発見されることが多い. ●稀に蛋白漏出性胃腸症を生じる.
肉眼像	●通常は単発性であるが，多発して**リンパ管腫症**（lymphangiomatosis）となることもある. ●黄色で柔らかく，大きさは1.5〜10 cmで，平均2.8 cmである. ●通常，表面平滑な広基性の円形隆起性病変として認められる.
組織像	●粘膜下層に線維性結合織とともに様々な大きさのリンパ管が認められる. ●リンパ管の内腔は1層の平坦な内皮細胞で覆われている.
鑑別疾患	●組織像から血管腫（hemangioma）とリンパ管腫（lymphangioma）を鑑別するのが困難な場合もあるが，その場合肉眼所見が大切である. ●組織学的には，hemangiomaと比較すると，lymphangiomaは脈管内に含まれる血球が乏しい.

30 Appendiceal neuroma
虫垂神経腫

消化器 ▶ 小腸・大腸・虫垂・直腸

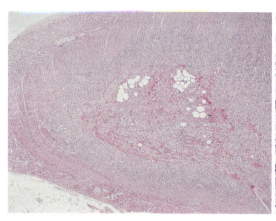
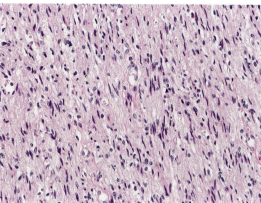

症例　60代，男性，虫垂

概念
- 虫垂先端に好発する良性病変で，同義語としては obliteration of the appendiceal lumen，fibrous obliteration of the appendix，neurogenic hyperplasia of the appendix，neurogenic appendicitis などがある．

頻度
- 剖検症例などでも偶発病変として認められることが多く，比較的よくみられる病変である．

性差・年齢
- 性差は認められず，加齢とともに頻度は増加し，虫垂全長にわたり内腔が閉塞する症例もある．

肉眼像
- 灰白色ないしは淡黄色調の病変で，内腔が閉塞していない場合には認識困難なことが多い．

組織像
- 組織学的に3つのパターンがあり，最も多くみられるのは紡錘形細胞が虫垂の内腔を置換・閉塞するパターンである．
- 紡錘形細胞には淡好酸性の繊細な細胞突起を有する Schwann 細胞と線維芽細胞が混じっている．
- その他に，粘膜筋板から粘膜固有層にかけて認められるパターンと，境界明瞭な結節としてみられるパターンがある．

免疫組織化学
- 増生する紡錘形細胞は，S-100 蛋白と NSE に陽性で，α-smooth muscle actin は陰性である．

一口メモ
- 臨床的に **慢性虫垂炎**（chronic appendicitis）と診断された症例の多くは，再発性急性虫垂炎（recurrent acute appendicitis）であるという記載もあり，病理診断名としての chronic appendicitis の使用は極力避けた方がよいとされている．
- また，抗生剤などを使用して急性炎症がほとんど消失した症例は resolving appendicitis と称されることがある．

31 Radiation colitis 放射線性腸炎

消化器▶小腸・大腸・虫垂・直腸　泌尿器・男性生殖器▶膀胱

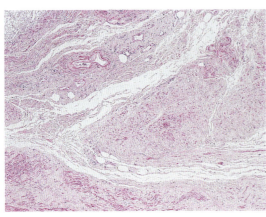 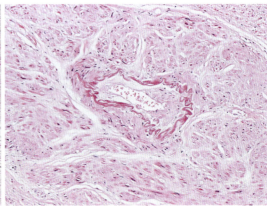

症例	70代，女性，直腸（左図），膀胱（右図）
定義	●放射線性腸炎（radiation colitis）とは，子宮癌などの骨盤内臓器の悪性腫瘍に対する放射線治療後に発生する腸管障害である．

時期による分類
- 放射線治療後，早期（1〜2週間後）にみられる acute form（急性障害）と，数か月〜数年の単位で起こる chronic form（慢性障害）に分けられる．

組織像
- 本例は chronic form に相当し，血管の病変が主な変化である．
- 血管内皮は線維化をきたし，foamy histiocytes が集簇する．中膜は線維化や硝子化，フィブリノイド壊死を示す．小血管の血管炎を示すこともある．以上の結果，血管内腔の狭小化が生ずる．
- 粘膜下層その他の間質は，著明な線維化をきたして肥厚する．
- 一方，acute form は壊死や潰瘍形成，浮腫など虚血性病変と類似した組織所見を呈する．

腸管以外の例
- 膀胱でも放射線治療の慢性障害により，壁の線維化，血管の変化（中膜の線維化や硝子化，内皮の線維化・foamy histiocytes の集簇）を示す（右図）．

32 Veno-occlusive disease/Sinusoidal obstruction syndrome (VOD/SOS)
肝中心静脈閉塞症 / 類洞閉塞症候群

消化器 ▶ 肝臓・膵臓

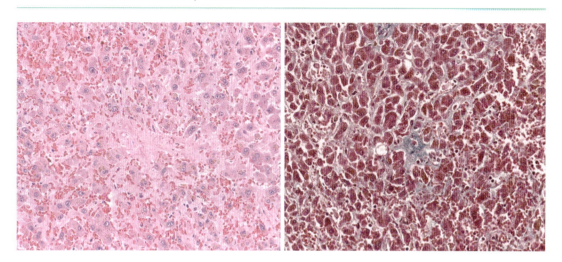

症例	30代，男性，肝臓，HE染色（左図），Elastica-Masson染色（右図）
概念	● 類洞内皮細胞の傷害により，肝類洞のうっ血や中心静脈の閉塞を引き起こし，その結果として門脈圧亢進が生じる病態を指す． ● **造血幹細胞移植後合併症**の1つとして発生しやすく，骨髄破壊的前処置として行われる大量抗がん剤や高用量放射線が原因となる．これらの治療によって血管内皮細胞が損傷を受け，VOD/SOSが引き起こされることが多い． ● 臨床症状としては，急性肝不全の兆候（黄疸，肝腫大，腹水など），体重増加，腹痛などがみられる．
病理像	● 急性期：中心静脈内皮下の浮腫，出血がみられ，中心静脈周囲の類洞のうっ血が生じ，肝細胞萎縮が認められる． ● 慢性期：中心静脈内皮下に線維化が生じ，中心静脈の狭窄や閉塞をきたす．
関連事項	● VODは，もともとは小肝静脈の閉塞に関する疾患として記載されていたが，近年では類洞の内皮細胞の障害を主眼においたSOSと併記されることが一般的である． ● 右心不全によるうっ血肝でも，類洞のうっ血や中心静脈周囲の線維化をきたし得るため，臨床像を十分に考慮して，総合的に判断することが重要である．

33 消化器 ▶ 肝臓・膵臓
Mallory body
マロリー小体

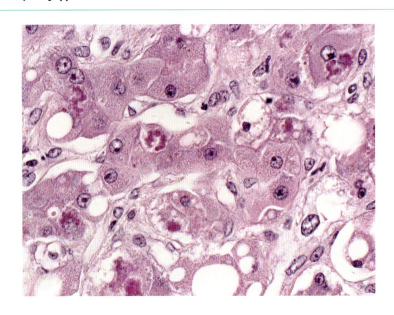

症例 40代，大量飲酒歴を有する女性，肝臓

概念
- マロリー小体（Mallory body）とは，肝細胞の変性により，肝細胞内にみられる好酸性で不整形の細胞内封入体で，Mallory-Denk体とも呼ばれる．
- Mallory bodyはアルコール性肝疾患でよくみられるため「**アルコール硝子体**」とも呼ばれ，水腫状に腫大した肝細胞内にしばしば出現する．
- 細胞質内の中間径フィラメント網が破綻することで形成されると考えられており，cytokeratinやubiquitinに陽性を示す．

病理像
- Mallory bodyは変性した肝細胞内で，好酸性の強い紐状・顆粒状の異常な沈着物として認められる．
- 電顕的に，この沈着物は中間径フィラメントの集合体から形成されていることが確認されている．
- アルコール性肝障害は，Mallory body以外に，肝細胞の脂肪変性，小葉中心帯の肝細胞壊死，好中球浸潤，中心静脈周囲の線維化などを特徴とする．

関連事項
- Mallory bodyは，アルコール性肝障害以外にも，代謝機能障害関連脂肪肝炎（metabolic dysfunction associated steatohepatitis, MASH），慢性胆汁うっ滞，肝細胞癌，原発性胆汁性胆管炎（primary biliary cholangitis, PBC）などで認められることがある．

34 Fatty liver
脂肪肝（= Steatotic liver disease 脂肪性肝疾患）

消化器 ▶ 肝臓・膵臓

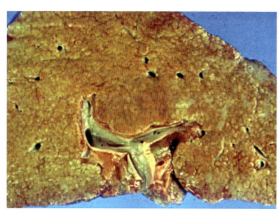
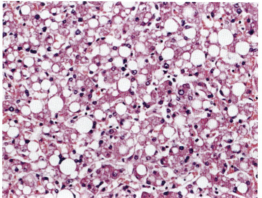

症例	80代，男性，肝臓
概念	・脂肪肝（fatty liver）は中性脂肪が肝細胞内に過剰に沈着した状態で，通常，肝小葉の1/3以上にわたって肝細胞の脂肪化が認められる． ・steatosis, fatty change は同義語である．
肉眼像	・肉眼では全体に柔らかく黄色調を呈し，水をはじくような脂ぎった感がある．
組織像	・多数の小型の脂肪滴が核を辺縁に圧排せずに存在する状態を小滴性脂肪変性といい，アルコール性肝障害・妊娠時の急性脂肪肝・Reye 症候群などが代表例として挙げられる． ・一方，1つの大型の脂肪滴が核を圧排して存在するのが大滴性脂肪変性で，肥満・糖尿病患者などでみられるが，アルコール性肝障害でも認められる． ・本例は高カロリー輸液（IVH, TPN）により脂肪肝を認めた症例で，大小の脂肪滴が肝細胞内に蓄積している．
超音波像	・超音波検査では高エコーを呈し，肝腎コントラストの増強，肝内脈管の不明瞭化などがみられる．
関連事項	・従来，飲酒歴のない人で，肥満，糖尿病，脂質代謝異常などに起因する脂肪肝は，**非アルコール性脂肪性肝疾患**（non-alcoholic fatty liver disease, NAFLD）と呼ばれていた．そしてNAFLD には非アルコール性脂肪肝（non-alcoholic fatty liver, NAFL）と進行性の**非アルコール性脂肪性肝炎**（non-alcoholic steatohepatitis, NASH）が含まれ，NAFL は単純性脂肪肝（simple steatosis）とも呼ばれていた． ・しかし，2023 年に欧州肝臓学会が脂肪性肝疾患の病名と分類法の変更を発表したのをきっかけに，日本においても脂肪肝の新たな病名として，**脂肪性肝疾患**（steatotic liver disease, SLD）が発表された． ・そして，SLD の中で過剰飲酒がなく代謝異常を生じている場合を**代謝機能障害関連脂肪性肝疾患**（metabolic dysfunction-associated steatotic liver disease, MASLD, マッスルディー）と呼称し，MASLD に該当しかつ肝炎が生じている場合は，**代謝機能障害関連脂肪肝炎**（metabolic dysfunction associated steatohepatitis, MASH）と呼ぶことになった．

35 Herpesvirus infection
ヘルペスウイルス感染症

消化器 ▶ 肝臓・膵臓

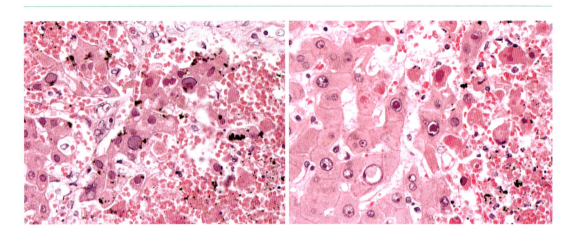

症例 70代，男性，肝臓

概念
- 通常は若年期において，経口的に，あるいは外陰部領域を介して感染した herpes simplex virus（HSV）は終生の潜在感染状態となる．
- 免疫不全状態に陥った患者では，全身性のヘルペスウイルス感染症が惹起され，しばしば肝細胞にも感染が及ぶ．

背景疾患
- 免疫不全状態をきたす背景として，臓器移植症例や，悪性疾患（特に血液系）の治療中の症例における頻度が高い．加えて，human immunodeficiency virus（HIV）の先行感染に起因した症例も増加してきている．

組織像
- 炎症細胞浸潤は目立たないが，肝実質では不規則に広がる凝固壊死巣がみられる．
- 壊死巣の辺縁部の肝細胞では，**すりガラス状**の核を有するもの，ハロー（halo）を伴う好酸性の**核内封入体**を有するものなどが観察される．**多核化**した細胞もしばしば見出される．

肝のherpesvirus感染
- HSV以外にも肝に感染する herpesvirus group の virus として，Varicella-zoster virus（VZV），cytomegalovirus，Epstein-Barr virus，human herpesvirus 6 が知られている．

36 | Hemangioma of the liver
肝血管腫

消化器 ▶ 肝臓・膵臓

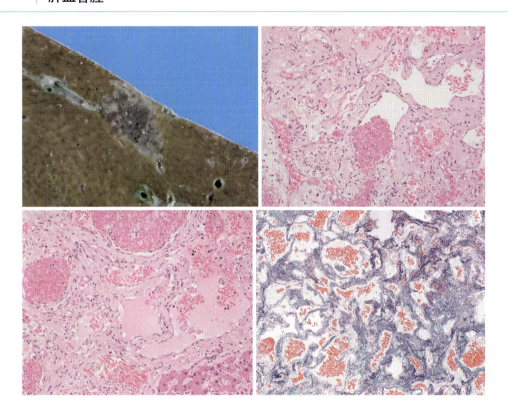

症例	80代，男性，肝臓
概念	● 原発性肝腫瘍において最も頻度の高い良性腫瘍で，海綿様の構造を持つ**海綿状血管腫**の頻度が高い．血栓形成，線維化，硝子化などの二次的な変化によって硬化性変化が種々の程度で認められることが多い． ● 単発または多発性で発症し，直径数 mm ～ 5 cm 以上になるものまで様々である．10 cm を超える大きなものでは，破裂の危険性があり，破裂によって腹腔内出血をきたすこともある． ● 通常無症状で，病理解剖や画像検査で偶然発見されることが多い．病理解剖では，悪性腫瘍や他の肝疾患との鑑別が重要である．
肉眼像	● 通常，海綿状血管腫は概ね明瞭な境界を持って存在し，**スポンジ状**で，赤紫色や淡赤色を呈することが多い．腫瘍内部に線維化や硝子化を伴う場合には，白色調を呈する． ● 本例では，灰白色調で境界不明瞭な腫瘤を形成しており，腫瘤内には粒状の黒褐色病変を散見する．
組織像	● 本例では，海綿状を呈する部分はわずかであり，種々の程度に硬化性変化を伴っている．管腔内で血栓形成も散見されている．
関連事項	● 硬化性変化をきたす機序は不明であるが，血栓形成による血流障害に起因する可能性も示唆されている．しかしながら，本例は播種性血管内凝固症候群（DIC）を併発していた症例であり，その血栓形成は DIC に起因するものである可能性がある．

37 von Meyenburg complex
フォン・マイエンバーグ複合体

消化器 ▶ 肝臓・膵臓

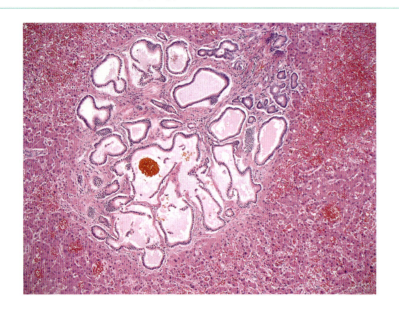

症例	50代，男性，肝臓
概念	● フォン・マイエンバーグ複合体（von Meyenburg complex）は，肝内に偶然発見される病変で，胆管微小過誤腫（bile duct microhamartoma）とも呼ばれる．
	● 通常，門脈域ないしはその周辺に認められる小結節性の良性病変である．
病理像	● 病変は数mm大（通常5mm未満）の斑状あるいは結節状病変で，多発することが多い．
	● 組織学的には，門脈領域の線維性組織内に，やや拡張した胆管が集簇して認められる．
	● 胆管の大きさは様々で，形状は円形ないしはやや不整形を呈し，その内腔には蛋白様の液体や濃縮した胆汁が貯留している．
	● 胆管を覆う上皮は平坦または立方状で，異型性は認められない．
	● 免疫組織化学では，CK7，CK19などの胆管系マーカーが陽性を示す．
関連事項	● 本病変は組織奇形とみなされ，胆管腺腫（bile duct adenoma）との鑑別が必要である．
	● 胆管腺腫（bile duct adenoma）：単発性で，被膜下に白色調の境界明瞭な結節として認められ，通常2cm未満の大きさである．炎症性または硝子化した間質内に小型腺管が密在し，拡張や胆汁貯留はみられない．病変内に既存の門脈域を認めることもある．
	● von Meyenburg complexと多嚢胞腎疾患（polycystic kidney disease）との関連性が推測されている．

38 Acute myeloid leukemia, hepatic involvement
急性骨髄性白血病，肝浸潤

消化器 ▶ 肝臓・膵臓

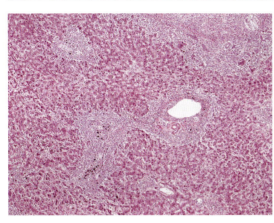 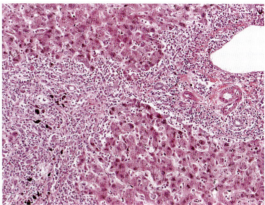

症例 50代，男性，肝臓

病歴
- 骨髄異形成症候群（myelodysplastic syndrome）の病型分類のうち，芽球増加を伴う不応性貧血（refractory anemia: RA），すなわち RA with excess blasts（RAEB）発症の10か月後に overt leukemia（AML，M2）に移行した．
- 化学療法に対して治療抵抗性で，その後，発熱，貧血症状および左季肋部痛が出現し，発症より約2年後に死亡し，剖検が行われた．

組織像
- AML の肝浸潤で，白血病細胞が massive に肝実質内に浸潤している．

急性白血病の肝浸潤
- 急性リンパ芽球性白血病（acute lymphoblastic leukemia, ALL）では通常，白血病細胞の浸潤は portal area に限局する．
- 急性骨髄性白血病（acute myeloid leukemia, AML）では通常，portal area にも sinusoid にも浸潤を認める．

鑑別疾患
- 肝ペリオーシス（peliosis hepatis）：類洞の拡張と肝内に1〜10 mm 程度の内皮細胞を持たない不整形の血液貯留腔が出現する稀な疾患である．肝紫斑病ともいう．
- 肝静脈閉塞性疾患（veno-occlusive disease）：微小肝静脈の閉塞により，中心静脈は線維性に閉塞し，周囲の類洞ではうっ血および拡張がみられ，肝細胞壊死が認められる疾患である．肝静脈閉塞症ともいう（☞ 283 頁）．

39 消化器▶肝臓・膵臓
Chronic pancreatitis
慢性膵炎

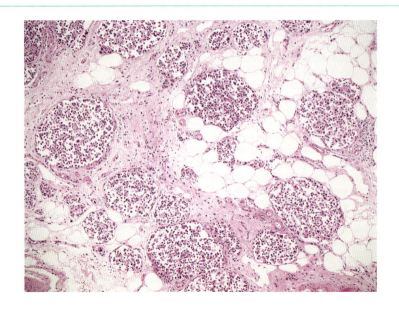

症例	70代，女性，膵臓
概念	・慢性膵炎は病理解剖でしばしば観察される副病変の1つであり，その組織像には比較的広範なバリエーションが存在し，誤診されることもある． ・診断の基本となる所見は，腺房の萎縮および拡張（acinar atrophy, acinar dilatation），さらに小葉内線維化（intralobular fibrosis）である． ・本例のようにランゲルハンス島の集簇（islet aggregation）が認められる症例も存在する．これは腺房が容易に萎縮・消失するのに対し，島細胞は比較的保たれるために生じる現象である．
病理像	・線維化や脂肪浸潤の目立つ組織の中に，島状の細胞集塊が多数観察される． ・細胞集塊は大小様々であるが，概ねランゲルハンス島の形態を保ち，細胞異型はみられない．神経内分泌マーカーによりランゲルハンス島であることが確認される． ・腺房組織はほとんどが消失している．
鑑別疾患	・病理解剖例における慢性膵炎の鑑別疾患としては，急性膵炎の修復期，著明な脂肪浸潤，ヘモクロマトーシスが挙げられる（Shimizu M, et al: J Clin Pathol 49; 913-915, 1997）． ・神経内分泌腫瘍（neuroendocrine neoplasm）との鑑別が問題になるが，膵炎（線維化や炎症細胞浸潤など）の存在，正常の内分泌細胞構成を示すことなどが相違点である．
関連事項	・Islet aggregationでは増殖能やDNA合成は亢進しておらず，内分泌細胞の過形成が生じている証拠はない．

40 Hemosiderosis
ヘモジデローシス

消化器 ▶ 肝臓・膵臓

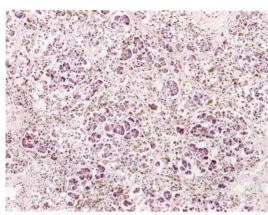 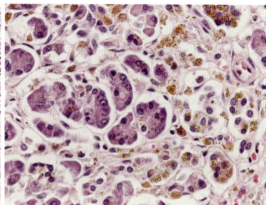

症例	50代，男性，膵臓
概念	● 鉄過剰症の一病態で，**ヘモジデリン沈着症**，**血鉄症**とも呼ばれる．余分な鉄はフェリチンあるいはヘモジデリン（hemosiderin）として細胞内に蓄えられるが，ヘモジデリンは顕微鏡下で細胞質内の黄褐色顆粒として観察可能である．
	● ヘモジデリンの組織内への沈着が病的に増加し，脾・骨髄・肝臓などの網内系での沈着が認められるが，臓器の実質細胞へのヘモジデリンの沈着はみられない．
原因	● 溶血性貧血，悪性貧血，敗血症，大量輸血などでみられ，一般的に実質臓器における鉄の沈着は軽度である．
鑑別疾患	● ヘモジデローシスではヘモクロマトーシスと異なり，細胞内鉄貯留による臓器障害は認められない．

41 Hemophagocytic syndrome (HPS) 血球貪食症候群

造血器▶血液・骨髄

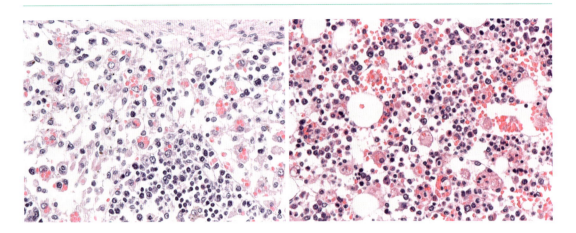

症例	● 60代，女性，リンパ節（左図），骨髄（右図） ● 全身性エリテマトーデス（SLE）に対するステロイド治療および，抗結核薬による治療後に多臓器不全で死亡．
概念	● 血球貪食は，マクロファージが血球を細胞質内に取り込んで破壊する作用である． ● 炎症性サイトカインの異常産生によりマクロファージが全身で活性化され，血球貪食像の顕著な増加と臓器障害・臨床症状をきたす病態は，**血球貪食症候群**と総称されている． ● 原発性（先天的，小児に多い）と二次性とに分類され，後者は感染，悪性腫瘍，自己免疫疾患，移植・薬剤などに関連して生じる．
臨床像	● しばしば急激で重篤・致死的な経過をたどるため，速やかな免疫抑制療法を必要とする． ● 血球貪食像が目立たない例もみられるため，提唱されている診断基準にある種々の臨床所見とあわせて診断する必要がある．
組織像	● **骨髄，リンパ節，脾，肝といった臓器にマクロファージの顕著な増加がみられ，マクロファージによる血球貪食像が認められる．** ● 赤血球，白血球，血小板といった血球が貪食されるが，通常のHE標本では，赤血球の貪食像が認識しやすい．
関連事項	● 血球貪食性リンパ組織球症，マクロファージ活性化症候群は，同様の病態に対する別称である．

42 Extramedullary hematopoiesis
髄外造血

造血器▶血液・骨髄

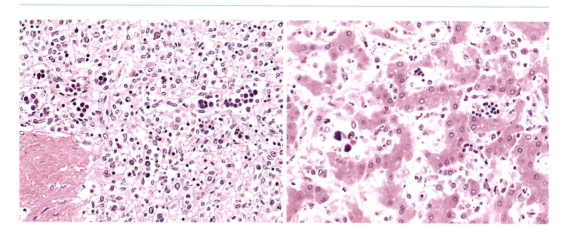

症例	60代，女性，脾臓（左図）　0歳，男児，肝臓（右図）
概念	● 骨髄線維症，慢性骨髄性白血病，悪性リンパ腫，癌の転移などの原因により，骨髄での造血が困難となった場合，あるいは感染症や溶血性貧血などで骨髄造血がその需要に応じきれなくなった場合に，造血能を維持しようと骨髄以外で代償性に造血がみられるようになる．この状態を髄外造血という． ● 髄外造血は，胎児期に造血臓器であった**肝臓**や**脾臓**でみられることが多く，造血細胞は肝臓では類洞内，脾臓では赤脾髄で認められる．
組織像	● 脾臓では赤脾髄は拡大し，白脾髄は減少する．また，赤脾髄内には赤芽球，巨核球の集簇巣がみられる． ● 肝臓では，類洞内に赤芽球，巨核球の集簇巣がみられる． ● 感染症の場合は骨髄球系細胞が主体となり，貧血では赤芽球系細胞を主体とする造血がみられる． ● 骨髄線維症などでは赤芽球系・骨髄球系・巨核球系の3系統の造血がみられることがある．

43 Gamna-Gandy nodule
ガムナ・ガンディ結節

造血器▶リンパ節・脾臓

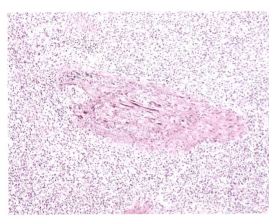 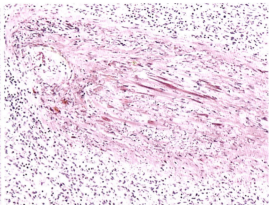

症例 60代，男性，脾臓

概念
- 門脈圧亢進症，肝硬変，右心不全などに伴い脾臓のうっ血が慢性化すると，脾被膜や脾柱の動脈周囲に限局性の出血が生じる．この出血巣が陳旧化し，線維化，ヘモジデリン沈着，石灰沈着をきたしたものが Gamna-Gandy 結節である．
- MRI では点状の低信号として，超音波では点状の高輝度エコーとして描出され Gamna-Gandy body とも呼ばれる．
- 陳旧性出血巣およびその瘢痕性病変として拡大解釈すれば，siderotic fibrous nodule with calcification, siderotic nodule も同義語といえるが，Gandy と Gamna が最初に記載したのは肝硬変に伴う門脈圧亢進症における脾臓についてのものである．

組織像
- 陳旧性の出血巣で，線維化，ヘモジデリン沈着，石灰沈着がみられる．
- 石灰沈着が線状または樹脂状を呈するのも特徴の一つとされる．

44 Intravascular large B-cell lymphoma
血管内大細胞型 B 細胞リンパ腫

造血器▶リンパ節・脾臓

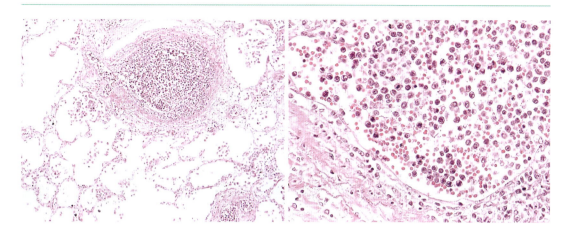

症例 60代，男性，肺

概念
- Intravascular large B-cell lymphoma では，小血管内に大細胞型リンパ腫が充満するようにみられ，中枢神経，皮膚，肺，腎臓，副腎などの節外性臓器に病変を形成することが多く，リンパ節には通常浸潤はみられない．
- 欧米型（Western form）とアジア型（Asian variant）の2つの型が知られており，前者では神経症状，皮膚症状，呼吸器症状がみられ，後者では肝脾腫，汎血球減少，血球貪食症候群などをきたす．
- 症状はリンパ腫細胞浸潤による血管閉塞が生じる部位や程度により多彩で，腫瘤形成性に乏しく，生前確定診断がつかず，剖検にて初めて診断されることもある．

組織像
- 大型で異型の目立つリンパ球が，毛細血管内を主体に，しばしば小動静脈内にも内腔を閉塞するように増殖する．
- 免疫組織化学的に B 細胞マーカーである CD20，CD79a が陽性であるが，CD5 陽性例もある．

45 Solid cell nest
充実性細胞巣

内分泌▶甲状腺・副甲状腺

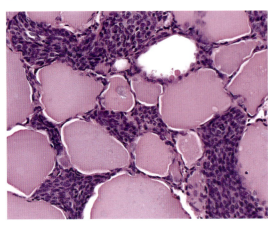
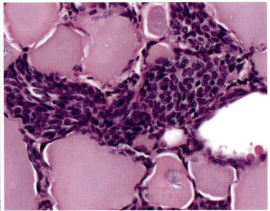

症例	70代，男性，甲状腺
概念	●甲状腺の**充実性細胞巣**（solid cell nest）は，鰓後体（ultimobranchial body）の遺残物と考えられる上皮性細胞塊である． ●鰓後体は第5鰓嚢に由来し，C細胞（傍濾胞細胞）の発生に関与している． ●正常甲状腺の両葉上〜中部に認められることが多く，悪性腫瘍と誤認しないことが重要である．
病理像	●Solid cell nestは，甲状腺濾胞間に存在し，扁平上皮や移行上皮に類似した小型細胞の小集団として認められる． ●類円形または多角形で均一な上皮細胞が主体であり，少数のC細胞を含んでいる． ●分葉状構造や小嚢胞を認めることもある． ●免疫組織化学で，多くの細胞が**cytokeratin，CEA**に陽性となり，一部の細胞がcalcitonin陽性となる．
関連事項	●Solid cell nestは，胸腺様分化を示す癌（carcinoma showing thymus-like differentiation, CASTLE）や粘表皮癌との関連性が示唆されているが，明確な結論は得られていない．

46 Spironolactone body
スピロノラクトン体

内分泌 ▶ 副腎・傍神経節

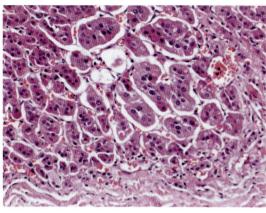 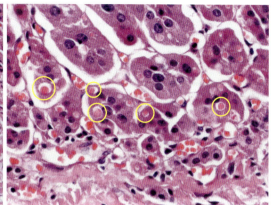

症例	60代，女性，副腎
定義	● 拮抗剤（スピロノラクトン，カリウム保持性利尿剤）を投与された症例の副腎皮質球状層の細胞に形成される同心円状構造物である．
概説	● **アルドステロン症**の患者において治療のためスピロノラクトンが投与された後に，外科的に切除された副腎腺腫や過形成の細胞の細胞質に好酸性円形の封入体として認められる．
組織像	● HE染色では好酸性・層状構造を呈し，clear halo により取り囲まれる**細胞質内封入体**として認められる（右図：○で囲んだ構造物）． ● 大きさは直径 10μm 前後であるが，2～25μm との報告がある． ● 右図の強拡大では，細胞質内に赤血球よりもやや大きい，一部層状の構造物として認識可能である．
特殊染色	● Luxol fast blue 染色で青染，Sudan black B で陽性を示す．
電顕像	● 中心部に脂肪空胞を有する同心円状の構造物で，辺縁では滑面小胞体（smooth endoplasmic reticulum）との連続が認められる．
症例の推移	● 1980～1990年代の肝癌・肝硬変の剖検例では，スピロノラクトン体を高頻度で認めた．その理由は腹水の治療としてスピロノラクトンが使用されることが多かったためである． ● 最近ではこのような症例は減少している．

47 Cytomegalovirus infection
サイトメガロウイルス感染症

内分泌▶副腎・傍神経節

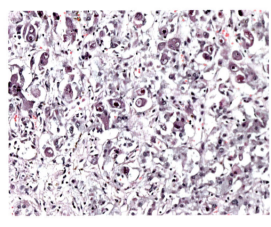 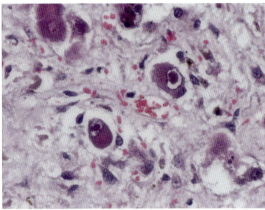

症例	50代，男性，副腎
概念	● サイトメガロウイルス感染症の初期感染は，免疫不全のない患者にも生じるが，重篤な感染は新生児や免疫不全患者が主体である．
組織像	● 腫大した細胞にウイルス封入体を認める． ● 核内封入体は無構造で周囲に halo を伴った owl's eye（ふくろうの眼）に似た像を呈し，細胞内封入体は好塩基性で，顆粒状である（右図）． ● 炎症反応は乏しいが，組織の壊死を伴うことがある（左図）．
関連事項	● 本症例では肺ならびに副腎にも cytomegalovirus の感染が認められた．

48 Amyloidosis
アミロイドーシス

内分泌▶副腎・傍神経節　消化器▶肝臓・膵臓

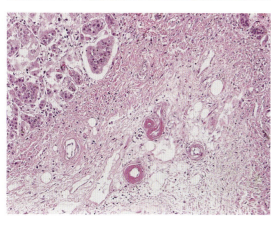 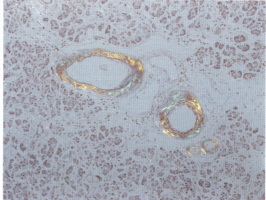

症例	70代，女性，副腎（左図），膵臓（右図，Congo red 染色）
概説	●本例は，長期の関節リウマチにより，続発性アミロイドーシスをきたした症例で，アミロイドの沈着が全身諸臓器の小動脈に認められた．
組織像	●副腎（左図）では血管壁にピンク色に染まる無構造物の沈着がみられる． ●膵臓（右図）では Congo red 染色にて偏光顕微鏡下でいわゆる apple green の偏光がみられ，アミロイドの陽性所見が確認できる．
分類	●アミロイドーシスは，由来するアミロイド蛋白により分類されるが，AL 型と AA 型アミロイドーシスがその代表である．しかしながら，現在アミロイドーシスに関連するアミロイド蛋白は約30種類以上が知られている． ●**原発性アミロイドーシス**あるいは**骨髄腫に伴うアミロイドーシス**は，免疫グロブリンのL鎖に由来するといわれ，AL 型アミロイドーシスである． ●**続発性アミロイドーシス**は，由来蛋白がはっきりしないもので，AA 型アミロイドーシスと呼ばれる．

AL型とAA型の鑑別
- 過マンガン酸カリウムで酸化処理後，Congo red 染色を行うと，AL 型アミロイドーシスは染色性や偏光に変化はなく，AA 型アミロイドーシスでは陰性となる．

透析アミロイドーシス
- 上記以外にも長期透析患者でみられる透析アミロイドーシスがあり，この場合のアミロイド線維を構成する主要蛋白は β_2 ミクログロブリンであり，好発部位は骨や関節部である．

特殊染色など
- アミロイドは Congo red 染色で橙色に染色され，偏光顕微鏡下で黄緑色の偏光を呈す．
- その他，免疫組織化学的な検索が行われる．

49 Paraganglion 傍神経節

■内分泌▶副腎・傍神経節

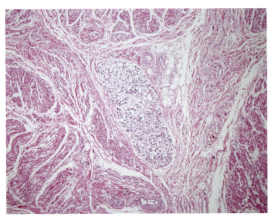 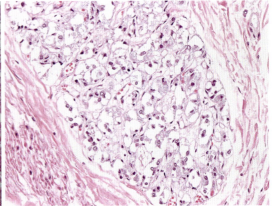

症例 70代，男性，膀胱

概念
- 傍神経節は胎生期の神経堤由来の細胞からなり，自律神経系統に関連した全身の神経内分泌臓器・組織に広く分布している．

傍神経節の豊富な部位
- 交感神経系の傍神経節は，副腎の髄質や傍脊柱領域（交感神経幹），後腹膜や骨盤内臓器を中心に分布している．
- 副交感神経系のものは，主として頸部や胸郭内の末梢神経分枝に沿った領域に観察される．
- これらの部位は，腫瘍性病変である paraganglioma の好発部位でもある．
- 稀ではあるが，本例のように膀胱の筋層内に傍神経節がみられることがある．

組織像
- 顆粒状，あるいは淡明な細胞質を有する小型の細胞（chromogranin A 陽性）が，小胞巣状，索状の構築をとって集塊を形成している．
- この胞巣間には，**支持細胞**（sustentacular cell, S-100 蛋白陽性）と呼ばれる繊細な間質細胞が網状に分布している．

鑑別疾患
- カルチノイド（carcinoid）はときに膀胱でも発生し，pure なカルチノイドとしてみられる場合と，混合型腫瘍の一成分として認められる場合がある．
- 平滑筋腫（leiomyoma）は子宮などにみられるものと同様の組織像を示し，膀胱発生のものでは性差はみられない．ときに平滑筋肉腫との鑑別が問題となる．

50 Crooke hyaline change
クルック硝子変性

内分泌 ▶ 下垂体

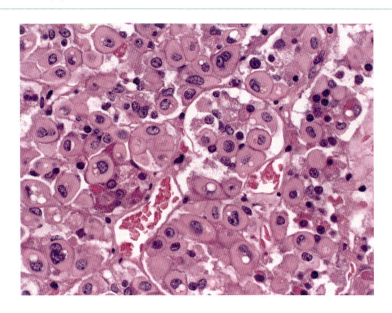

症例 50代，Cushing症候群の女性，下垂体

概念
- 内因性あるいは外因性糖質コルチコイドの過剰状態が続くと，下垂体ACTH細胞にはネガティブフィードバックがかかり，**Crooke hyaline change** と呼ばれる特有の形態変化を示す．
- 核周囲の細胞質に cytokeratin が集積し，光顕的には弱好酸性の硝子様物質として認められる．
- 同義語として **Crooke hyaline degeneration**，**Crooke hyalinization**，**Crooke change** などがあり，日本語訳としてはクルックの硝子変性，クルック変化などの記載もある．
- ACTH adenoma では腺腫外のACTH細胞に認められるが，稀にACTH腺腫細胞自身がCrooke変性を示すこともある．

病理像
- ACTH細胞の細胞質（核周囲）に，淡好酸性で均質な硝子様物質がドーナツ状に沈着する．
- この物質は電顕的に中間径フィラメントの凝集であることが明らかにされており，免疫組織化学的に低分子量 cytokeratin（CAM5.2 など）に陽性となる．
- 細胞質の大部分がこのフィラメントで占められ，小器官や分泌顆粒は核周囲と細胞辺縁部に押しやられている．

関連事項
- Crooke hyaline change を示す腺腫（**Crooke cell adenoma**）は，ACTH adenoma の2%程度で認められ，より侵襲性の強い腫瘍である．

51 ■内分泌▶下垂体
Minute nodules of granular cells
顆粒細胞の微小結節

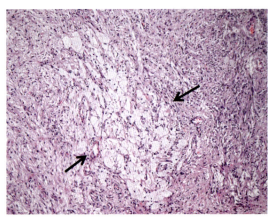 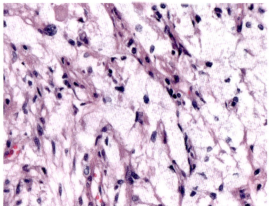

症例	50代，男性，下垂体
概念	・正常の成人の下垂体後葉，下垂体柄においてはしばしばみられる所見で，臨床的意義はなく剖検例の約15%で認められる． ・小さな結節状に単発ないし多発しているのが剖検時に偶然発見されるのが一般的である．もう少し大きな結節としてみられるものは **tumorlet** と呼ばれる．なお症状を伴うような下垂体の granular cell tumor（GCT）は稀である． ・GCT は，pituicytoma や spindle cell oncocytoma と同様に **TTF-1 陽性** となり，最新の脳腫瘍 WHO 分類第5版では上記3つの腫瘍を同一項目で扱っている．
組織像	・淡好酸性顆粒状の豊富な細胞質を有した多角形の細胞で，円形の小さな核を1つ有する． ・核小体は持たず，核の異型性，分裂像および大小不同などの所見はみられない． ・細胞質は diastate-resistant PAS（＋）染色陽性である．

52 Diabetic nephropathy
糖尿病性腎症

泌尿器・男性生殖器 ▶ 腎臓

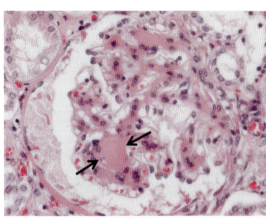 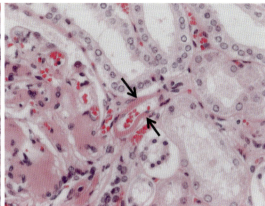

症例	40代，男性，腎臓
概念	● 糖尿病の悪化に伴い認められる大合併症（網膜症，末梢神経障害，腎症）の1つである． ● 基本的には細小血管障害で，透析治療の原因疾患の第1位を占める．
組織像	● 糖尿病性腎症の初期には，糸球体係蹄の肥厚とメサンギウム基質の増加がみられる． ● 進行するとメサンギウム基質・細胞のびまん性増生，メサンギウム基質の硬化に起因する結節性病変（nodular glomerulosclerosis）（左図），内皮細胞と基底膜の間の血漿蛋白貯留による滲出性病変（exudative lesion）が認められる． ● 細動脈の硬化（arteriolar hyalinosis）（右図），間質の線維化，尿細管の萎縮がみられる．

53 Thrombotic thrombocytopenic purpura (TTP)
血栓性血小板減少性紫斑病

泌尿器・男性生殖器▶腎臓

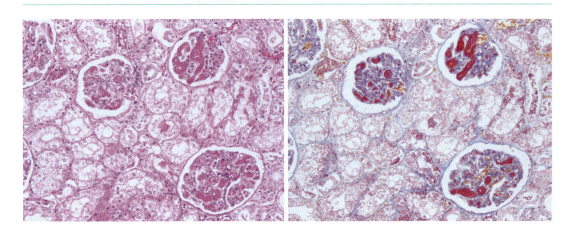

症例 60代，女性，腎臓，HE染色（左図），Masson-Trichrome（MT）染色（右図）

概念・組織像
- 糸球体はいわゆる血栓性微小血管症（thrombotic microangiopathy）の像を呈し，HE染色では好酸性に，MT染色では赤色に染まる**フィブリン血栓**を認める．
- 糸球体毛細血管壁の肥厚を認めることもある．
- 増殖性変化を伴うこともあるが，硬化性変化は通常認められない．
- 免疫組織化学を行うと，TTPの場合，factor VIIIの染色が強く，fibrinogenもしくはfibrinの染色が弱い．なお，DICの場合はこの逆のパターンであるといわれている．

鑑別疾患
- 糖尿病性腎症（diabetic nephropathy）（☞303頁）では，メサンギウム基質の増加，結節性病変（メサンギウム基質の増加が著しくなり，糸球体が結節状に分葉したもの），滲出性病変（硝子様沈着物がメサンギウムや糸球体血管内腔にみられる），輸入・輸出細動脈硬化などが認められる．
- 骨髄腫腎（myeloma kidney）（☞310頁）では，尿細管内のcast沈着と，それに反応するマクロファージ，多核巨細胞の出現がみられる．間質の変化（間質の線維化，尿細管の萎縮など）を伴う．

54 Cholesterol embolism
コレステロール塞栓症

泌尿器・男性生殖器▶腎臓

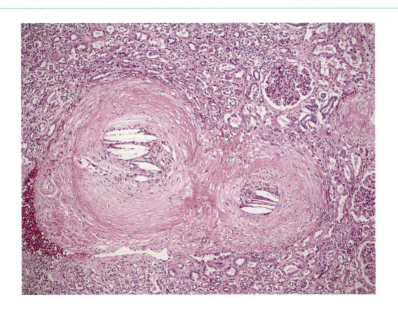

症例	70代，男性，腎臓
概念	• 粥状硬化症が高度の症例では，解剖時にコレステロール塞栓を腎，脾，膵，骨格筋，中枢神経系などに認めることがある． • 特に血管造影や動脈の外科的操作後に発生することが多い．これは，粥腫の一部が剥離して，塞栓症を引き起こすものである．
病理像	• 腎実質内の小動脈内腔が閉塞し，**コレステリン結晶**（針状または菱形の空隙）が沈着している． • 大血管壁の粥腫内には，しばしばコレステリン結晶が観察される．この結晶の存在は，塞栓が粥腫由来であることを示唆している．
関連事項	• 本病態は，粥状硬化の強い症例でみられることが多く，大動脈瘤壁の粥腫がしばしば塞栓の起源となる． • 末梢動脈に塞栓が形成されることで，腎や脳などに梗塞巣を生じる．

55 ショックでみられる主要臓器の病理像

泌尿器・男性生殖器▶腎臓　消化器▶肝臓・膵臓　造血器▶リンパ節・脾臓

①腎臓：Acute tubular necrosis 急性尿細管壊死
②肝臓：Centrilobular necrosis 小葉中心性壊死
③脾臓：Acute splenitis 急性脾炎
④膵臓：Acinar dilatation 腺房拡張

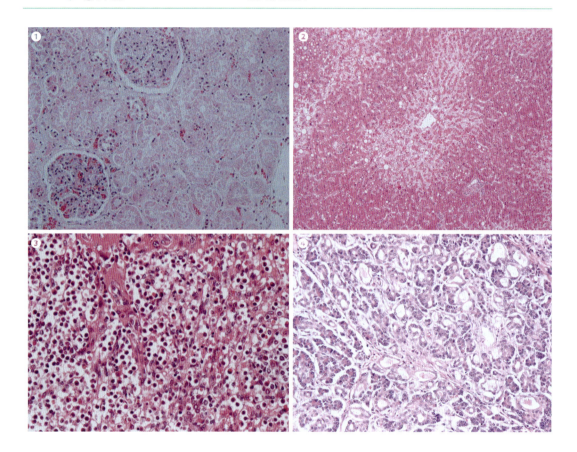

症例
- 70代，男性．急性胆嚢炎のために緊急入院した．
- 経過中に心不全，肺炎，左下肢動脈閉塞を併発した．左下腿は壊死に陥り，入院75日で左大腿切断術が施行された．
- 切断から1週間後，発熱，腹痛，嘔吐があり，胆嚢炎，急性膵炎が疑われたが，翌日，敗血症ショックとなり死亡した．

概念　ショック（shock）
- 短時間で死亡した症例では，特異的変化が乏しいことが多いが，ショックがやや遷延した症例では，ショック肺（びまん性肺胞傷害，☞260頁），ショック肝（肝小葉中心性壊死），ショック腎（貧血腫脹，急性尿細管壊死），消化管の出血性びらん・粘膜上皮の壊死，急性膵炎などの変化が認められる．
- 急性尿細管壊死（acute tubular necrosis）：
  ▶ ショックにおける代表的な腎病変である．
  ▶ 肉眼的には，腎臓は腫脹し，皮質は蒼白，髄質は暗赤色調となり，皮髄境界が明瞭になる．
  ▶ 組織学的には，初期では尿細管上皮の変性があり，核は残存し，細胞質の好酸性が増す．

▸ その後，近位尿細管上皮が壊死に陥り，核の消失と上皮の内腔への脱落が認められる（上図①に示すように，糸球体の核は残存しているが，尿細管上皮の核は消失している点が診断クルーとなる）．

▸ 尿細管は拡張し，遠位尿細管を主体として多数の円柱がみられる．

▸ 死後の自己融解（autolysis）による組織像との鑑別を要するが，尿細管上皮が障害されていて，糸球体の細胞および血管内皮が残存している場合には，急性尿細管壊死が強く疑われる．

▸ PAS 染色では，尿細管上皮の brush border の染色性が消失する．

● 小葉中心性壊死（centrilobular necrosis）：

▸ ショックにおける代表的な肝病変である．

▸ 小葉中心性に中心静脈周囲を主体として肝細胞が壊死に陥る．さらに時間が経つと地図状に壊死が広がる．

敗血症（sepsis）

● 敗血症では，赤脾髄に好中球浸潤がみられる（acute splenitis）．肝臓では，類洞に好中球が目立つとともに，細胆管に胆汁栓が多数みられる（ductular cholestasis）．膵臓では，腺房の拡張が目立つことがある（acinar dilatation）．

● 敗血症の臨床情報が全く得られていない場合でも，組織学的に 2 つ以上の臓器に急性感染症が存在し，急性脾炎を伴っていれば，敗血症が存在したと考えてほぼ間違いはない．

8

Column　10　CPC について

　CPC とは clinicopathological conference の略で，臨床病理検討会を意味するが，狭義で用いられる場合（病理解剖症例に関する臨床側と病理側の合同検討会）と広義で用いられる場合（病理解剖症例以外に，手術例や生検例などの外科病理症例を含めた臨床と病理の合同検討会）がある．医師臨床研修指導ガイドラインに記載されている CPC は狭義のものを意味する．The NEW ENGLAND of MEDICINE に掲載されている CASE RECORDS of the MASSACHUSETTS GENERAL HOSPITAL は充実した内容の CPC として有名であるが，事前に各分野の専門家が用意周到な準備をして行われているという裏話を聞いたことがある．その内容は，1990 年代は剖検症例が中心であったが，最近では剖検症例の掲載はめっきり減り，手術や生検症例がかなり増えている．剖検数の減少によるあおりを受けた結果であろうが，CPC 自体が狭義のものから広義のものへと移行しつつあるように思われる．CPC の醍醐味の一つに，生前予想もしなかった病気が病理医から指摘され，思わぬ結末を迎えるというのがあるが，必ずしも全例がそうとは限らないのも事実である．しかしながら，研修医が CPC を経験することは，主治医として自らが助けることができなかった患者について，その病態，診断，治療について病理医とともに検討できるという有意義な機会を得ることになる．研修医や専攻医の先生には，各分野の専門家からアドバイスをもらい，剖検例から多くのこと（発表の仕方，鑑別診断，病変の相関，死因の同定，最終診断，文献的考察など）を学んでいただきたいものである．

56 泌尿器・男性生殖器 ▶ 腎臓
Polycystic kidney
多発性嚢胞腎

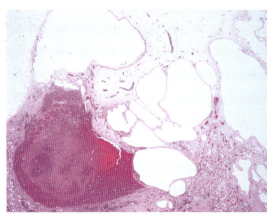 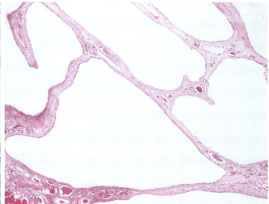

症例	50代，男性，腎臓
概念	● 腎臓実質に多発性に嚢胞を形成する疾患は，成人型の常染色体**顕性**多発性嚢胞腎と，小児型の常染色体**潜性**多発性嚢胞腎に分けられる（☞78頁，Memo）． ● 後者は稀で，本症例は成人型の多発性嚢胞腎である． ● 成人型の多発性嚢胞腎は比較的頻度が高く，嚢胞は徐々に大きさと数を増して，腎不全や高血圧を発症する． ● 肝臓や膵臓に嚢胞を合併することがある．
肉眼像	☞168頁
組織像	● 大型の嚢胞の上皮は消失し，小型の嚢胞では扁平化した一層の上皮をみることが多い． ● 嚢胞間には腎実質がみられ，糸球体や尿細管を認める．

57 Papillary adenoma
乳頭腺腫

泌尿器・男性生殖器 ▶ 腎臓

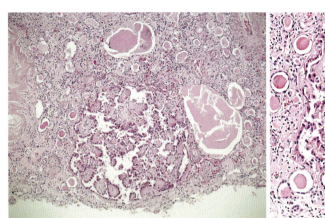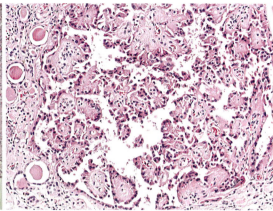

症例	80代，腎不全の男性，腎臓
概念	● 乳頭腺腫（papillary adenoma）は，細動脈硬化腎や長期透析後の終末腎に偶然認められることの多い良性腎腫瘍である． ● 通常，5 mm 未満（最大径 15 mm 以下）の小病巣で，異型性の軽い腫瘍細胞が乳頭状あるいは腺管状に増殖している． ● 尿細管上皮に由来する腫瘍であり，最も頻度の高い腎腫瘍の一つである．年齢とともに発生率が増加し，70 歳以上では約 40% の症例にみられる． ● 終末腎では多発性に発生することがあり（renal adenomatosis），腎細胞癌（RCC）との鑑別が重要である．
病理像	● 通常 1〜5 mm 大の小結節として腎被膜下に見出されることが多い． ● 組織学的に，淡好酸性の細胞質を持つ腫瘍細胞が乳頭状ないし腺管状に増殖する． ● 核異型は軽度で，分裂像は通常認められない．砂粒体や泡沫細胞を認めることもある． ● 腫瘍細胞は免疫組織化学にて CK7，alpha-methylacyl-coenzyme A racemase（AMACR）に陽性を示す．
関連事項	● Papillary adenoma と papillary renal cell carcinoma の関係は完全には明らかにされていないが，両者は染色体異常や免疫組織化学のパターンに共通性がみられる．ただし，後者では細胞異型が顕著で，悪性度は明らかに高い． ● 最大径 15 mm を超える病変や，淡明細胞からなる例は，悪性の可能性を考慮する必要があるため注意が必要である．

58 泌尿器・男性生殖器 ▶ 腎臓
Myeloma kidney
骨髄腫腎

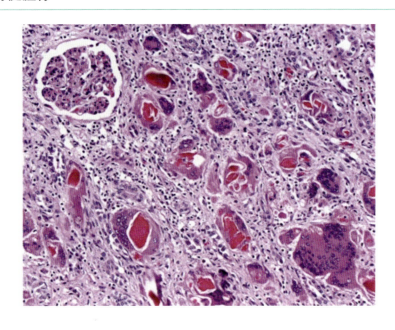

症例	70代，男性，腎臓
概念	● 多発性骨髄腫では，腫瘍性に増加する形質細胞から単クローン性免疫グロブリンが大量に産生される． ● 腎では，糸球体濾過時に免疫グロブリンの軽鎖が濾過されて尿細管に負荷がかかり，尿細管基底膜に軽鎖が沈着する．
肉眼像	● 肉眼的には，腎に顕著な変化はみられないことが多い．
組織像	● 骨髄腫腎は，円柱腎症（cast nephropathy）に尿細管間質性腎炎（tubulointerstitial nephritis）を伴う病態である．間質の線維化と尿細管の萎縮の程度は，腎機能の低下と相関する． ● 遠位尿細管からボウマン嚢にかけて，好酸性でPAS弱陽性の沈着物質を認める． ● 円柱（cast）を形成する結晶様構造物の周囲には，マクロファージや多核巨細胞が集簇する． ● 尿細管は拡張し，上皮は萎縮あるいは平坦化し，しばしば破壊される．これに伴い，炎症細胞の浸潤と間質の線維化がみられる．
一口メモ	● 痛風腎（gouty kidney）では，高尿酸血症により間質に尿酸塩の結節状沈着などがみられる．

59 Latent carcinoma of the prostate
前立腺ラテント癌

泌尿器・男性生殖器 ▶ 前立腺・精嚢

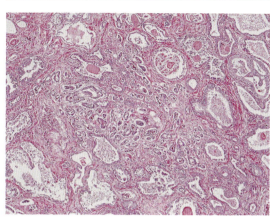
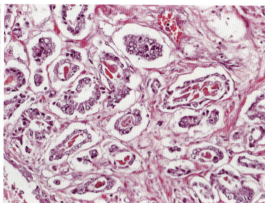

症例	80代，男性，前立腺（生前，臨床的に前立腺に病変を認めず）
定義	●生前，臨床的に前立腺癌の徴候が認められず，剖検により初めて前立腺癌の存在が確認された症例をラテント癌という．
	●前立腺（腺癌）や甲状腺（乳頭癌）などの臓器でよくみられ，通常，小さな癌である．
好発年齢	●高齢者に多く，高齢者の剖検例では稀ならず認められる．
頻度	●諸家の報告では，前立腺のラテント癌は，男性剖検例の9.2～66.7%と，検索の程度によりその頻度にはかなり差がみられる．
	●平均的には20%前後の頻度と考えられるが，40歳以後は年齢とともにほぼ直線的に増加する傾向がみられる．
注意点	●病変が小さいため，病変を見落とさないよう注意が必要である．
関連事項	●癌発見の動機による前立腺癌の分類
	①臨床癌（clinical carcinoma）：臨床的に前立腺癌と診断され，組織診でも前立腺癌と診断された症例．
	②偶発癌（incidental carcinoma）：非悪性疾患として切除または摘出された前立腺組織に，顕微鏡的検索により発見された癌．
	③オカルト癌（occult carcinoma）：諸臓器転移巣による臨床症状が先行するために原発巣を検索したが発見されず，その後に原発巣として前立腺癌が発見された症例．
	④ラテント癌（latent carcinoma）：生前，臨床的に前立腺癌の徴候がみられず，剖検により初めて前立腺癌の存在を確認した症例．

60 Monstrous cells in seminal vesicle
精嚢のモンスター細胞

泌尿器・男性生殖器 ▶ 前立腺・精嚢

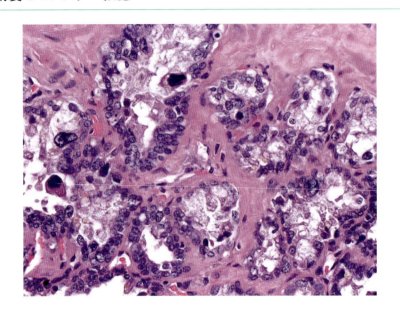

- **症例** 60代，男性，精嚢

- **概念**
  - 成人の精嚢では大型で異型的な上皮細胞を認めることがあり，monstrous cell, monstrous epithelial cell, あるいは monster cell と呼ばれている．
  - 若年者ではほとんどみられず，75% の高齢者で認められるため，内分泌環境に関連した反応性変化（退行性変化）と考えられている．
  - 前立腺癌の浸潤や原発性悪性腫瘍と誤らないことが重要である．

- **病理像**
  - 精嚢上皮の一部に奇怪な異型細胞が認められる．
  - 異型細胞は，腫大した不整形の核を有し，また核クロマチンも増量するため，悪性細胞を疑わせる．しかし，monstrous cell は内腔に突出し，核濃縮を示し，やがて脱落していく運命にある．

- **関連事項**
  - 前立腺生検材料に精嚢が含まれていることがあり，この monstrous cell が見出されると前立腺癌と誤診される可能性がある．
  - 精嚢上皮は lipofuscin pigment を含んでおり，この点が前立腺の腺組織との鑑別点として重要である．
  - Monstrous cell に関して，妊娠時の子宮内膜腺にみられる Arias-Stella reaction との類似性が指摘されている．

61 Localized amyloidosis of the seminal vesicle
精嚢の限局性アミロイドーシス

泌尿器・男性生殖器 ▶ 前立腺・精嚢

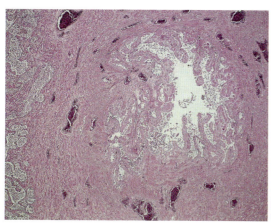 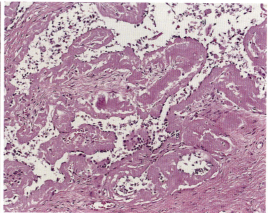

症例 70代，男性，精嚢

概念
- 高齢者の精嚢では，上皮下にアミロイドの沈着を認めることがある．剖検例の検討で，9〜16%の男性に，75歳以上に限ると21%の高頻度で検出されると報告されている．
- 他臓器には沈着のない限局型アミロイドーシスであり，senile seminal vesicle amyloidosis とも呼ばれる．
- 臨床的意義は少ないが，画像診断において膀胱癌や前立腺癌の浸潤と間違われることがある．
- 沈着したアミロイドは過マンガン酸処理に感受性を示し，lactoferrin がその主成分であるといわれている．

病理像
- 精嚢の上皮下（粘膜固有層）に好酸性無構造物の沈着が認められる．この沈着物により精嚢の内腔が狭小化していることもある．
- 稀に石灰化や異物反応を伴うことがある．
- アミロイドの証明には，Congo red 染色などのアミロイド染色が必要である．

関連事項
- 通常は無症状であるが，ときに血精液症や精嚢炎様の症状を呈することがある．
- 全身性アミロイドーシスでも稀に精嚢にアミロイドの沈着が認められるが，沈着部位は主として血管壁や平滑筋組織などである．

62 女性生殖器 ▶ 卵管・卵巣・胎盤
Measles virus infection
麻疹ウイルス感染症

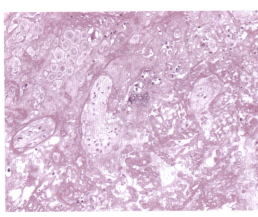 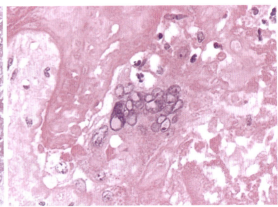

症例 　在胎 32 週，体重約 1,500g の死産児，胎盤

概念
- 麻疹は麻疹ウイルス（パラミクソウイルス科に属する RNA ウイルス）によって起こる感染症で，空気感染，飛沫感染，接触感染で感染し，感染力はきわめて強く，不顕性感染はほとんどみられない．
- ワクチン接種によって激減したものの，集団発生の報告がみられることもある．

組織像
- 麻疹ウイルス感染細胞では，核内および細胞質内封入体がみられ，しばしば多核巨細胞の形成がみられる．
- 麻疹におけるリンパ節では，多核の巨細胞が認められることがあり，Warthin-Finkeldey 巨細胞（Warthin-Finkeldey giant cells）とよばれ，ブドウの房状（grape-like clusters），桑の実（mulberry）に似ることから，mulberry cell とよばれることがある．なお，このような細胞は，HIV 感染，木村病などでもみられることがある．

関連事項
- 本例の胎盤では，変性壊死やフィブリンの沈着が目立ち，合胞体栄養膜細胞（syncytiotrophoblast）の核に淡好酸性の封入体が認められ，免疫組織化学的に麻疹ウイルスが検出された．

63 Parvovirus B19 infection
パルボウイルス B19 感染症

女性生殖器 ▶ 卵管・卵巣・胎盤

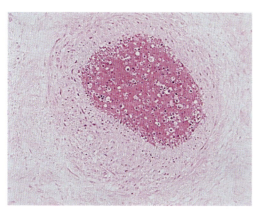
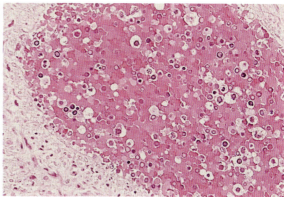

症例	在胎 28 週，体重約 1,300 g の死産児，胎盤
概念	● パルボウイルス B19（parvovirus B19）は小児に多い**伝染性紅斑**（リンゴ病ともいう）の原因ウイルスとして知られている． ● 成人では不顕性感染が多いが，妊婦に感染すると，ウイルスが胎盤を通過し，約 20％の割合で胎児に感染し，胎児水腫，流産，死産の原因となることがある． ● パルボウイルス B19 は主として**胎児赤芽球に感染**し，造血障害による重篤な貧血，心不全，低酸素血症を引き起こし，その結果胎児水腫や胎児死亡に至る．
組織像	● 絨毛内の血管内にみられる赤芽球に好酸性の核内封入体が認められる． ● 好酸性の封入体を有する赤芽球では，核縁の肥厚が目立つのが特徴の一つである．
関連事項	● 本例の胎児には，著明な胎児水腫と貧血が認められた． ● 本例では，HE 標本で赤芽球内に封入体が疑われ，免疫組織化学的に parvovirus B19 が証明された．

64 Pseudocalcium deposition
偽石灰沈着

■中枢神経

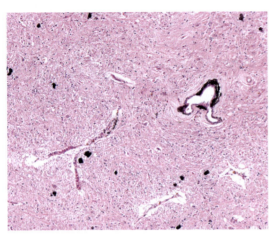 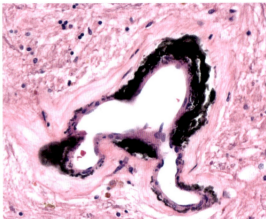

症例	70代,男,大脳（淡蒼球）
概念	●成人,特に,老人脳では淡蒼球,被殻,海馬,小脳の歯状核などの血管壁あるいは脳実質内にヘマトキシリンに濃染する物質が沈着する.
組織像	●HE染色で青く染まり,**類石灰沈着（pseudocalcification）**,micronodular mineralizationなどとも呼ばれる. ●これは偽石灰（pseudocalcium）と呼ばれる物質で,生理的なもので加齢とともに増加する.成人の淡蒼球の動脈壁に正常にみられ,病理学的意義はない.

65 Autolysis of granular layer of cerebellar cortex
小脳皮質顆粒層の自己融解

■中枢神経

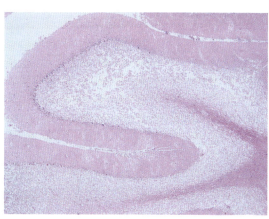
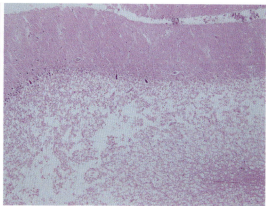

症例 30代，男性，小脳

概念
- 剖検例の**小脳皮質**で時々みられる artifact で，自己融解（autolysis）によるものである．
- 病理学的・診断学的意義はないが，知っておくべき所見である．
- 顆粒層は，小脳深部のために固定液が浸透しにくくなっており，そのための自己融解と考えられている．
- 死後，小脳の固定までの時間が長い場合で，患者に炎症性疾患や糖尿病がみられた場合には特にこの変化が強いとされている．

組織像
- 小脳の**顆粒細胞**（granule cell）の減少ないしは消失が認められる．
- 顆粒層は洗い流されたように染色性が低下し，顆粒層で多数認められるべき granule cell の核がほとんどわからなくなる．
- これとは対照的に，Purkinje 細胞層や分子層は比較的よく保たれる．
- 細胞反応（グリオーシス，炎症細胞浸潤）はみられない．

66 Suppurative meningitis
化膿性髄膜炎

■中枢神経

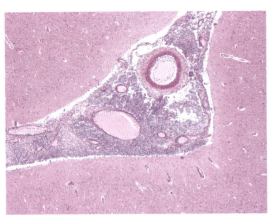 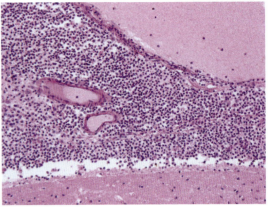

症例 40代，女性，髄膜

概念
- 髄膜（meninges）は，解剖学的には，中枢神経を包む3層の膜（硬膜，くも膜，軟膜）の総称であるが，meningitis という場合には，そのほとんどは leptomeninges（くも膜と軟膜）を主座とする炎症性疾患であり，膠原病によるものやその他の特殊なものを除けば，ほとんどが感染性である．
- Meningitis の組織は，くも膜下腔の炎症細胞浸潤として捉えられる．化膿性髄膜炎では，くも膜下腔に多数の好中球浸潤をみる．

感染性髄膜炎の病原菌
- 化膿性髄膜炎では，年齢層毎に原因菌の特徴があり，新生児ではB群連鎖球菌・大腸菌・リステリアが，年長児から青年層ではナイセリアが，高齢者では肺炎球菌・グラム陰性桿菌・リステリアがその代表である．
- リンパ球性（無菌性）髄膜炎では，ムンプス・エコー・コクサッキー・EB などのウイルスが重要である．
- 慢性髄膜炎では，髄膜は肥厚・癒着を示し，病原菌では結核・クリプトコッカス・梅毒が重要である．

67 中枢神経
Cryptococcus meningoencephalitis
クリプトコッカス髄膜脳炎

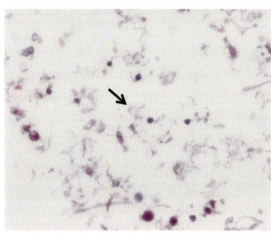 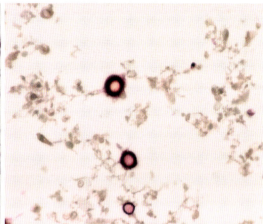

症例 50代，男性，中脳，HE染色（左図），mucicarmine染色（右図）

概念
- *Cryptococcus neoformans* は被包化した yeast で，正常でも起こりうるが，免疫不全患者に髄膜（脳）炎を生じることが多い．
- 組織反応は種々だが，免疫不全患者では炎症反応に乏しい．

組織像
- 髄膜や灰白質にゼリー状の腫瘤（**soap bubble lesion**）（左図）を形成し，Virchow-Robin's perivascular space に mucicarmine 染色で莢膜が赤色に染まる菌体（右図）を認める．

Column 11 　急性末期膵炎（acute terminal pancreatitis）

担当の病理解剖症例が増えるにつれ，各臓器の様々な病変を経験する中で，ある時ふと，臓器内の病変が死亡のどのくらい前に発生したのかと考えた．極小の腫瘍であれば，その大きさになるまでに一定の期間を要するが，炎症性病変であれば，死亡の数時間前に発生した可能性もある．そんな折，偶然，膵臓に数mm以下の小病変を認めた．それが後に提唱することになる急性末期膵炎（acute terminal pancreatitis）である（Shimizu M, et al: Pancreas 4: 375-377, 1989）．病変内に好中球が存在することから，単なる自己融解（autolysis）ではなく，死戦期に発生した病変と考えた．しかし，「死戦期呼吸（下顎呼吸）」という用語から「死戦期膵炎（agonal pancreatitis）」と命名すると，心停止のサインを連想させるため，「急性膵炎の最も初期の病変」と捉え，「生前には臨床的に膵病変を認めず，剖検にて初めて病理組織学的に認識できる限局性の急性膵炎」と定義した．組織像としては，膵管周囲型（periductal type）と小葉辺縁型（perilobular type）の2タイプが認められ，それぞれ異なる発生機序が示唆された．前者は膵管を主体とした組織傷害（pancreatic duct and periductal damage），後者は小葉辺縁における腺房細胞傷害（acinar cell injury at the periphery of lobules）である．このように，剖検症例を深く考察することで，新たな発見につながる可能性は今も存在するはずである．剖検数が激減する中，若い病理医には1例1例をじっくり考えながら標本に向き合うことを勧めたい．

68 Toxoplasmic encephalitis
トキソプラズマ脳炎

■中枢神経

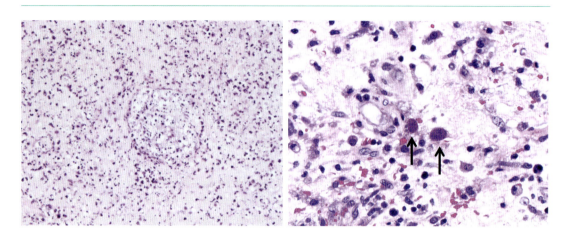

症例	30代，男性，大脳（前頭葉）
病歴	● けいれん発作で発症し，頭部MRIで大脳半球に2 cm以下の腫瘤を4か所認め，左前頭葉の病巣を摘出した．1か月後口腔内生検にてカポジ肉腫と診断された．
概念	● Toxoplasma gondii（T. gondii，トキソプラズマ原虫）の感染により発症する脳炎で，免疫不全患者に多く発生し，AIDS患者の3〜40%に合併するとされる．
臨床像	● 発熱，頭痛，混迷，意識レベルの低下に加え，片麻痺などの局所症状もみられる． ● 病巣は複数みられることが多い．
組織像	● 壊死性脳炎の像を示す（左図）．壊死性の膿瘍，新生血管の増生や反応性グリオーシスなどがみられる． ● T. gondii の菌体は，小型のコンマ状の急増虫体（tachyzoites）と多数の緩増虫体（bradyzoites）を含む嚢胞（cyst）（右図）として認められる．

69 HIV encephalopathy
HIV 脳症

中枢神経

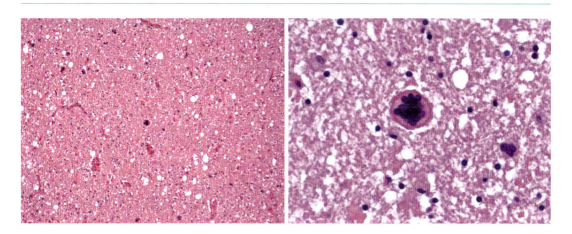

症例	60代，男性，大脳
病歴	● 抗HIV抗体陽性で，歩行時のふらつき，尿失禁，歩行困難があり，高度の認知症に進行し，死亡した．
概念	● 認知症の症状を呈し，認知，運動，行動の異常がみられる． ● 画像的に脳萎縮がみられる． ● 広範な白質病変により，病理解剖学的に，脳は明らかな萎縮をしばしば示す．
組織像	● 白質の淡明化，astrocytosis, macrophageや多核巨細胞（左右図）の血管周囲性の浸潤，microgliaの増加およびmicroglia結節などがみられる． ● 多核巨細胞に，免疫組織化学，電顕，in situ hybridizationなどでHIV-1を検出でき，HIV-1感染の証拠となる． ● 一般的にHIV-1の主な感染細胞はmacrophageおよびmicrogliaとされている．

70 中枢神経
Gerstmann-Sträussler-Scheinker syndrome（GSS）
ゲルストマン・シュトロイスラー・シャインカー症候群

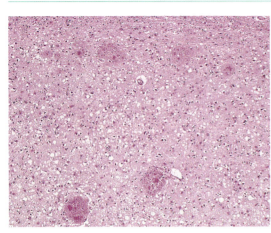 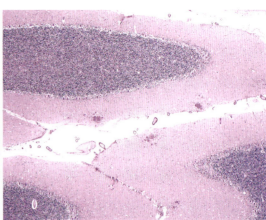

症例	40代，男性，大脳皮質（左図），小脳皮質（右図）
病歴	● 30代後半より認知症，姿勢時振戦が出現し，以後，徐々に進行．最終的には無動性無言に陥り，肺炎で死亡した．
概念	● 人の**プリオン病**には，孤発性 Creutzfeldt-Jacob disease（CJD），遺伝性 CJD，Gerstmann-Sträussler-Scheinker syndrome（GSS），致死性家族性不眠症 fatal familial insomnia（FFI），変異型 CJD（variant CJD）等，が含まれており，異常型プリオン蛋白の脳内蓄積がその病因の中心と考えられている． ● 上記疾患のうち，GSS はプリオン蛋白遺伝子の点変異によって規定，分類されている家族性プリオン病であり，常染色体性**顕性遺伝**を示す（☞ 78頁，Memo）． ● 本症例では，遺伝子検索にて，プリオン蛋白遺伝子コドン102の点変異が認められた．
組織像	● 大脳皮質や小脳皮質に異常型プリオン蛋白からなる**アミロイド斑**が沈着する． ● その他，神経細胞減少，グリオーシスが認められる． ● 海綿状変化は一般的には乏しいとされているが，認められることも稀ではない．この症例でも，明らかな海綿状変化が認められる（左図）．
鑑別疾患	● Alzheimer's disease では，GSS 同様，大脳や小脳（ただし，大脳＞小脳）にアミロイド斑がみられるが，その成分は β-amyloid 蛋白である．また，海馬や扁桃体，側頭葉といった領域より病理変化が始まる．また，神経原線維変化や平野小体などの所見もみられる．

71 Amyotrophic lateral sclerosis (ALS)
筋萎縮性側索硬化症

■中枢神経

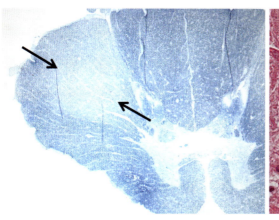 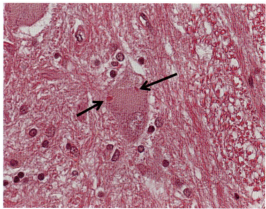

症例	50代，男性，脊髄
病歴	● 55歳頃より，構音障害，上肢脱力が出現し，神経学的に，筋力低下，fasciculation，深部腱反射の亢進を認めた． ● 58歳頃より呼吸苦が出現し，以後，諸症状は徐々に増悪し，死亡した．認知症や同様症状の家族歴はない．
概念	● ALSは神経変性疾患の1つで，中枢神経系の錐体路（上位＋下位運動ニューロン）を選択的に侵す疾患である．
組織像	● 脊髄前角細胞の脱落や脊髄前側索の萎縮・髄鞘脱落（左図）などを認め，反応性のグリオーシスを伴う． ● ALSの運動ニューロンにみられる特徴的な封入体としてBunina小体（右図）が挙げられる．運動ニューロンの細胞質内には，TAR DNA-binding protein 43kDa（TDP-43）陽性封入体が出現する．
関連事項	● 家族性のALSでは，後索や脊髄小脳路の変性を伴っている例がある． ● 認知症を伴うALS症例では，ubiquitin陽性の封入体を島回や海馬歯状回などのニューロンに認める． ● 本例は孤発性ALSの典型例である．

72 Brown fat 褐色脂肪

皮膚・骨軟部組織 ▶ 骨・関節・軟部組織

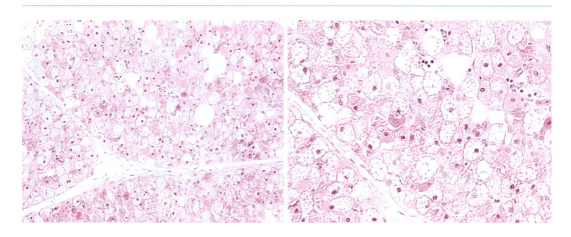

- **症例** 　0歳，男児，腹部大動脈周囲

- **概念**
  - 褐色脂肪は，冬眠動物の背部で発達しており，ヒトでは胎児・新生児で存在するが，成人ではほとんど消失するとされていた．しかし，成人にも個人差はあるものの存在することが知られるようになった．
  - **背部・肩甲間部，縦隔**などの特定の部位に存在し，特に胎児や新生児の背部には多数の褐色脂肪組織が存在し，活発な熱産生を行い，体温調節に重要な役割を果たしている．

- **肉眼像**
  - 褐色脂肪はミトコンドリアが豊富で，多量のチトクロームcを含むため，肉眼的に褐色を呈する．

- **組織像**
  - 細胞質は好酸性で顆粒状あるいは**多数の小脂肪滴**を有し，核はほぼ中央に存在し，普通の脂肪細胞のように印環状を呈さない．
  - 細胞質の好酸性は，主としてミトコンドリアの豊富さに起因する．

- **関連事項**
  - 褐色脂肪腫（hibernoma）：褐色脂肪からなる稀な腫瘍で，主に若年成人の背部・肩甲間部，頭頸部，大腿部，腋窩，縦隔などに生じ，多空胞状ないし顆粒状の細胞質を有する褐色細胞が少数の成熟脂肪細胞を混じて小葉を形成する．
  - 白色脂肪（white fat）：体内の脂肪のほとんどを占める細胞で，中性脂肪や糖などを取り込んでエネルギーを貯蔵する．

73 Rhabdomyolysis
横紋筋融解症

皮膚・骨軟部組織 ▶ 骨・関節・軟部組織　泌尿器 ▶ 腎臓

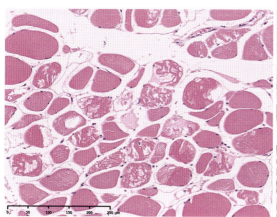 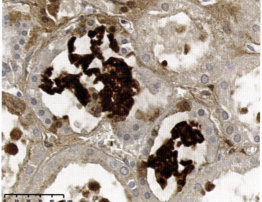

症例　70代，女性，腸腰筋（左図），腎臓（右図，myoglobinに対する免疫組織化学）

概念
- 横紋筋融解症とは，骨格筋を構成する横紋筋細胞が壊死および融解を起こす病態である．
- 筋細胞内のミオグロビン，クレアチンキナーゼ，カリウムなどが血液中に流出する．
- 流出したミオグロビンが尿細管を障害し，急性腎不全を引き起こすことがある．
- 原因としては，外傷，熱中症，脱水，過度の運動，薬剤（スタチン，抗てんかん薬など），過度のアルコール摂取，感染症（インフルエンザウイルス，EBウイルス，黄色ブドウ球菌など）が挙げられる．
- 症状としては，筋肉痛，しびれ，筋力の低下，不整脈が認められ，重症例では急性腎不全がみられる．

病理像
- 骨格筋
  - **横紋筋細胞の空胞変性**や**萎縮**が顕著に認められる．
  - 壊死した筋細胞周囲ではマクロファージが認められ，損傷修復過程の一部と考えられる．
- 腎臓
  - 尿細管腔内にミオグロビンキャスト（**myoglobin cast**）が形成される．
  - Castが尿細管を閉塞し，尿細管細胞に変性・壊死が生じる．
  - 免疫組織化学的に尿細管腔内のcastはmyoglobin陽性を示す．

関連事項
- Myoglobin castは，尿細管の物理的閉塞のみならず，酸化ストレスや局所的な炎症反応を誘発する．
- 血液検査では**クレアチニンキナーゼ（CK）の上昇**がみられ，ミオグロビン血症，ミオグロビン尿が認められる．高カリウム血症は重症例の特徴である．
- 適切な治療がなされない場合，急性腎不全が進行し，生命に危険を及ぼす場合がある．

Column 12 | 剖検雑感

　剖検症例から意外な事実を知ることがある．気管支喘息発作で入院し，剖検が行われた症例では，臍直下に及ぶ巨大な子宮筋腫が骨盤内静脈を強度に圧迫し，深部静脈血栓の原因となり，肺動脈血栓塞栓症が生じて死亡に至ったと考えられた．文献を検索すると同様の報告例がみられ，良性の子宮筋腫であっても巨大になればこのようなリスクがあることを学んだ1例であった．また，敗血症が疑われたが急速に増悪したため生前に血液培養検査が行われなかった症例では，剖検時に直接心臓より血液を採取し，血液培養検査に提出し，劇症型A群溶血性レンサ球菌感染症と診断でき，剖検時の血液培養の重要性をあらためて実感した．この症例では組織学的に急性脾炎や膿瘍などの所見はみられず，腸腰筋，皮下脂肪織，左尿管周囲でグラム陽性球菌が確認された．文献をみると，劇症型A群溶血性レンサ球菌感染症では，感染部位に菌がみられるにもかかわらず，好中球浸潤がほとんどみられないことが特徴で，好中球浸潤が乏しい症例は予後不良とあり，それに合致する症例であった．別症例であるが，巨大結腸拡張症により，腹圧が上昇し，横隔膜が著明に挙上し，両肺が圧排され，これに既往の気管支喘息の併発が加わり，呼吸不全にて死亡した症例を経験し，文献で同様の報告例が見つかった．臨床医からはそんなことは起こりえないとクレームがついたが，ほかに死因と考えられるものは見出せず，最終報告したこともあった．一方，剖検の死後時間では，最長死後95時間（ほぼ4日経過）という症例を経験したが，遺体保存用冷蔵庫に保管されていたこともあり，死後変化はみられるものの何とか剖検報告書が作成可能な範囲であった．やはり臨床からの依頼があれば，死後数日経過していても断らずにやってみるべきだと痛感した症例である．

病理解剖とは　1

病理解剖の手技　2

未熟児・新生児・小児の病理解剖　3

臓器別取り出し方・切り出し方　4

最終剖検診断の書き方　5

主要臓器の肉眼所見　6

病理解剖で知っておくべき肉眼所見　7

病理解剖で知っておくべき組織所見　8

法医学的知識　9

1 法医解剖とは

1.1 法医解剖の種類（表 9.1）

表 9.1

法医解剖の種類

解剖	法律
司法解剖	刑事訴訟法
死因・身元調査法解剖	警察等が取り扱う死体の死因又は身元の調査等に関する法律
行政解剖	死体解剖保存法
監察医解剖	第 8 条
承諾解剖	第 2 条および第 7 条

①刑事訴訟法に基づく司法解剖
②警察等が取り扱う死体の死因又は身元の調査等に関する法律に基づく解剖（いわゆる死因・身元調査法解剖）

> **Q Memo**
>
> **死因・身元調査法**
> 東北地方の震災の際，身元不明の死体の解剖を行うためには，司法解剖の手続きをせざるを得なかった．そこで，遺族の承諾がなくとも，警察署長の権限で身元確認のための処置や解剖を行うことができるように，2012（平成 24）年に新たに作られた法律である．

③死体解剖保存法に基づく行政解剖（監察医解剖，承諾解剖）
● いずれの解剖であっても，外表検査，引き続き剖検によって，皮下の所見，各臓器の観察を行う．損傷があれば成傷器の種類および用法の推定，薬毒物の服用の有無とその影響の解析，個人識別のための検査，死後経過時間の推定，既往症の有無，医療行為の判定など，病態を解析し，死因を究明するところに大きな目的がある．

> **Q Memo**
>
> 法律上の条文には「司法解剖」「行政解剖」という語を見出すことはできないが，司法警察員の行う検視には，「司法検視」「行政検視」という語が検視規則，死体取扱規則にあるので，それに引き続いて行われる解剖として，一般的に呼ばれるようになった．「行政解剖」には，死体解剖保存法第 8 条に基づく監察医解剖と同第 2 条および第 7 条に基づく承諾解剖がある（表 9.1）．

1.2 異状死の定義

❶ 医師法第 21 条：異状死の届出義務

● 医師は，死体または妊娠 4 月以上の死産児を検案して異状があると認めた時は，24 時間以内に所轄警察署に届け出なければならない．

❷ 日本法医学会「異状死ガイドライン」

● 異状死とはどういうものかに関する明確な定義はないが，日本法医学会が 1994（平成 6）年 5 月に「異状死ガイドライン」を発表した．
　☞ 日法医誌 48(5): 357-358, 1994 掲載　http://www.jslm.jp/public/guidelines.html

❸ 異状死の届出の判断基準（東京都監察医務院）

- 異状死の届出に混乱の起きていた2003（平成15）年12月，監察医務院が行政機関として初めて判断基準を示した．これを2007（平成19）年2月にフローチャート形式にして公表した（図9.1）．

    ☞ https://www.hokeniryo.metro.tokyo.lg.jp/documents/d/hokeniryo/todokedekijun

図 9.1 東京都医務院の異状死の届出の判断基準

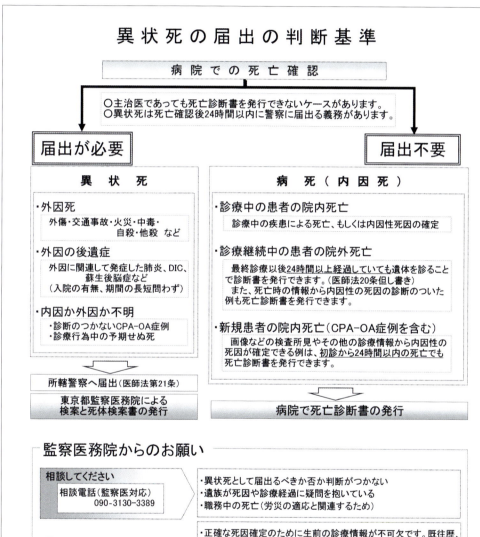

330 9 法医学的知識

❹ 外国の例

● 日本には国が定めた異状死の定義はないが，フィンランドでは，警察が取り扱うべき死体として次の 11 通りを挙げている．

① 死因が不明，または最後の病気の後，医師の診察を受けないで死亡した場合
② 犯罪死
③ 事故死
④ 自殺
⑤ 中毒死
⑥ 職業病死
⑦ 医療事故死
⑧ 上記②から⑦のおそれのある死亡
⑨ 軍役中・拘置所・刑務所での死亡
⑩ 身元不明の死亡
⑪ 予期しない死亡

> **Memo　異状と異常**
> 異状：普通とは異なる状態そのものを指す名詞．例）異状なし，異状死体．
> 異常：正常 normal に対する言葉，abnormal．形容詞，形容動詞の語幹．
> 　　　例）精神異常，異常に興奮する．

1.3　異状死の取り扱い

● 異状死の取り扱いは，「異状死の届出→検視→検案→法医解剖→死体検案書等の発行」という流れで進められる．
① **検視**：刑事訴訟法第 229 条に基づく検察官の業務．これを検察事務官または司法警察員が行う．死体の置かれた状況，背景等の環境捜査と死体の検査により，犯罪死体，非犯罪死体，変死体に区分する．
② **検案**：医師の行う業務．死体の外表検査から，死後経過時間，死因を推定する．

> **Memo**　検案によって死因が決定すれば，死体検案書を遺族に発行する．その後，遺族の承諾に基づき病理解剖を行うことができる．

③ **解剖**：検案によっても死因が明らかでない場合，死因究明のための解剖を行う．法医解剖の種類については表 9.1（☞ 328 頁）を参照のこと．
④ 司法解剖の場合には鑑定嘱託者により「鑑定書」，その他の解剖の場合には「解剖報告書」が提出される．遺族には「死体検案書」が発行される．

> **Memo　司法解剖の際の鑑定嘱託事項の例**
> ● 損傷の有無，あればその程度および個数
> ● 成傷器の種類および用法
> ● 死因
> ● 死後経過時間
> ● 血液型等
> ● その他参考事項

1.4 犯罪に関する異状の届出

● 死体解剖保存法第 11 条［犯罪に関係する異状の届出］
  ▶ 死体を解剖した者は，その死体について犯罪と関係のある異状があると認めた時は，24 時間以内に，解剖をした地の警察署長に届け出なければならない．
  ▶ 系統解剖，病理解剖，行政解剖を行っている時に犯罪と関係のある異状があると認めた時には，この法律に基づいて届け出なければならない．

2 病理解剖か，法医解剖か？

2.1 病理解剖と法医解剖の違い

● 次の表 9.2 に病理解剖と法医解剖の違いについて示す．

表 9.2
病理解剖と法医解剖

	病理解剖	法医解剖
場所	大学病理学講座，病院	大学法医学講座，監察医務機関
法律	死体解剖保存法	刑事訴訟法，死因・身元調査法，死体解剖保存法
目的	病態解明	死因究明
	医学研究	安寧秩序，公衆衛生の向上
術者	病理学者（病理医）	法医病理学者，監察医
報告書	病理解剖報告書	死体検案書，法医解剖報告書，鑑定書

● **病理解剖**は，大学病理学講座や一定規模の病院で行われるのに対し，**法医解剖**は，大学法医学講座または監察医務機関で行われる．
● 規定する法律については，表 9.1（☞ 328 頁）に示した通りであるが，監察医制度のない地域での承諾解剖は，病理解剖と同じように死体解剖保存法第 2 および 7 条に基づく．
● 病理解剖と法医解剖の目的には，互いに共通する部分があるが，司法解剖が社会の安寧秩序の目的で行われること，死因・身元調査法に基づく解剖が死因究明と身元確認の目的で，行政解剖が死因究明と公衆衛生の向上の目的で行われることが異なる点である．
● 法医解剖を行うに当たっては，損傷・窒息・中毒・死体現象・死因論等の法医学的基礎に加え，病理学の基礎的修錬を積むことが必要である．特に，監察医解剖では，病死例や外因の関与した事例を取り扱うことが多く，いわゆる法医病理学の知識が必要である．
● 解剖後に発行する書類としては，病理解剖の場合には病理解剖報告書を作成し，死亡診断書の作成は臨床医によって行われる．一方，法医解剖は，遺族に対して死体検案書を発行し，司法解剖の場合には鑑定嘱託者に対して鑑定書を作成し，その他の解剖の場合には，法医解剖報告書を作成する．

2.2 解剖から死因確定まで

● 解剖から死因確定まで，肉眼的所見に加え病理組織学的検査が必要であることは，言わずもがなであるが，薬化学検査（微生物学的検査，生化学的検査および薬毒物検査等）が極めて重要である．これらを総合的に判断し，死因が確定される（図 9.2）．

図 9.2　解剖から死因確定までの流れ

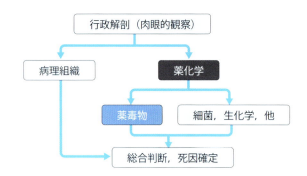

❶ 病理組織学的検査
- 通常の病理解剖との違いはない．具体的な検査術式については以下を参照されたい．
    - ☞ 福永龍繁：法医解剖における肉眼的観察．日法医誌 58(2)：154-157, 2004
    - ☞ 福永龍繁 他：法医病理実務における臓器の検索方法―東京都監察医務院術式の紹介―(2) 胸腹腔臓器．法医病理 12: 27-33, 2006

❷ 微生物学的検査
- 細菌，ウイルスなどに関する検査は，通常の病理解剖と同様である．

❸ 生化学的検査
- 死後変化に注意を要する．
- 逸脱酵素系はすべてが異常に上昇するため，あてにならない．
- HbA1c，CRP などは生前の値を示す．

❹ 薬毒物検査
- 剖検時に採取する血液，尿，胃内容等について，以下の検査を行う．
    - ▸ 薬毒物スクリーニング
    - ▸ エタノール
    - ▸ 青酸
    - ▸ 一酸化炭素
    - ▸ 睡眠鎮静薬・向精神薬等
    - ▸ 覚醒剤定性
    - ▸ 血液型
    - ▸ その他（外注検査の検体処理）
- 使用機器は以下の通り
    - ▸ ガスクロマトグラフィー
    - ▸ 高速液体クロマトグラフィー
    - ▸ ガスクロマトグラフ質量分析装置
    - ▸ 液体クロマトグラフ・タンデム型質量分析装置
    - ▸ 分光光度計

> **Memo**　入院・治療歴の長い被験者の場合，入院前に服用した薬毒物が剖検時には既に代謝・排泄され，消失している場合が多いので，入院時の血液，尿，第一胃洗浄液等を保存し，検査に供することが重要である．

2.3　精度の高い解剖の必要性──乳幼児の突然死を例として

- 監察医制度の施行されていない地域の大学法医学講座では，警察からの依頼により，犯罪性の疑いのある症例についてのみ解剖が行われているのがほとんどであろう．
- 一方，監察医務院では，監察医がすべての異状死の検案を行い，解剖の要否を判断し，医学的な立場から死因究明を行っている．
- あらゆる症例の死因究明について，既往症等，生前の情報と共に解剖後の精度の高い解析が必要である．本項では，その代表的な例として，乳幼児の突然死を挙げる．
- 乳幼児の突然死例に遭遇すると，単に解剖検査所見のみでは判断できないことが多く，正確な死因究明のために適切な情報と詳細な調査が必要である．

❶ 乳幼児の突然死の死因究明

- 死亡前の情報
  - ▸ 母胎，乳児の保健衛生状態（母子手帳，乳児検診のデータ）：家族歴も含め，妊娠期間中から死亡までの詳細な病歴を把握する．
  - ▸ 検視による状況調査（死亡時の体位，虐待の有無）：発見に至るまでの状況については，捜査権のある司法関係者からの情報が必須である．
- 剖検による医学的検索：肉眼的観察に加え，以下の詳細な検索を行う．
  - ▸ 病理組織学的検査
  - ▸ 微生物学的検査
  - ▸ 薬毒物検査，マススクリーニング等
- 診断精度の向上：上記の検査を行うだけで死因が決定されるものではない．状況も含め，窒息・吐物吸引の有無，内因性病変の有無，遺伝子検査等について検索を積み重ね，死に至った機序，死因を検討する．
- 監察医制度のない地域では，警察が犯罪性なしと判断すると，死因不明のまま葬られる例が多く，剖検システム，死因究明制度の確立，そしてその全国への展開が喫緊の課題である（☞ ③ 死因究明制度の全国展開，335頁に詳述）．
- 乳幼児の突然死の発生を予防するためには，一例一例の正確な死因究明が基盤となる．そのためにも専門の死因究明機関による病態解明・死因調査が必要である．
- Child Death Review：諸外国では乳幼児の死因について，行政をあげて調査を行い，これを予防に繋げている．わが国においても，防ぐことのできる死亡を予防するためにも，詳細な解析が必要である．

❷ 「乳児突然死症候群（sudden infant death syndrome, SIDS）」とは

- 国際的に以下のように定義されている．
  - ▸ SIDSという病気はなく，除外診断名である．すなわち，あらゆる調査・検査を行っても，死因となる疾患や外因が特定されず，最終的に付けられる診断名である．
  - ▸ そのためには，外因（外力，中毒など）の関与が完全に否定されていること，精度の高い解剖・検査が行われなければならない．
- しかしながら，日本では，剖検も行われないままSIDSという死因が付されたり，1歳以上の事例にも死因として使われる等，死因不明な事例の隠れ蓑として用いられているのが現状である．
- SIDSは本項❶乳幼児の突然死の死因究明のように精度の高い検索を行い，最終的に用いるべき死因である．

❸ 胸腺の所見

- 乳幼児の剖検の際に，注目するべき臓器として胸腺が挙げられる．長期にわたりストレスにさらされると，胸腺が退縮することは，古くからSelyeのストレス説として知られているが，児童虐待例や乳幼児の突然死例において顕著な所見が得られる．
  - ▶ 児童虐待：胸腺の退縮（図9.3ⓐ，9.4ⓐ）
    - 虐待の期間と程度に比例した皮質の萎縮
    - ハッサル小体の集簇像
    - 未熟なTリンパ球の減少
  - ▶ 乳幼児の突然死：胸腺の肥大（図9.3ⓑ，9.4ⓑ）
    - 未熟な胸腺細胞の増加
- 古くは，胸腺リンパ体質というような言葉が用いられ，成人の突然死も含め，胸腺実質が残っている例が多いと言われたが，1970年以降，副腎皮質の機能不全が関与することが示唆された．いまだにヒトの胸腺には未解決な問題を多く含んでおり，今後の課題であろう．

図9.3 胸腺肉眼像の比較

ⓐ 5歳の男児．半年間にわたり実父から身体的虐待を受け死亡した．胸腺の重量は3.5g，退縮が顕著である．

ⓑ 4か月の男児．ベビーベッド上にて俯せ状態で死亡していた．胸腺の重量25g，被膜下に多数の溢血点があり，実質性である．

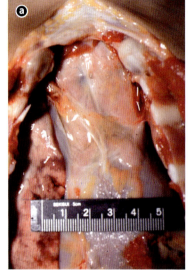
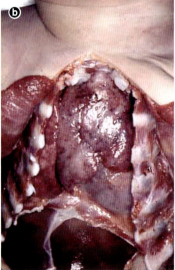

図9.4 胸腺組織像の比較

ⓐ 5歳の男児．図9.3ⓐの組織像．皮質の顕著な萎縮．髄質のリンパ球も減少し萎縮，ハッサル小体の集簇像がみられる．

ⓑ 4か月の男児．図9.4ⓑの組織像．皮質のリンパ球が多く，髄質も同様に実質がよく保たれている．

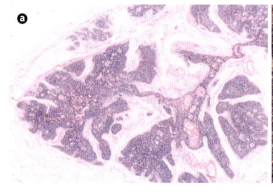
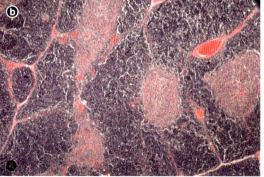

☞ Selye H: Stress, Acta Inc. Medical Publishers, Montreeal, 1950

☞ Fukunaga T, et al: Thymus of abused/neglected children. Forensic Sci Int 53: 69-79, 1992

☞ Tanegashima A, et al: Estimation of stress in child neglect from thymic involution. Forensic Sci Int 101: 55-63, 1999

3 死因究明制度の全国展開

3.1 日本の死因究明制度の問題点

● 第二次世界大戦直後の混乱期に，多くの人々が亡くなっているにもかかわらず，死因究明が行われることもなく，警察と行政だけで死体を葬っているだけの状況をみた連合国総司令部は，アメリカで実施されている Medical Examiner's System を導入することを申し入れ，日本の七都市に**監察医**が置かれることとなった．七都市には医科系大学があり，全人口の 3 分の 1 の調査が行え，これが全国に広がっていくことが期待されたものであった．

● 死体解剖保存法第 8 条に基づき，東京区部，横浜市，名古屋市，京都市，大阪市，神戸市，福岡市が政令で指定された〔1949（昭和 24）年〕．

● 1985（昭和 60）年政令の改正により，京都市および福岡市が削除された．

● 2015（平成 27）年 4 月より，神奈川県が横浜市内の監察医解剖を行わなくなった．名古屋市は，制度発足時からほとんど行っていない．

● 現在，地方自治体が行政施策として**監察医制度**を施行しているのは，東京区部，大阪市，神戸市の 3 か所となり，全国に広がらず，縮小傾向にある．

● 監察医制度の有無により，死因究明制度の地域格差，剖検率の差異が指摘されている．

3.2 犯罪死の見逃し

● 日本法医学会は，監察医制度の全国展開を訴えてきたが，中央省庁が制度を拡充させるという方針を立てることはなかった．

● 日本の死因究明制度の欠陥を露呈した例としては，ガス器具による死亡事故が安易に病死として片付けられたり，相撲部屋事件が発覚し，暴行による死亡が「心不全」として処理されていたことなどが挙げられる．

● しかしながら，死因究明は犯罪死の見逃し防止のためだけに行うものではなく，病死であっても死因不明の場合には究明を行わなければならない．

3.3 中央省庁等における検討

● 犯罪死の見逃しがきっかけとなり，2005（平成 17）年より，いかなる死因究明制度にするべきか，政党案が提出され，内閣府や衆議院法務委員会等で検討が進められた．

● 日本法医学会は，監察医制度の全国展開が目標であるが，まずは大学を活用した方法として，「日本型死因究明制度の構築を目指して―死因究明医療センター構想―」〔2009（平成 21）年 1 月〕の提言を行った．

☞ http://www.jslm.jp/topics/teigen090119.pdf

● 警察庁を中心に厚生労働省および文部科学省が参加し，犯罪死の見逃し防止に資する死因究明

制度の在り方に関する研究会が発足し、「犯罪死の見逃し防止に資する死因究明制度の在り方について」〔2011（平成 23）年 4 月〕をまとめた．

☞ https://www.npa.go.jp/bureau/criminal/souichi/gijiyoushi.pdf

- この提言に基づき、死因究明二法が議員立法により成立した〔2012（平成 24）年 6 月〕．
- 内閣府に死因究明等推進計画検討会が設立され、「死因究明等推進計画検討会最終報告書」がまとめられた〔2014（平成 26）年 6 月〕．
- 内閣府に置かれた死因究明等推進室は、厚生労働省に移され「死因究明等推進計画検討会」が 2020（令和 2）年以降開催され、遂次報告書がまとめられている．

☞ https://www.mhlw.go.jp/content/10800000/001239668.pdf

- 現在、各都道府県に死因究明推進協議会を置くと共に法医学等死因究明に係る教育及び研究の拠点の整備を行う方針である．

3.4 今後の展望

- 死因究明制度確立のために整備すべきものとして、以下が必要である．
  ①死因究明のための法制化
  ②全国各地区での施設の整備
  ③人材の確保
  ④国を挙げての定員と予算の確保
- 東京 23 区のような監察医制度の全国展開が理想的であるが、前項のような「死因究明医療センター構想」が基本となる．
- 死因究明には、法医学、病理学の協力が必須である．
- 全国どの地域にいても正確な死因究明のできるシステム構築がなされることが期待される．

参考図書

1) 高津光洋：検死ハンドブック(改訂 3 版). 南山堂, 2016
2) 近藤稔和, 木下博之(編)：死体検案ハンドブック(第 4 版). 金芳堂, 2020
3) 舟山眞人, 齋藤一之(編)：法医学(改訂 4 版). 南山堂, 2022

日本語索引

あ

悪性黒色腫	238
悪性新生物	66
悪性中皮腫	219
悪性リンパ腫	247
アジア型	295
アスベスト	219, 262
アスベスト小体	219
アスペルギルス	50
アミオダロン性甲状腺障害	169
アミロイドーシス	168, 185, 195, 299
アランチウス結節	173
アルコール	82
アルコール硝子体	284
アルコール性肝炎	225
アルコール性肝硬変	225
アルコール性肝線維症	225
アルコール性脂肪肝	225
アルツハイマー病	160
アルドステロン症	297
アレルギー性気管支肺アスペルギルス症	216
暗赤色蝋様変化	168

い

胃	41, 54, 76, 90, 182
異栄養性石灰化	264
胃横隔膜間膜	54
異型腺腫様過形成	164
萎縮腎	236
異常	330
異状	330
異状死	328, 330
——ガイドライン	328
——の届出	329
異所性膵	77, 187
異所性脾臓	233
石綿	219, 262
遺体の後処置	46, 63
胃大弯	22
イチゴゼリー状死後凝血塊	152
一次肺小葉	162
遺伝相談	80
犬の耳状	74
胃粘液癌	91
胃の観察	182
イルリガートル	102
陰茎	32, 47, 61
咽頭	29, 57
陰嚢血腫	197
陰嚢水腫	196
インフルエンザウイルス	79

う

ウイルス性肝硬変	193
ウィルヒョウ	3
ウォーターハウス・フリードリヒセン症候群	170, 232
右外頸動脈	44
右下肺静脈	43
右冠状動脈	173
右脚	94
右鎖骨下動脈	44, 74
右上肺静脈	43
右心耳	43, 74, 94
右心室	74, 86
右心房	74, 86
右総頸動脈	44
右側相同	76
うっ血肝	192
うっ血腎	166
うっ血性肝硬変	192
うっ血性心不全	49
右内頸動脈	44
右肺静脈	43
右副腎	52

え

腋窩部	57
液量計	13
壊死性血管炎	272
壊死性肉芽腫	272
壊死性リンパ節炎	229
円形	269
炎症性偽腫瘍	230
炎症性筋線維芽細胞腫瘍	230
炎症性病変	149
延髄外側症候群	245
猿線	155
円柱腎症	310
エントリー	175, 179

お

横隔膜	22, 31, 36, 39, 78
横隔膜貫通部	52
横行結腸	41
横行結腸間膜	40
横行結腸憩室	84
欧米型	295
横紋筋細胞の空胞変性や萎縮	325
横紋筋融解症	325
オカルト癌	311
オンコサイト（膨大細胞性）化生	276

か

ガーゼ	46, 63
カール・フォン・ロキタンスキー	3
回	158
外陰	32, 47, 62
開眼器	126
外頸静脈	44
外後頭隆起	109
介助者	16
外側溝	158
外側肺底枝	45
回腸	182
外表	154
外表所見	19
解剖承諾書	18
解剖刀	12
——の正しい持ち方	14
解剖報告書	330
海綿状血管腫	287
海綿状変化	244
回盲部	51
回盲弁脂肪過形成	187
潰瘍	154
潰瘍性大腸炎	223
下顎骨縁	56
顎下腺	29, 44, 56, 60
顎下部	56
核酸保存法	83
拡張型心筋症	178
拡張性肥大	176
核内封入体	286, 315
角膜の混濁	20
過誤腫	230
過剰型	212
下垂体	111
下垂体柄	111
仮性憩室	84
カセット	85
画像検査	71
家族性大腸ポリポーシス	222
下大静脈	37, 49, 55, 59, 74, 86
下腸間膜動脈	35, 59
褐色萎縮	174
褐色細胞腫	233
褐色脂肪	324
褐色脂肪腫	324
割の入れ方	83
化膿性髄膜炎	318
化膿性卵管炎	239
下部消化管	91
カポジ肉腫	275
ガムナ・ガンディ結節	294

顆粒細胞 317	肝嚢胞 139	胸腔 99
——の微小結節 302	肝ペリオーシス 289	胸腔切開 23, 47
カルチノイド 164, 300	顔貌 70	胸腔内操作 21
カルチノイド腫瘍 274	乾酪壊死 215, 268	胸骨 24
川崎病 74, 258		胸骨圧迫 24
肝 88		胸鎖関節 23, 44

き

く

け

肝
癌
——の脊椎転移 249
——の脳転移 247
——発見の動機による前立腺癌の分類 311
肝うっ血 192
肝下縁 22
眼窩上縁 109
眼窩組織 111
肝鎌状間膜 39
肝鎌状靭帯 52
肝冠状間膜 39
眼球 126
肝血管腫 287
肝硬変 193
肝硬変症 47
癌臍 194
肝細胞癌 193
監察医解剖 328
監察医制度 335
鉗子 12
間質性肺炎 163
冠状溝 87
冠状静脈 74
冠状静脈洞 74
冠状動脈 74, 173
冠状動脈閉塞 87
冠静脈洞 96
冠静脈洞開口部 96
肝静脈入口部 37
肝静脈閉塞性疾患 289
肝小葉中心性壊死 306
癌性胸膜炎 164
癌性腹膜炎 199, 240
癌性リンパ管症 164, 218
関節リウマチにおける関節変形 155
肝線維症 192
感染症対策 5
感染性疾患 79
感染性心内膜炎 178, 202
感染脾 191
肝臓 39, 42, 52, 76, 189, 306
緩増虫体 320
肝胆膵 189
肝中心静脈閉塞症 / 類洞閉塞症候群 283
鑑定書 330
冠動脈 87
肝動脈 42, 52
間脳の切り出し 117

キアリ網 174
気管 44, 45, 60, 108
気管気管支 212
気管狭窄 75
気管支食道瘻 60
気管支肺炎 163, 209, 259
気管支分枝異常 165
気管支閉鎖 75
気管食道瘻 75
気管軟化症 75
気管の膜性壁（膜様部）45
気管閉鎖 75
気管瘻 38
気胸 23
偽腔 176
奇形 71
器質化肺炎 210, 259
記述式 152
偽石灰 316
偽石灰沈着 316
偽膜 223
偽膜性腸炎 84, 223
逆 T 字型 48
逆 U 字型 33
逆 Y 字型 26, 48
吸引器 13, 21
嗅球 111
嗅溝 111
求心性肥大 176
吸水消臭性高分子ポリマー 46, 63
急性間質性肺炎 210, 260
急性呼吸窮迫症候群 260
急性骨髄性白血病 289
　肝浸潤 289
　軟膜浸潤 160
急性出血性腸炎 223
急性障害 282
急性腎盂腎炎 166
急性心筋梗塞 177, 204, 252
急性心臓死 49
急性大動脈解離 180
急性尿細管壊死 166, 167, 236, 306
急性肺性心 205
急性肺損傷 260
急性脾炎 306
急性副腎不全 232
急性末期膵炎 319
急性リンパ芽球性白血病 289
急増虫体 320
胸囲 70

胸腺 24, 25, 48, 76, 334
——の退縮 334
——の肥大 334
胸腺リンパ体質 334
強皮症 278
胸腹部臓器左右分化障害 76
胸部臓器 31, 39, 47
胸部大動脈 83
胸膜 99
——の線維性癒着 47
——の白色混濁 104
——の白色肥厚 100
——の肥厚・混濁 103
胸膜炎 100
胸膜斑 100
胸膜肥厚 99
胸膜プラーク 163
虚血性腸炎 223
虚血性脳症 243
巨細胞性心筋炎 253
巨細胞性動脈炎 257
巨大結腸症 187
切り出し 83
筋萎縮性側索硬化症 323
金属物差し 13
筋肉 33, 47, 62, 78

空腸 182
空腸起始部 40, 51
偶発癌 311
くも膜 318
くも膜下出血 159
グリコーゲンアカントーシス 181
クリプトコッカス髄膜脳炎 319
クルック硝子変性 301
クローン病 222
クロロフォルム 82

鶏冠 111
刑事訴訟法 328
憩室 60, 84
憩室症 188
茎状突起 57
頸髄 111
計測 68

形態異常性病変	149
系統解剖	2, 71
頸動静脈	57
珪肺結節	263
珪肺症	262, 263
頸部	47, 56
頸部臓器	28, 30, 31, 56, 92
計量カップ	13
劇症肝炎	193
血液培養	26
結核症	6
結核性心膜炎	206
結核性肺炎	163
結核性リンパ節炎	229
血管腫	79, 230
血管内大細胞型 B 細胞リンパ腫	295
血管の同定	35
血球貪食症候群	292
結石	166
結節性過形成	85
結節性甲状腺過形成	169
結節性多発動脈炎	258
結節性転移病変	83
結節性病変	303
結節性変化	85
血栓	40, 53, 59, 152
——と死後凝血塊の鑑別	152
血栓性血小板減少性紫斑病	304
血栓性微小血管症	304
結腸癌の肝転移	83
結腸癌の心臓転移	87
結腸ひも	183
血鉄症	291
毛羽立ち心膜	203, 206
ゲルストマン・シュトロイスラー・シャインカー症候群	322
検案	330
限局性強皮症	278
限局性結節性過形成	226
顕在性二分脊椎	248
検視	330
牽糸性試験	92, 196
剣状突起	21
原発性アミロイドーシス	299
腱斑	172
顕微鏡的多発血管炎	258

こ

口蓋垂	29, 57
口蓋裂	70
膠芽腫	160
睾丸	92
膠原病	258
膠原病肺	261
硬口蓋	29, 57
絞窄肝	224

好酸球性多発血管炎性肉芽腫症	258
甲状腺	44, 60, 169, 311
甲状腺癌	249
甲状腺未分化癌	231
口唇口蓋裂	155
口唇裂	70
拘束型心筋症	178, 207
梗塞瘢痕	224
後天性多発性囊胞	168
喉頭	29, 38, 44, 60, 108
喉頭狭窄	75
喉頭閉鎖	75
後腹膜	47, 56, 58
後腹膜線維症	240
後腹膜臓器	31
後部尿道弁関連水尿管	71
鉤ヘルニア	161
合胞体栄養膜細胞	314
硬膜	110, 158
絞扼肝	224
膠様萎縮	172, 176, 255
膠様髄	200, 255
誤嚥性肺炎像	88
呼吸器	161
呼吸器系	75
呼吸障害	66
黒色甲状腺	169, 170
黒色副腎皮質腺腫	170
骨	62
——の取り出し	47
骨格	154
骨格系	78
骨週数	71
骨髄異形成症候群	289
骨髄癌腫症	228
骨髄脂肪腫	169, 233
骨髄腫腎	304, 310
骨髄腫に伴うアミロイドーシス	299
骨髄塞栓	266, 267
骨折	23
骨粗鬆症	34, 200
骨年齢	71
骨盤臓器	27, 47, 56, 61
コッヘル鉗子	12
骨膜剥離子	12
固定	82
固定後の作業	131
固有筋層の変性・萎縮	278
コルセット肝	224
コレステリン結晶	305
コレステローシス	190
コレステロール塞栓症	305

さ

再灌流障害	204, 252
鰓後体	296

再疎通像	214, 271
臍帯	67, 78
臍帯異常	67
臍帯静脈	76
臍帯ヘルニア	70
臍帯膜付着	67
細動脈の硬化	303
サイトメガロウイルス感染症	298
サイトメガロウイルス食道炎	184
再発性急性虫垂炎	281
細胞質成分	82
細胞質内封入体	297
細胞診標本	25
左外頸動脈	44
左下肺静脈	43
左冠状動脈回旋枝	173
左冠状動脈前下行枝	173
左脚	94
鎖肛	76
鎖骨下静脈	44, 59
鎖骨下面	30
サゴ脾	195
左鎖骨下動脈	44, 59
左上大静脈遺残	74
左上肺静脈	43
左心耳	74, 86
左心室	74
左腎静脈	37
左心房	74, 86
左総頸動脈	44, 59
左側相同	76
サドル型肺塞栓	163
左肺静脈	43
左内頸動脈	44
左副腎静脈	37
サルコイドーシス	229
珊瑚状結石	166
三尖弁	74, 86
——の中隔尖	96
三尖弁輪	96
三大死因	146
暫定報告書	46, 63

し

死因・身元調査法	328
死因・身元調査法解剖	328
死因確定	331
死因究明制度	335
死因の特定	131
耳介変形	70
耳下腺	56
子宮	61, 93, 196
子宮筋腫	196, 198
子宮頸管ポリープ	198
子宮頸部	27
子宮内膜癌	198

子宮内膜症 239
死後凝血塊 152, 171
死後硬直 19, 20
死後変化 83
自己融解 82, 89, 180, 307, 317
死産 67
支持細胞 300
指趾数 70
四肢長 70
指趾の奇形 70
矢状溝 224
持針器 13
視神経 111
視神経剪刀 126
舌 44, 57, 60
死体解剖の種類 2
死体解剖保存法 4, 328
屍体血液量 49
死体検案書 131, 330
執刀者 16
児童虐待 334
死斑 19, 20
司法解剖 328
脂肪肝 192, 285
脂肪球 267
死亡診断書 131
脂肪性肝疾患 192, 285
脂肪塞栓 267
脂肪塞栓症候群 266
脂肪滴 266
杓子 13
斜視鈎 126
写真撮影 16
写真撮影台および装置 13
縦隔 47, 56, 58
充血期 209
充実性細胞巣 296
集塵装置 13
十二指腸 41, 42, 52, 53, 182
十二指腸潰瘍 54
十二指腸潰瘍穿孔 54
十二指腸球部 41, 53
終末期心内膜炎 177
絨毛癌 79
絨毛心 172, 203
絨毛膜羊膜炎 67
粥状硬化 59
主膵管 42
出血性梗塞 163, 245
出血性障害 66
出血性びらん 184
主病変 134
腫瘍性疾患 79
腫瘍性病変 149
腫瘍塞栓性肺微小血管障害 271
腫瘤・嚢胞形成性病変 150

循環器 170
循環障害性病変 149
上衣下腫 160
漿液性萎縮 172, 255
漿液性嚢胞腺腫 227
消化管 76, 180
消化管間質腫瘍 186
上行大動脈 42, 86
小細胞癌 164, 274
小脂肪滴 324
硝子膜 260
消息子 12
上大静脈 49, 59, 73, 74, 86, 94
承諾解剖 328
小腸 40, 41, 51, 76, 182
上腸間膜動脈 35, 53, 59
上腸間膜動脈血栓症 40
上腸間膜動脈血栓塞栓症 51
小腸リンパ管腫 186
小児の急性心不全 74
小児の病理解剖 65
小脳テント 111
小脳の割の入れ方 113, 115
小脳の切り出し 117, 118
小脳皮質顆粒層の自己融解 317
小脳扁桃ヘルニア 161
上部消化管 90
静脈血栓 53
静脈瘤 220
消耗性心内膜炎 177
小葉性肺炎 209, 259
小葉中心性壊死 306, 307
上腕骨頭部 21
褥瘡 19, 154
食道 38, 41, 54, 60, 76, 180
食道・気管支瘻 108
食道固有筋層 181
食道上皮内出血 181
食道静脈瘤 47, 54, 91, 184
食道入口部 38
食道閉鎖 76
食道翻転 91
食道翻転法 181, 184
所見台 13, 35
女性生殖器 93
ショック 306
ショック肝 306
ショック腎 306
ショックでみられる主要臓器の病理像 306
ショック肺 306
シリカ 262, 263
シルビウス裂 158
腎 38, 55
心アミロイドーシス 207

腎アミロイドーシス 236
腎萎縮 168
腎盂結石 167
腎盂腎炎 55
腎盂尿管移行部狭窄症 234
腎盂粘膜 89
腎外表の観察 165
心拡張性肥大 176
新型コロナウイルス 7
心褐色萎縮 176
腎割面の観察 166
腎癌 164, 249
心筋梗塞 87, 173, 176
心筋細胞の錯綜配列 179
真菌性肺炎 163
心筋線維の波状化 252
真腔 176
心腔内注射 26
神経芽腫 79
神経膠腫 160
神経根の同定 125
神経根を採取する方法 125
神経鞘腫 101
腎血管筋脂肪腫 167
進行胃癌 186
人口肛門 70
腎梗塞 166
腎細胞癌 167
心室中隔 86, 175
侵襲性肺アスペルギルス症 216
滲出性病変 303
腎静脈 55
腎髄質間質細胞腫瘍 167, 237
腎髄質線維腫 167
新生児 65
心尖 49
心尖部 86
心臓 42, 49, 73
　　――の刺激伝導系 94
　　――の切開 86
　　――を開いた状態 172
腎臓 36, 77, 306
心臓外表の観察 172
心臓原発悪性リンパ腫 208
心タンポナーデ 26, 48, 171
腎動 35
浸透固定 82
腎動脈 35, 55, 59
心内膜線維弾性症 68, 75
腎乳頭壊死 166
腎尿細管異形成 78
腎尿路系 89
心嚢 24, 48
心嚢液 26, 48
心嚢血腫 26, 171
心嚢切開 26

塵肺症 ……………………………… 262
腎皮質 …………………………………… 89
真皮深層熱傷 ………………………… 250
真皮浅層熱傷 ………………………… 250
心房中隔欠損 ………………………… 86

す

膵 ……………………………………… 42
髄外造血 ……………………………… 293
膵管内乳頭粘液性腫瘍 … 190, 195, 227
髄質 …………………………………… 89
髄質線維腫 …………………………… 237
髄質の錐体部 ………………………… 237
膵脂肪浸潤 …………………………… 194
膵脂肪置換 …………………………… 194
膵充実性偽乳頭状腫瘍 ……………… 227
水腎症 ………………………… 78, 166, 234
膵腺房化生 …………………………… 277
膵臓 ……… 53, 54, 77, 89, 190, 306
　　――の割の入れ方 ……………… 190
錐体骨 ………………………………… 111
膵転移性腫瘍 ………………………… 227
膵脾癒合 ……………………………… 77
膵平滑筋肉腫 ………………………… 195
水疱底 ………………………………… 250
髄膜 …………………………………… 318
髄膜炎 …………………………… 159, 160
髄膜癌腫症 …………………………… 159
髄膜腫 ………………………………… 160
髄膜瘤 …………………………… 70, 248
スキルス癌 …………………………… 186
スティーブンス・ジョンソン症候群
　　………………………………… 154
ストライカー …………………… 110, 122
スピロノラクトン体 ………………… 297
スメア ………………………………… 33
すりガラス状の核 …………………… 286

せ

生化学的検査 ………………………… 332
精索 ……………………………… 28, 32
性索間質性腫瘍 ……………………… 238
性状 …………………………………… 148
生殖器 …………………………… 38, 196
精巣 ……………………… 32, 47, 61, 196
精巣上体 ………………………… 32, 61
精嚢 …………………………………… 92
　　――の限局性アミロイドーシス… 313
　　――のモンスター細胞 ………… 312
声門浮腫 ……………………………… 38
生理食塩水 …………………………… 69
赤色肝化 ……………………………… 209
赤色肝変期 …………………………… 209
脊髄 …………………………… 62, 122, 124
　　――の切り出し ………………… 125
　　――を採取する方法 …………… 124

脊髄液 ………………………………… 125
脊髄髄膜瘤 …………………………… 248
脊髄嚢瘤 ……………………………… 248
脊髄披裂 ……………………………… 248
脊髄瘤 ………………………………… 248
脊椎骨 …………………………… 34, 200
脊椎骨前面 …………………………… 30
赤脾髄 ………………………………… 85
石綿肺 ………………………………… 99
脊椎 …………………………………… 58
石灰化大動脈弁狭窄 ………………… 173
舌筋の萎縮 …………………………… 60
舌骨上筋群 ……………………… 29, 56
舌乳頭 ………………………………… 60
舌扁桃 ………………………………… 60
線維性胸膜炎 ………………………… 25
線維腺腫 ……………………………… 167
線維素性胸膜炎 ……………………… 25
線維素性心膜炎 ………………… 172, 203
腺癌 …………………………… 164, 239
前胸郭 ………………………………… 24
仙骨部 ………………………………… 123
　　――の褥瘡 …………………… 19
潜在性二分脊椎 ……………………… 248
前縦隔 ………………………………… 24
腺腫様腫瘍 …………………………… 239
全身性エリテマトーデス …………… 202
全身性強皮症 ………………………… 278
先天異常 ……………………………… 66
　　――の組織像 ………………… 68
先天奇形 ……………………………… 66
先天性横隔膜ヘルニア ……………… 71
先天性巨大結腸症 …………………… 76
先天性高インスリン血症 …………… 77
先天性広汎性肝細胞壊死 …………… 76
先天性四肢短縮症 …………………… 155
先天性二尖弁 ………………………… 173
先天性嚢胞性腺腫様奇形 …………… 75
先天性嚢胞性肺疾患 ………………… 75
先天性肺気道形成異常 ……………… 75
剪刀 …………………………………… 12
前頭蓋窩 ……………………………… 126
前頭葉 ………………………………… 111
腺房拡張 ……………………………… 306
繊毛病 ………………………………… 76
前立腺 ………………… 27, 56, 61, 92, 196
前立腺癌 ……………………………… 249
前立腺ラテント癌 …………………… 311

そ

総括 …………………………………… 135
臓器
　　――の観察 …………………… 148
　　――の観察の要点 …………… 156
　　――の正常重量と身長の目安 … 149
　　――の正常重量の目安 ……… 149

　　――の取り出し ……………… 47
臓器入れバット ………………… 13, 35
臓器刀 ………………………………… 12
総頸静脈 ……………………………… 73
造血幹細胞移植後合併症 …………… 283
造骨性転移 …………………………… 249
巣状肺炎 ……………………………… 259
総胆管 …………………………… 41, 42, 52
総腸骨動脈 …………………………… 83
総肺静脈還流異常 ……………… 71, 74
僧帽弁 …………………………… 74, 86
　　――の腱索断裂 ……………… 74
僧帽弁輪石灰化 ………………… 174, 254
側頭筋 ………………………………… 109
側頭葉 ………………………………… 111
続発性アミロイドーシス …………… 299
粟粒結核 ………………………… 236, 268
粟粒結核症 …………………………… 206
鼠径管 ………………………………… 32
組織学的検索 ………………………… 133
組織破壊 ……………………………… 82
組織標本のための一般的な切り出し方
　法 ………………………………… 85
存在部位 ……………………………… 148
ゾンデ ……………… 12, 35, 37, 42, 45
　　細径の―― …………………… 69

た

第1切開 ……………………………… 86
第2切開 ……………………………… 86
第3切開 ……………………………… 86
第4切開 ……………………………… 86
大血管 …………………………… 59, 73, 92
退行性病変 …………………………… 149
第五脳室 ……………………………… 161
胎児脳組織 …………………………… 73
代謝機能障害関連脂肪肝炎
　　………………………… 192, 225, 285
代謝機能障害関連脂肪性肝疾患
　　………………………………… 192, 285
大腿骨 ………………………………… 33
大腸 …………………… 40, 41, 76, 182
大腸カンジダ症 ……………………… 188
大腸メラノーシス …………………… 183
大滴性脂肪変性 ……………………… 225
大動脈 …… 35, 37, 44, 49, 59, 74, 86, 175
大動脈解離 …………… 49, 175, 179, 256
大動脈弓 …………………… 44, 59, 74
大動脈弓部 ……………………… 37, 59
大動脈周囲リンパ節 …………… 37, 59
大動脈粥状硬化症 …………………… 175
大動脈弁 ……………………………… 74
大脳
　　――の割の入れ方 ………… 115, 116
　　――の切り出し ……………… 117
胎盤 …………………………… 67, 78

胎盤・臍帯を検索すべき対象 …… 79	腸管回転異常 …… 76	透明中隔 …… 242
胎盤異常 …… 67	腸鉗子 …… 12, 40	透明中隔欠損 …… 242
体表所見 …… 70	腸管嚢胞様気腫症 …… 221	透明中隔嚢胞 …… 161, 242
大網 …… 22, 41, 51	腸管鋏 …… 12	東洋溝 …… 224
大腰筋 …… 34	腸間膜 …… 40, 41	トキソプラズマ脳炎 …… 320
大葉性肺炎 …… 163, 209, 210	腸間膜根部 …… 51	特発性間質性肺炎 …… 104, 211
第六脳室 …… 242	腸間膜動脈 …… 84	突然死 …… 333
多核化した細胞 …… 286	腸骨動静脈 …… 28	トライツ靭帯 …… 40, 51, 182
高安動脈炎 …… 257	腸骨動脈 …… 59	トルコ鞍 …… 111
多指症 …… 155	腸腰筋 …… 28, 33, 58, 62, 78, 122	豚脂様凝血 …… 171
多趾症 …… 70	腸瘻 …… 70	豚脂様死後凝血塊 …… 152
脱脂綿 …… 46, 63	直腸 …… 27, 38, 51, 56, 61	
脱髄疾患 …… 160	貯留嚢胞 …… 36, 168	**な**
多発筋炎／皮膚筋炎 …… 261	陳旧性心筋梗塞 …… 175, 177, 204	内・外腸骨動脈 …… 37
多発血管炎性肉芽腫症 …… 213, 258, 272	陳旧性脳梗塞 …… 160	内頸・外頸動静脈 …… 30
多発性骨髄腫 …… 310		内頸静脈 …… 44, 59
多発性嚢胞腎 …… 71, 78, 168, 308	**つ**	内頸動脈 …… 111
田原結節 …… 94	椎骨動脈 …… 111	内頸動脈注入試験 …… 30
多脾 …… 76	椎体の切除 …… 122, 124	内耳 …… 111
多脾症 …… 75	通常型肝細胞癌 …… 226	内臓奇形 …… 71
単一臍帯動脈 …… 79	痛風腎 …… 310	内臓錯位症候群 …… 76
頻度 …… 79	槌 …… 12, 34	内臓脱出 …… 199
胆管 …… 54		内腸骨動静脈 …… 56
胆管癌 …… 226	**て**	内板骨 …… 110
胆管腺腫 …… 288	低形成 …… 78	内分泌 …… 169
胆管微小過誤腫 …… 288	低酸素脳症 …… 244	内膜症性嚢腫 …… 197
胆汁 …… 41, 52	テベシウス弁 …… 174	軟口蓋 …… 57
男性生殖器 …… 92	テューモレット …… 164, 274	軟口蓋上縁 …… 29
胆石 …… 52	デュラフォワ病変／病 …… 220	軟膜 …… 318
胆泥 …… 52	転位型 …… 212	
胆道開通試験 …… 41, 52, 182	転移性肝癌 …… 194	**に**
胆嚢 …… 42, 52, 88, 189	転移性（肝）腫瘍 …… 226	肉眼観察 …… 83
胆嚢癌 …… 194	転移性腫瘍 …… 79, 161, 164, 165, 229	肉眼所見の記載方法 …… 152
胆嚢頸部 …… 41	転移性膵腫瘍 …… 191	肉眼的観察 …… 148
胆嚢コレステローシス …… 190	電気鋸 …… 13, 34	肉眼的診断 …… 148
炭粉 …… 262	伝染性紅斑 …… 315	肉眼的推定診断 …… 151
炭粉沈着 …… 103	テント切痕ヘルニア …… 161	肉眼剖検診断書 …… 46, 63
		ニクズク肝 …… 192
ち	**と**	二次肺小葉 …… 162
チーズ様壊死 …… 215	頭囲 …… 70	二分脊椎 …… 248
チェック式 …… 152	頭蓋骨 …… 110	日本ブレインバンクネット …… 118
致死性骨異形成症 …… 72	東京都健康長寿医療センター高齢者ブレインバンク …… 118	乳癌 …… 249
腟上端部 …… 27	凍結組織 …… 111	乳児突然死症候群 …… 333
腟壁 …… 56, 93	凍結組織の採取 …… 112	乳頭癌 …… 169, 311
中隔視神経形成異常症 …… 242	糖原過形成 …… 181	乳頭筋断裂 …… 86
中耳 …… 111	瞳孔散大 …… 20	乳頭状線維弾性腫 …… 174
注射器 …… 13, 48	透析アミロイドーシス …… 299	乳頭腺腫 …… 309
中心前回 …… 158	糖尿病性腎症 …… 235, 303, 304	乳頭体 …… 115
虫垂 …… 51, 76	頭皮 …… 109	乳白色斑 …… 172
虫垂神経腫 …… 281	頭尾長 …… 70	ニューモシスチス肺炎 …… 269
中枢神経 …… 158	頭部の閉創 …… 111	乳幼児突然死症候群 …… 66, 333
中枢神経系 …… 72	洞房結節 …… 43, 94	乳幼児の突然死 …… 333
中性緩衝ホルマリン …… 82, 101	洞房結節動脈 …… 94	尿管 …… 38, 55, 61, 166
中毒性表皮壊死症 …… 154, 155	洞房結節の組織像 …… 96	尿管炎 …… 166
注入固定 …… 82	動脈硬化 …… 83	尿管口 …… 61
腸管 …… 51		尿細管間質性腎炎 …… 310

日本語索引　343

尿道	56, 166	
尿道膜様部	27	
妊娠週数	71	
——による骨の出現状況	72	

ね

ネコひっかき病	229
熱傷	250
粘液腫	179
粘液性嚢胞腫瘍	227

の

脳	62
——の切り出し	114
——の固定	114
——の取り出し	109
脳萎縮	160
脳外表	159
脳割面	159
脳幹梗塞	245
脳幹の割の入れ方	113, 115
脳幹の切り出し	117, 118
膿胸	88, 101
脳溝	72
脳梗塞	159
——による軟化巣	139
脳重量	111
脳出血	159
脳神経	111
脳底血管	158
脳底動脈	114
脳刀	12
脳膿瘍	160
脳表ヘモジデリン沈着症	241
脳ヘルニア	161
嚢胞	104, 139
嚢胞形成	76
嚢胞腎	71
嚢胞性腎疾患	76, 78
嚢胞性尿管炎	167
鋸	13
ノミ	12, 34

は

パーキンソン病	246
肺	45, 50, 88, 99
——の CT 割面の例	88
——の外表観察	102
——の割の入れ方	105
——の割面	85
——の固定	101
——の色調	103
——の注入固定	102
肺アスペルギルス症	216
肺アスペルギローマ	216
肺うっ血	162

パイエル板過形成	222	
肺外表の観察	161	
肺割面の観察	162	
肺気腫	107	
肺結核症	215	
敗血症	154, 236, 307	
肺梗塞	213	
肺骨化症	264	
肺細葉	162	
肺脂肪塞栓症	266	
肺重量	45	
肺出血	162	
肺出血性梗塞	213	
肺腫瘍血栓性微小血管症	271	
盃状嚢子	269	
肺静脈	49, 74, 86	
肺静脈還流異常	74	
肺小葉	162	
灰色肝化	209	
灰色肝変期	209	
肺水腫	163	
肺性心	205	
肺尖枝	45	
肺塞栓	162	
肺体重比	75	
肺低形成	75	
肺動脈	49, 74, 86	
肺動脈（幹）	42	
肺動脈血栓（塞栓）	43	
肺動脈高血圧	205	
肺動脈腫瘍塞栓性微小血管症	271	
肺動脈塞栓症	49	
肺動脈弁	74	
肺軟骨性過誤腫	164	
肺膿瘍	101, 163	
背部の死斑	19	
肺分画症	75	
肺分葉異常	165	
肺胞微石症	264	
肺門	50	
肺門部	105	
ハウストラ	183	
秤	13	
白色脂肪	324	
白斑症	181	
白脾髄	195	
ハサミ	12, 36, 48, 69	
鋏	12	
——の正しい持ち方	14	
橋本病	169, 170	
播種性骨髄癌腫症	228	
発育遅延	148	
白血病	79	
バット	32	
馬蹄腎	77, 168	
ハム脾	195	

ひ

バルサルバ洞	174	
パルボウイルス B19 感染症	315	
半月体形成性腎炎	272	
半月弁	74	
犯罪死	335	
犯罪に関係する異状の届出	331	
汎発性腹膜炎	199, 240	

非アルコール性脂肪肝	285	
非アルコール性脂肪性肝炎	285	
非アルコール性脂肪性肝疾患	285	
皮下脂肪の厚さ	21	
皮下熱傷	250	
ピクリン酸	82	
鼻腔	111	
脾梗塞	195	
非細菌性血栓性心内膜炎	177, 202	
皮質壊死	166	
皮質腺腫	90	
皮質層状壊死	243	
柄杓	13	
脾腫	53	
脾周囲炎	191	
脾粥量	191	
非腫瘍性増殖病変	149	
非腫瘤・非嚢胞形成性病変	150	
微小髄膜細胞様結節	273	
微小肺髄膜細胞様結節	273	
脾静脈	53	
脾静脈血栓	39	
皮髄境界	89	
ヒス束	94, 96	
微生物学的検査	332	
皮切	21	
脾臓	39, 53, 76, 85, 90, 189, 191, 306	
肥大型心筋症	178, 179, 207	
ピック病	160	
ヒトヘルペスウイルス 8 型	275	
泌尿器	165	
被嚢性腹膜硬化症	199, 240	
皮膚	33, 47, 62	
——の縫合	46, 63	
皮膚筋炎に伴った間質性肺炎	261	
皮膚切開	21, 47, 69	
皮膚点状出血	155	
びまん性甲状腺過形成	169	
びまん性特発性肺神経内分泌細胞過形成	274	
びまん性肺胞傷害	260, 306	
——／急性呼吸窮迫症候群	210	
表皮熱傷	250	
病変		
観察の基本	148	
構成要素の色調	150	
色調	151	

性状 150
広がり 149
病理解剖 2, 331
　　——に関する法規 4
　　——の習得 128
　　——の手技 11
　　——の定義 2
　　——の目的 2
　　——の歴史 3
病理解剖依頼書 17
病理解剖診断書 143
病理学の階層性 128
病理検体としての胎盤の特徴 79
病理組織学的検査 332
秤量 68
平野小体 246
びらん性胃炎 184, 185
ビロード心 172
広がり 148
貧血性梗塞 245
ピンセット 12, 36, 48, 69

ふ

フィブリノイド壊死 258
フィブリン 260
フィブリン血栓 304
フィブロラメラ肝細胞癌 226
フォン・マイエンバーグ複合体 288
腹囲 70
腹腔動脈 35, 53, 59
腹腔内操作 21
腹腔切開 21, 47
副睾丸 92
副甲状腺 44, 60
副甲状腺の観察 169
副腎 36, 55, 78, 90, 169
　　——の萎縮性変化と過形成変化 170
副腎癌 233
副腎クリーゼ 232
副腎出血 170, 232
副腎腺腫 233
副腎皮質腺腫 169
腹水 21
副肺芽 265
副脾 53, 76
副鼻腔 111
副病変 135
腹部臓器 39, 47
腹部大動脈人工血管置換術後 180
腹壁破裂 199
腹膜 199
腹膜偽粘液腫 240
腹膜垂 183
腹膜播種 199
福山型筋ジストロフィー 159
ふくろうの眼 298

浮腫 163
不整脈原性右室心筋症 178
プリオン病 6, 322
分界稜 94
分水嶺領域 243
噴門付近 277

へ

ペアン鉗子 12, 28
平滑筋腫 300
兵士斑 172
壁側胸膜 25, 50
壁側腹膜 28
ヘモクロマトーシス 279
ヘモジデリン沈着 279, 291
ヘモジデローシス 291
ヘルペスウイルス感染症 286
ヘルペス食道炎 183, 184
弁の閉鎖不全 175
扁平上皮癌 164

ほ

法医解剖 2, 328, 331
蜂窩肺 104, 211
方形葉 52
剖検 2
剖検医 16
剖検器具 12
剖検時の作業 131
剖検症例のまとめ方 130
剖検助手 16
剖検診断書作成 128
剖検診断書の基本構成 134
剖検診断書の作成に向けた実践的な留意点 130
剖検台 13
剖検率 7
膀胱 27, 38, 55, 61, 92, 93, 166
膀胱炎 166
縫合糸 13
縫合針 13
房室結節 94
　　——の組織像 98
房室結節動脈 98
房室弁 74
放射線性腸炎 282
帽状腱膜 109
傍神経節 300
蜂巣肺 163
傍卵巣嚢腫 197, 199
傍濾胞細胞 296
ポッター症候群 158
ポリバケツ 13
ホルマリン注入 102
ホルマリン注入固定 45, 101

ま

マイクロウェーヴ 82
膜性中隔部 96
枕 13, 28
麻疹ウイルス感染症 314
窓 173
マロリー・ワイス症候群 220
マロリー小体 284
慢性拡張性血腫 217
慢性間質性肺炎 210
慢性血栓塞栓性肺高血圧症 214
慢性障害 282
慢性腎盂腎炎 36, 166, 236
慢性膵炎 290
慢性虫垂炎 281
慢性肺アスペルギルス症 216
慢性肺性心 205
マントル細胞リンパ腫 222

み

ミオグロビンキャスト 325
三日月状嚢子 269
未熟児 65
未熟徴候 157
溝 158
ミトン 74
脈管系 92

む

ムコール感染症 104
ムコール症 270
無漿膜野 39
無脾 76
無脾症 75
無名静脈 73

め

明細胞癌 238
迷入膵 187
メス 12, 48

も

木毛 46, 63
門脈 42, 52

や

薬毒物検査 332
八頭状 226

ゆ

融解治癒期 209
有効循環血液量 49
有鈎ピンセット 12, 26, 28, 36
ユースタキオ弁 174
幽門 52
幽門狭窄 52

日本語索引　**345**

有瘻性膿胸 50
癒着 25

よ
葉外肺分画症 265
用具 69
溶骨性 249
腰神経叢 122
葉内肺分画症 75

ら
ラテント癌 134, 311
ラテント甲状腺癌 169
ラブドイド腫瘍 79
卵円窩 96, 174
卵円孔 74, 174
卵円孔開存 174
卵管 93, 196
卵管采 93
卵管妊娠 239
卵巣 61, 93, 196

り
リウマチ性心内膜炎 202

リウマチ性大動脈弁狭窄症 173
リエントリー 175, 179
リトラル細胞血管腫 230
リブマン・サックス型心内膜炎 202
良性腎硬化症 166
良性前立腺過形成 197
良性卵巣甲状腺腫 238
両側三角間膜 39
両側腎無形成 78
両肺三葉 75
両肺二葉 75
リンゴ病 315
臨床遺伝医 70
臨床画像 148
臨床癌 311
輪状膵 77
輪状ひだ 182
臨床病理検討会 135
臨床病理相関 46, 63
リンパ管腫 280
リンパ管腫症 280
リンパ結節過形成 222
リンパ腫様ポリポース 222
リンパ上皮嚢胞 227

リンパ節 59

る
類石灰沈着 316
ルートヴィヒ・カール・ウィルヒョウ 3

れ
レスピラトリー脳 161
レビー小体 246
レビー小体型認知症 246

ろ
ロキタンスキー 3
肋骨 23, 24, 33
肋骨剪刀 23, 24
肋骨鋏 12
濾胞性リンパ腫 90

わ
ワレンベルグ症候群 245
腕頭静脈 44, 59
腕頭動脈 44, 59

外国語索引

A

abdominal fissure ⋯⋯⋯⋯⋯⋯ 199
aberrant pancreas ⋯⋯⋯⋯⋯⋯ 187
accessory lung bud ⋯⋯⋯⋯⋯⋯ 265
acinar atrophy ⋯⋯⋯⋯⋯⋯ 290
acinar dilatation ⋯⋯⋯⋯ 290, 306, 307
acute adrenal insufficiency ⋯⋯⋯ 232
acute and old myocardial infarction ⋯ 204
acute form ⋯⋯⋯⋯⋯⋯ 282
acute hemorrhagic enteritis ⋯⋯⋯ 223
acute interstitial pneumonia, AIP
⋯⋯⋯⋯⋯⋯ 210, 260
acute lung injury, ALI ⋯⋯⋯⋯⋯ 260
acute lymphoblastic leukemia, ALL ⋯ 289
acute myeloid leukemia, AML ⋯⋯ 289
acute myeloid leukemia, hepatic involve-
ment ⋯⋯⋯⋯⋯⋯ 289
acute myocardial infarction ⋯⋯⋯ 252
acute pyelonephritis ⋯⋯⋯⋯⋯ 166
acute respiratory distress syndrome, ARDS
⋯⋯⋯⋯⋯⋯ 210, 260
acute splenitis ⋯⋯⋯⋯ 191, 306, 307
acute terminal pancreatitis ⋯⋯⋯ 319
acute tubular necrosis ⋯⋯⋯ 236, 306
adenocarcinoma ⋯⋯⋯⋯⋯⋯ 239
adenomatoid tumor ⋯⋯⋯⋯⋯ 239
adrenal crisis ⋯⋯⋯⋯⋯⋯ 232
adrenal hemorrhage ⋯⋯⋯⋯⋯ 232
advanced gastric cancer ⋯⋯⋯⋯ 186
alcohol-related cirrhosis ⋯⋯⋯⋯ 225
alcohol-related fatty liver ⋯⋯⋯⋯ 225
alcohol-related hepatic fibrosis ⋯⋯ 225
alcohol-related hepatitis ⋯⋯⋯⋯ 225
allergic bronchopulmonary aspergillosis
⋯⋯⋯⋯⋯⋯ 216
alveolar capillary dysplasia ⋯⋯⋯ 68
Alzheimer's disease ⋯⋯⋯⋯ 160, 322
amyloidosis ⋯⋯⋯⋯⋯ 185, 299
amyotrophic lateral sclerosis, ALS ⋯ 323
aortic dissection ⋯⋯⋯⋯ 179, 256
appendiceal neuroma ⋯⋯⋯⋯⋯ 281
appendices epiploicae ⋯⋯⋯⋯⋯ 183
Arantius nodule ⋯⋯⋯⋯⋯⋯ 173
arrhythmogenic right ventricular cardio-
myopathy, ARVC ⋯⋯⋯⋯⋯ 178
arteriolar hyalinosis ⋯⋯⋯⋯⋯ 303
Asian variant ⋯⋯⋯⋯⋯⋯ 295
aspergilloma ⋯⋯⋯⋯⋯⋯ 216
aspergillus ⋯⋯⋯⋯⋯⋯ 270
atrioventricular node ⋯⋯⋯⋯⋯ 94
autolysis ⋯⋯⋯⋯⋯ 180, 307, 317
autolysis of granular layer of cerebellar cor-

tex ⋯⋯⋯⋯⋯⋯ 317
autopsy ⋯⋯⋯⋯⋯⋯ 2
autopsy rate ⋯⋯⋯⋯⋯⋯ 7

B

B1 ⋯⋯⋯⋯⋯⋯ 45
B9 ⋯⋯⋯⋯⋯⋯ 45
bare area ⋯⋯⋯⋯⋯⋯ 39
Beckwith-Wiedemann 症候群 ⋯⋯⋯ 78
benign nephrosclerosis ⋯⋯⋯⋯⋯ 166
benign prostatic hyperplasia, BPH ⋯ 197
bile duct adenoma ⋯⋯⋯⋯⋯ 288
bile duct microhamartoma ⋯⋯⋯⋯ 288
black adenoma ⋯⋯⋯⋯ 169, 170
black thyroid ⋯⋯⋯⋯⋯⋯ 169
bone marrow embolism ⋯⋯⋯⋯ 267
Bouin 液 ⋯⋯⋯⋯⋯⋯ 82
bradyzoites ⋯⋯⋯⋯⋯⋯ 320
brain stem stroke/infarction ⋯⋯⋯ 245
bronchopneumonia ⋯⋯⋯ 163, 259
brown atrophy ⋯⋯⋯⋯⋯⋯ 174
brown atrophy of the heart ⋯⋯⋯ 176
brown fat ⋯⋯⋯⋯⋯⋯ 324
Bunina 小体 ⋯⋯⋯⋯ 246, 323
burn ⋯⋯⋯⋯⋯⋯ 250

C

c 細胞 ⋯⋯⋯⋯⋯⋯ 296
calcific aortic stenosis ⋯⋯⋯⋯⋯ 173
carcinoid ⋯⋯⋯⋯⋯⋯ 300
carcinoid tumor ⋯⋯⋯⋯⋯⋯ 274
carcinoma of the gallbladder ⋯⋯⋯ 194
carcinomatosis of the bone marrow ⋯ 228
carcinomatous peritonitis ⋯⋯ 199, 240
cardiac amyloidosis ⋯⋯⋯⋯⋯ 207
cardiac tamponade ⋯⋯⋯⋯⋯ 171
Carnoy 液 ⋯⋯⋯⋯⋯⋯ 82
cast nephropathy ⋯⋯⋯⋯⋯⋯ 310
cat scratch disease ⋯⋯⋯⋯⋯ 229
centrilobular necrosis ⋯⋯⋯ 306, 307
cerebral hypoxia ⋯⋯⋯⋯⋯⋯ 244
Chiari network ⋯⋯⋯⋯⋯⋯ 174
chicken fat ⋯⋯⋯⋯⋯⋯ 152
cholangiocarcinoma ⋯⋯⋯⋯⋯ 226
cholesterol embolism ⋯⋯⋯⋯⋯ 305
cholesterolosis ⋯⋯⋯⋯⋯⋯ 190
cholesterosis ⋯⋯⋯⋯⋯⋯ 190
chronic appendicitis ⋯⋯⋯⋯⋯ 281
chronic expanding hematoma ⋯⋯⋯ 217
chronic form ⋯⋯⋯⋯⋯⋯ 282
chronic pancreatitis ⋯⋯⋯⋯⋯ 290
chronic pulmonary aspergillosis ⋯⋯ 216

chronic pyelonephritis ⋯⋯⋯ 166, 236
chronic thromboembolic pulmonary
hypertension, CTEPH ⋯⋯⋯ 214
clear cell carcinoma ⋯⋯⋯⋯⋯ 238
clinical carcinoma ⋯⋯⋯⋯⋯⋯ 311
clinicopathological conference, CPC
⋯⋯⋯⋯⋯⋯ 135, 307
colonic candidiasis ⋯⋯⋯⋯⋯ 188
concentric hypertrophy ⋯⋯⋯⋯ 176
congenital bicuspid valve ⋯⋯⋯⋯ 173
congestive cirrhosis ⋯⋯⋯⋯⋯ 192
congestive liver ⋯⋯⋯⋯⋯⋯ 192
contracted kidney ⋯⋯⋯⋯⋯⋯ 236
corset liver ⋯⋯⋯⋯⋯⋯ 224
cortical laminar necrosis ⋯⋯⋯⋯ 243
COVID-19 ⋯⋯⋯⋯⋯⋯ 7, 79
Crohn disease ⋯⋯⋯⋯⋯⋯ 222
Crooke cell adenoma ⋯⋯⋯⋯⋯ 301
Crooke change ⋯⋯⋯⋯⋯⋯ 301
Crooke hyaline change ⋯⋯⋯⋯ 301
Crooke hyaline degeneration ⋯⋯⋯ 301
Crooke hyalinization ⋯⋯⋯⋯⋯ 301
cryptococcus meningoencephalitis ⋯ 319
CT 断 ⋯⋯⋯⋯⋯⋯ 105, 107
currant jelly ⋯⋯⋯⋯⋯⋯ 152
cyst of septum pellucidum ⋯⋯ 161, 242
cytomegalovirus esophagitis ⋯⋯⋯ 184
cytomegalovirus infection ⋯⋯⋯⋯ 298

D

De Morsier syndrome ⋯⋯⋯⋯⋯ 242
DeBakey 分類 ⋯⋯⋯⋯⋯⋯ 256
deep burn ⋯⋯⋯⋯⋯⋯ 250
deep dermal burn ⋯⋯⋯⋯⋯⋯ 250
diabetic nephropathy ⋯⋯ 235, 303, 304
Dieulafoy lesion ⋯⋯⋯⋯⋯⋯ 188
Dieulafoy lesion/disease ⋯⋯⋯⋯ 220
diffuse alveolar damage, DAD
⋯⋯⋯⋯⋯ 210, 260, 269
diffuse hyperplasia ⋯⋯⋯⋯⋯ 169
diffuse idiopathic pulmonary neuroendo-
crine cell hyperplasia, DIPNECH ⋯ 274
dilated cardiac hypertrophy ⋯⋯⋯ 176
dilated cardiomyopathy, DCM ⋯⋯ 178
dilated hypertrophy ⋯⋯⋯⋯⋯ 176
displaced type ⋯⋯⋯⋯⋯⋯ 212
disseminated carcinomatosis of the bone
marrow ⋯⋯⋯⋯⋯⋯ 228
diverticulosis ⋯⋯⋯⋯⋯⋯ 188
ductular cholestasis ⋯⋯⋯⋯⋯ 307
Duret hemorrhage ⋯⋯⋯⋯⋯ 159
duropathies ⋯⋯⋯⋯⋯⋯ 241

外国語索引　　**347**

dystrophic calcification ⋯⋯⋯ 264

E

ectopic pancreas ⋯⋯⋯⋯⋯ 187
en block ⋯⋯⋯⋯⋯⋯⋯⋯ 82
encapsulating peritoneal sclerosis, EPS
⋯⋯⋯⋯⋯⋯⋯⋯⋯ 199, 240
endocervical polyp ⋯⋯⋯⋯ 198
endometrial carcinoma ⋯⋯ 198
endometriosis ⋯⋯⋯⋯⋯⋯ 239
endometriotic cyst ⋯⋯⋯⋯ 197
entry ⋯⋯⋯⋯⋯⋯⋯ 175, 179
epidermal burn ⋯⋯⋯⋯⋯ 250
erosive gastritis ⋯⋯⋯⋯⋯ 184
esophageal varix ⋯⋯⋯⋯⋯ 184
Eustachian valve ⋯⋯⋯⋯⋯ 174
eventration ⋯⋯⋯⋯⋯⋯⋯ 199
eversion ⋯⋯⋯⋯⋯⋯⋯⋯ 91
eversion method ⋯⋯⋯⋯⋯ 181
extralobular bronchopulmonary sequestra-
tion ⋯⋯⋯⋯⋯⋯⋯⋯⋯ 265
extramedullary hematopoiesis ⋯⋯ 293
exudative lesion ⋯⋯⋯⋯⋯ 303

F

Fabry 病 ⋯⋯⋯⋯⋯⋯⋯⋯ 207
false lumen ⋯⋯⋯⋯⋯⋯⋯ 176
familial polyposis coli ⋯⋯ 222
fat embolism syndrome ⋯⋯ 266
fatty infiltration ⋯⋯⋯⋯⋯ 194
fatty liver ⋯⋯⋯⋯⋯⋯ 192, 285
fatty replacement of the pancreas ⋯ 194
fenestration ⋯⋯⋯⋯⋯⋯⋯ 173
fibrinous, early stage ⋯⋯⋯ 25
fibrous, late stage ⋯⋯⋯⋯ 25
fibrinous pericarditis ⋯⋯ 172, 203
fibrolamellar carcinoma ⋯⋯ 226
fibrous obliteration of the appendix ⋯ 281
fibrous plaque ⋯⋯⋯⋯⋯⋯ 172
foamy histiocytes ⋯⋯⋯⋯⋯ 282
focal nodular hyperplasia ⋯⋯ 226
focal pneumonia ⋯⋯⋯⋯⋯ 259
foramen ovale ⋯⋯⋯⋯⋯⋯ 174
fossa ovalis ⋯⋯⋯⋯⋯⋯⋯ 174
Fukuyama type congenital muscular
dystrophy ⋯⋯⋯⋯⋯⋯⋯ 159
fulminant hepatitis ⋯⋯⋯⋯ 193
fungus ball ⋯⋯⋯⋯⋯⋯ 163, 216

G

Gamna-Gandy body ⋯⋯⋯⋯ 294
Gamna-Gandy nodule ⋯⋯⋯ 294
gastroesophageal junction ⋯⋯ 277
gastrointestinal stromal tumor, GIST ⋯ 186
gelatinous atrophy ⋯⋯ 172, 176, 255
gelatinous marrow ⋯⋯⋯ 200, 255

gelatinous transformation ⋯⋯ 255
Gerota 筋膜 ⋯⋯⋯⋯⋯⋯⋯ 165
Gerstmann-Sträussler-Scheinker syn-
drome, GSS ⋯⋯⋯⋯⋯⋯ 322
giant cell arteritis ⋯⋯⋯⋯⋯ 257
giant cell myocarditis ⋯⋯⋯ 253
glioblastoma ⋯⋯⋯⋯⋯⋯⋯ 160
glioma ⋯⋯⋯⋯⋯⋯⋯⋯⋯ 160
glycogenic acanthosis ⋯⋯⋯ 181
gouty kidney ⋯⋯⋯⋯⋯⋯⋯ 310
granular cell tumor, GCT ⋯⋯ 302
granule cell ⋯⋯⋯⋯⋯⋯⋯ 317
granulomatosis with polyangiitis ⋯ 213, 272
gray hepatization ⋯⋯⋯⋯⋯ 209
gyrus ⋯⋯⋯⋯⋯⋯⋯⋯⋯ 158

H

hairy heart ⋯⋯⋯⋯⋯⋯ 172, 203
hamartoma ⋯⋯⋯⋯⋯⋯⋯ 230
Hashimoto disease ⋯⋯⋯⋯⋯ 169
haustrum ⋯⋯⋯⋯⋯⋯⋯⋯ 183
Helly 液 ⋯⋯⋯⋯⋯⋯⋯⋯ 82
hemangioma ⋯⋯⋯⋯⋯⋯⋯ 230
hemangioma of the liver ⋯⋯ 287
hemochromatosis ⋯⋯⋯⋯⋯ 279
hemopericardium ⋯⋯⋯⋯ 26, 171
hemophagocytic syndrome, HPS ⋯ 292
hemorrhagic erosion ⋯⋯⋯ 184
hemosiderosis ⋯⋯⋯⋯⋯⋯ 291
hepatic congestion ⋯⋯⋯⋯ 192
hepatocellular carcinoma ⋯ 193, 226
herpes simplex virus, HSV ⋯⋯ 286
herpesvirus infection ⋯⋯⋯ 286
herpetic esophagitis ⋯⋯⋯⋯ 183
heterotopic pancreas ⋯⋯⋯ 187
hibernoma ⋯⋯⋯⋯⋯⋯⋯ 324
Hirschsprung 病 ⋯⋯⋯⋯⋯ 76
His bundle ⋯⋯⋯⋯⋯⋯⋯ 94
histiocytic necrotizing lymphadenitis ⋯ 229
HIV encephalopathy ⋯⋯⋯ 321
honeycomb lung ⋯⋯⋯⋯ 163, 211
human herpes virus 8, HHV-8 ⋯ 275
human immunodeficiency virus, HIV ⋯ 286
hyaline globule ⋯⋯⋯⋯⋯⋯ 275
hydrocele testis ⋯⋯⋯⋯⋯ 196
hydronephrosis ⋯⋯⋯⋯ 166, 234
hyperplasia of Peyer patch ⋯⋯ 222
hypertrophic cardiomyopathy, HCM
⋯⋯⋯⋯⋯⋯⋯⋯⋯ 178, 179

I

incidental carcinoma ⋯⋯⋯ 311
infective endocarditis ⋯⋯ 178, 202
inflammatory myofibroblastic tumor ⋯ 230
inflammatory pseudotumor ⋯⋯ 230
interstitial pneumonia ⋯⋯⋯ 163

interstitial pneumonia associated with
dermatomyositis ⋯⋯⋯⋯ 261
intraductal papillary mucinous neoplasm,
IPMN ⋯⋯⋯⋯⋯ 190, 195, 227
intralobular fibrosis ⋯⋯⋯⋯ 290
intravascular large B-cell lymphoma ⋯ 295
invasive pulmonary aspergillosis ⋯ 216
ischemic encephalopathy ⋯⋯ 243
ischemic enteritis ⋯⋯⋯⋯⋯ 223
islet aggregation ⋯⋯⋯⋯⋯ 290

K

Kaposi sarcoma ⋯⋯⋯⋯⋯ 275
Kerckring's folds ⋯⋯⋯⋯⋯ 182
Koch の三角 ⋯⋯⋯⋯⋯⋯⋯ 96

L

Lambl's excrescence ⋯⋯⋯ 174
Lambl 疣贅 ⋯⋯⋯⋯⋯⋯⋯ 174
latent carcinoma ⋯⋯⋯⋯⋯ 311
latent carcinoma of the prostate ⋯ 311
latent thyroid cancer ⋯⋯⋯ 169
left anterior descending coronary artery,
LAD ⋯⋯⋯⋯⋯⋯⋯⋯ 173
left circumflex coronary artery, LCX ⋯ 173
leiomyoma ⋯⋯⋯⋯⋯⋯⋯ 300
leptomeninges ⋯⋯⋯⋯⋯⋯ 318
Letulle 法 ⋯⋯⋯⋯⋯⋯⋯ 15
leukoplakia ⋯⋯⋯⋯⋯⋯⋯ 181
Lewy bodies ⋯⋯⋯⋯⋯⋯⋯ 246
Libman-Sacks endocarditis ⋯⋯ 202
ligament of Treitz ⋯⋯⋯⋯⋯ 40
lipofuscin pigment ⋯⋯⋯⋯ 312
lipohyperplasia of the ileocecal valve ⋯ 187
lipomatosis ⋯⋯⋯⋯⋯⋯⋯ 194
littoral cell angioma ⋯⋯⋯ 230
liver cirrhosis ⋯⋯⋯⋯⋯⋯ 193
liver fibrosis ⋯⋯⋯⋯⋯⋯⋯ 192
livor mortis ⋯⋯⋯⋯⋯⋯⋯ 20
lobar pneumonia ⋯⋯⋯⋯ 163, 209
lobular pneumonia ⋯⋯⋯⋯ 259
localized amyloidosis of the seminal vesicle
⋯⋯⋯⋯⋯⋯⋯⋯⋯⋯ 313
localized scleroderma ⋯⋯⋯ 278
lymphangioma ⋯⋯⋯⋯⋯⋯ 280
lymphangioma of the small intestine ⋯ 186
lymphangiomatosis ⋯⋯⋯⋯ 280
lymphangitic carcinomatosis ⋯⋯ 218
lymphangitis carcinomatosa ⋯ 164, 218
lymphoepithelial cyst ⋯⋯⋯ 227
lymphoid polyp ⋯⋯⋯⋯⋯ 222
lymphomatoid polyposis ⋯⋯ 222
lymphonodular hyperplasia ⋯⋯ 222

M

malignant lymphoma ⋯⋯⋯ 247

malignant mesothelioma 219
Mallory body 284
Mallory-Weiss syndrome 220
marantic endocarditis 177
Masson body 259
measles virus infection 314
medullary fibroma 237
medullary pyramid 237
megacolon 187
melanoma 238
melanosis coli 183
meninges 318
meningioma 160
metabolic dysfunction associated steato-
hepatitis, MASH 192, 225, 285
metabolic dysfunction-associated steatotic
liver disease, MASLD 192, 285
metastatic carcinoma 247
metastatic carcinoma of the liver 194
metastatic tumor 226, 229
methicillin-resistant Staphylococcus aureus
enteritis 223
microglia 321
micronodular mineralization 316
miliary tuberculosis 236, 268
milk spots 172
Miller の二次小葉 162
minute meningothelial-like nodule 273
minute nodules of granular cells 302
minute pulmonary meningothelial-like
nodule 273
mitral annular calcification 254
mitral ring calcification 174, 254
monster cell 312
monstrous cell 312
monstrous cells in seminal vesicle 312
monstrous epithelial cell 312
MRSA 腸炎 223
mucinous cystic neoplasm 227
mucormycosis 270
mulberry cell 314
myelodysplastic syndrome 289
myelolipoma 169, 233
myeloma kidney 304, 310
myocardial infarction 176
myofiber disarray 179
myoglobin cast 325
myxoma 179

N
N95 マスク 7
necropsy 2
needle biopsy 2
Negri 小体 246
neurogenic appendicitis 281
neurogenic hyperplasia of the appendix

281
neutrophilic intra-alveolar pneumonia
268
nodular glomerulosclerosis 303
nodular hyperplasia 169
non-alcoholic fatty liver, NAFL 285
non-alcoholic fatty liver disease, NAFLD
192, 285
non-alcoholic steatohepatitis, NASH 285
non-cirrhotic liver 226
nonbacterial thrombotic endocarditis,
NBTE 177, 202
nutmeg liver 192

O
obliteration of the appendiceal lumen 281
occult carcinoma 311
oncocytic metaplasia 276
organizing pneumonia 259
oriental groove 224
ossifying nodule 264
overlapping fingers 70
ovoid body 241
owl's eye 298

P
pale body 226
pancreatic acinar metaplasia 277
pancreatic leiomyosarcoma 195
pancreatic rest 187
panperitonitis 199, 240
papillary adenoma 309
papillary fibroelastoma 174
papillary renal cell carcinoma 309
paraganglion 300
paraovarian cyst 197, 199
Parkinson's disease 246
parvovirus B19 infection 315
patch stage 275
patent foramen ovale 174
peliosis hepatis 289
perisplenitis 191
Pick 小体 246
Pick's disease 160
plaque stage 275
pleural plaque 100, 163
pleuritis carcinomatosa 164
plexiform lesion 214
plicae circulares 182
pneumatosis cystoides intestinali 221
pneumoconiosis 262
pneumocystis pneumonia 269
polyarteritis nodosa 258
polycystic kidney 308
polymyositis/dermatomyositis, PM/DM
261

postmortem lividity 20
postoperative status of abdominal aortic
graft replacement 180
Potter sequence 158
pre-embedding method 72
primary cardiac lymphoma 208
provisional report 46, 63
pseudocalcification 316
pseudocalcium 316
pseudocalcium deposition 316
pseudomembranous enterocolitis 223
pseudomyxoma peritonei 240
pulmonary alveolar microlithiasis 264
pulmonary aspergillosis 216
pulmonary fat embolism 266
pulmonary fat embolism syndrome 266
pulmonary heart disease/cor pulmonale
205
pulmonary infarction 213
pulmonary ossification 264
pulmonary tuberculosis 215
pulmonary tumor thrombotic microangi-
opathy, PTTM 271
pulmonary tumorlet 274
Purkinje 線維 94
pyosalpingitis 239

R
radiation colitis 282
re-entry 175, 179
rectal tonsil 222
recurrent acute appendicitis 281
red hepatization 209
renal adenomatosis 309
renal amyloidosis 236
renal papillary necrosis 166
renal tubular dysgenesis 68
renomedullary interstitial cell tumor 237
reperfusion injury 252
resolving appendicitis 281
respiratory brain 161
restrictive cardiomyopathy, RCM 178
restropenitoneal fibrosis 240
rhabdomyolysis 325
rheumatic aortic stenosis 173
rheumatic endocarditis 202
right coronary artery, RCA 173
rigor mortis 20
rippled appearance 185
Rokitansky 法 3, 15, 20, 47, 70

S
S 状結腸 41, 51
sagittal grooves 224
sarcoidosis 229
scleroderma 278

外国語索引　349

sclerosing angiomatoid nodular transfor-
　mation, SANT ·········· 230
scrotal hematocele ·········· 197
Selye のストレス説 ·········· 334
senile seminal vesicle amyloidosis ·········· 313
sepsis ·········· 236, 307
septic shock ·········· 19
septum pellucidum ·········· 242
serous atrophy ·········· 255
serous atrophy of the fat ·········· 172
serous cystadenoma NOS ·········· 227
serous degeneration ·········· 255
sex cord-stromal tumor ·········· 238
shaggy pericardium ·········· 203
shock ·········· 306
silicotic nodule ·········· 263
sinoatrial node ·········· 94
sliced block ·········· 82
small block ·········· 82
small cell carcinoma ·········· 274
soap bubble lesion ·········· 319
soldier's patch ·········· 172
solid cell nest ·········· 296
solid-pseudopapillary neoplasm ·········· 227
spina bifida ·········· 248
spinal metastasis ·········· 249
spironolactone body ·········· 297
staghorn calculi ·········· 166
Stanford 分類 ·········· 256
steatotic liver disease, SLD ·········· 192, 285
Stevens-Johnson syndrome ·········· 154
struma ovarii, benign ·········· 238
strumal carcinoid ·········· 238
subependymoma ·········· 160
sudden infant death syndrome, SIDS
　·········· 66, 333
sulcus ·········· 158
superficial dermal burn ·········· 250
superficial siderosis of the central nervous
　system ·········· 241
supernumerary type ·········· 212
suppurative meningitis ·········· 318

syncytiotrophoblast ·········· 314
systemic lupus erythematosus, SLE ·········· 202
systemic sclerosis ·········· 278

T

T 字型 ·········· 21
T 字ノミ ·········· 12
tachyzoites ·········· 320
taeniae coli ·········· 183
tclephone receiver ·········· 72
tendinous plaque ·········· 172
terminal endocarditis ·········· 177
Thebesian valve ·········· 174
thrombotic microangiopathy ·········· 304
thrombotic thrombocytopenic purpura,
　TTP ·········· 304
Todaro 索 ·········· 96
tonsillar herniation ·········· 161
toxic epidermal necrolysis, TEN ·········· 154
toxoplasmic encephalitis ·········· 320
tracheal bronchus ·········· 212
transtentorial herniation ·········· 161
true lumen ·········· 176
tubal pregnancy ·········· 239
tuberculous lymphadenitis ·········· 229
tuberculous pericarditis ·········· 206
tubulointerstitial nephritis ·········· 310
tumorlet ·········· 164, 274
turtle fat clot ·········· 171

U

U 字型 ·········· 21, 46
ulcerative colitis ·········· 223
ultimobranchial body ·········· 296
uncal herniation ·········· 161
undifferentiated carcinoma of the thyroid
　·········· 231
ureteritis cystica ·········· 167
usual interstitial pneumonia, UIP ·········· 211
uterine myoma ·········· 198

V

Valsalva sinus ·········· 174
varices ·········· 220
Vater 乳頭 ·········· 41, 42, 52
veno-occlusive disease ·········· 289
veno-occlusive disease/sinusoidal obstruc-
　tion syndrome, VOD/SOS ·········· 283
Verga 腔 ·········· 242
Virchow 法 ·········· 3, 15, 47, 62, 70, 71
Virchow リンパ節 ·········· 44, 59
visceral myopathy ·········· 278
volcano-like ulcer ·········· 183
von Meyenburg complex ·········· 288

W

Wallenberg syndrome ·········· 245
Warthin-Finkeldey 巨細胞 ·········· 314
Warthin-Finkeldey giant cells ·········· 314
Waterhouse–Friderichsen syndrome
　·········· 170, 232
wavy change ·········· 168, 252
well-developed（nodular）stage ·········· 275
western form ·········· 295
white fat ·········· 324

Y

Y 字型 ·········· 21, 46
Y 字切開 ·········· 69

Z

z line ·········· 277
Zenker 液 ·········· 82

その他

1 羊膜 1 絨毛膜性胎盤 ·········· 67
2W1H ·········· 148
13 トリソミー ·········· 70, 76
18 トリソミー ·········· 70, 73, 77
21 トリソミー ·········· 77, 155
22 番染色体欠失 ·········· 76

編者略歴

清水道生（MICHIO SHIMIZU, M.D., Ph.D.）

1981 年に神戸大学医学部を卒業後，米国ハワイ州の Kuakini Medical Center（Department of Pathology）および川崎医科大学病理学教室で研鑽を積んだ．その後，北海道大学医学部附属病院病理部を経て，2001 年に埼玉医科大学病理学教室教授に就任．さらに，埼玉医科大学国際医療センター病理診断科の教授を歴任し，2015 年より博慈会記念総合病院・病理診断センターのセンター長を務めている．

現在は，埼玉医科大学名誉教授，日本医科大学客員教授，北海道大学客員教授，博慈会高等看護学院長を兼任．日本病理学会認定病理専門医および日本臨床細胞学会細胞診専門医として，細胞診や病理診断に関する執筆活動を続けながら，医学の発展と後進の育成に尽力している．また，通訳案内士，英検 1 級，医学英検 1 級を取得し，国際的な視野を広げる努力を続けている．

趣味はジャズギターで，音楽を通じた豊かな時間を大切にしている．

病理解剖ビジュアルテキスト

2025 年 4 月 25 日　第 1 版第 1 刷 ©

編著	清水道生　MICHIO, Shimizu
発行者	宇山閑文
発行所	株式会社金芳堂
	〒 606-8425 京都市左京区鹿ケ谷西寺ノ前町 34 番地
	振替　01030-1-15605
	電話　075-751-1111（代）
	https://www.kinpodo-pub.co.jp/
印刷・製本	シナノ書籍印刷株式会社

落丁・乱丁本は直接小社へお送りください．お取替え致します．

Printed in Japan
ISBN978-4-7653-2047-4

JCOPY ＜（社）出版者著作権管理機構　委託出版物＞

本書の無断複写は著作権法上での例外を除き禁じられています．複写される場合は，そのつど事前に，（社）出版者著作権管理機構（電話 03-5244-5088，FAX 03-5244-5089，e-mail: info@jcopy.or.jp）の許諾を得てください．

● 本書のコピー，スキャン，デジタル化等の無断複製は著作権法上での例外を除き禁じられています．本書を代行業者等の第三者に依頼してスキャンやデジタル化することは，たとえ個人や家庭内の利用でも著作権法違反です．